Xenia Steinbach

Hormone und Psyche – Eine Wissens- und Wissenschaftsgeschichte psychoendokriner Vorstellungen, 1900-1950

Wissenschafts- und Technikgeschichte | Band 5

Editorial

Die Wissenschafts- und Technikgeschichte gehört schon lange zum klassischen Kanon der Geschichtswissenschaften, zeichnet sich jedoch dank ihrer Interdisziplinarität durch innovative Forschung und neuartige Herangehensweisen aus. Die Reihe **Wissenschafts- und Technikgeschichte** bietet der Forschungsdiskussion zur Geschichte der Wissenschaft(en) im Verhältnis zu Macht und Gesellschaft, zur Geschichte des Wissens, des wissenschaftlichen Fortschritts und der Wissensvermittlung sowie der Geschichte der Technologie und technologischen Innovation eine gemeinsame Plattform.

Xenia Steinbach, geb. 1986, ist Wissens- und Wissenschaftshistorikerin. Sie forschte und lehrte am Lehrstuhl für Wissenschaftssoziologie der Technischen Universität München und promovierte in Wissenschafts- und Technikgeschichte an der Technischen Universität Braunschweig. Ihre Dissertation wurde mit dem Max-Dessoir-Preis 2023 für herausragende Arbeiten zur Geschichte der Psychologie und dem Dissertationspreis der Prof.-Rudolf-Schmitz Studienstiftung 2023 ausgezeichnet. Ihre Forschungsinteressen liegen im Bereich der Geschichte der Endokrinologie, Psychologie und Medizin sowie der Wissenschaftssoziologie und der Gender Studies.

Xenia Steinbach

Hormone und Psyche – Eine Wissens- und Wissenschaftsgeschichte psychoendokriner Vorstellungen, 1900-1950

[transcript]

Bibliografische Information der Deutschen Nationalbibliothek
Die Deutsche Nationalbibliothek verzeichnet diese Publikation in der Deutschen Nationalbibliografie; detaillierte bibliografische Daten sind im Internet über http://dnb.d-nb.de abrufbar.

Umschlaggestaltung: Maria Arndt, Bielefeld
Umschlagabbildung: Ausschnitt aus Fritz Kahns »Das Leben des Menschen«, Band 3, 1927, S. 321, Tafel XXXI.
Druck: Majuskel Medienproduktion GmbH, Wetzlar
https://doi.org/10.14361/9783839470350
Print-ISBN: 978-3-8376-7035-6
PDF-ISBN: 978-3-8394-7035-0
Buchreihen-ISSN: 2702-9719
Buchreihen-eISSN: 2749-2052

Gedruckt auf alterungsbeständigem Papier mit chlorfrei gebleichtem Zellstoff.

Inhalt

Vorwort

Hormone beeinflussen unsere Psyche. Diese Annahme, oder anders gesagt: das *Wissen* darum, dass Hormone in Zusammenhang mit verschiedenen psychischen Phänomenen stehen, findet sich nicht nur in wissenschaftlichen Diskursen, sondern ist auch fester Bestandteil des alltäglichen Sprachgebrauchs sowie der Selbst- und Fremdwahrnehmung der meisten Menschen. Neben Begriffen wie ›Adrenalinjunkie‹ zur umgangssprachlichen Bezeichnung von Personen, die häufig nach starker emotionaler Erregung in ihrem Leben suchen, oder der allgegenwärtigen Rede von den ›Glückshormonen‹ sind es vor allem verschiedene Lebensphasen, die mit spezifischen Veränderungen der Psyche und den Wirkungen von Hormonen assoziiert werden. Folgt man den gängigen Narrativen, sind es ›die Hormone‹, die ein rebellisches oder antisoziales Verhalten von Jugendlichen verursachen, für emotionale Instabilität während Pubertät, Schwangerschaft, Menstruation oder Menopause verantwortlich sind und auch ganz allgemein dafür sorgen, dass Menschen sich freudig oder traurig fühlen, aggressiv oder sanftmütig handeln. »Hormone diktieren, was wir empfinden« brachte es eine Journalistin des Nachrichtenmagazins *Fokus* in einem Artikel mit dem Titel »Was unsere Psyche steuert« auf den Punkt.[1] So überspitzt solche Aussagen bei genauerer Betrachtung auch sein mögen, stechen sie kaum aus dem Gros der unzähligen populärwissenschaftlichen Beiträge zum Thema Hormone der letzten drei Jahrzehnte heraus. Insbesondere Angehörige des weiblichen Geschlechts, das der »Macht«[2] der »heimlichen Herrscher«[3] besonders stark ausgesetzt sein soll und dessen Sozialisation seit frühester Jugend auch von solchen Narrativen geprägt ist, wird das kaum überraschen. Entsprechend

1 Apfel, 2015.

2 Wolf, 2014, 8.

3 Dräger, 2020, 65.

erwuchs auch mein Staunen über die Selbstverständlichkeit der Vorstellung einer »Chemie der Psyche«[4] nicht etwa in einer alltäglichen Situation oder aus der Lektüre eines der vielen populärwissenschaftlichen Artikel zu diesem Thema, sondern erst in einer Phase, in der ich dabei war, mich als junge Nachwuchswissenschaftlerin auf genau diesem Gebiet zu spezialisieren.[5] Wie voraussetzungsbeladen die Vorstellung der hormonellen Regulation psychischer Vorgänge ist, verdeutlichte sich mir im Rahmen der biopsychologischen Erforschung des Hormons Oxytocin. In seiner Rolle als direkt im Gehirn wirkendes körpereigenes Neurohormon wird Oxytocin bereits seit den 1990er Jahren als biochemische Basis des Sozialverhaltens diskutiert.[6] Aus wissenschaftlicher Sicht stellt synthetisch hergestelltes und mit dem natürlichen Hormon identisches Oxytocin ein vielversprechendes Medikament zur unterstützenden Behandlung von psychischen Erkrankungen dar, die mit Störungen des Sozialverhaltens einhergehen.[7] Während sich diese Forschungsrichtung nach eigenen Angaben allerdings noch »ganz am Anfang«[8] befindet, gilt Oxytocin in der Öffentlichkeit längst als *das* ›Liebes-‹ oder ›Bindungshormon‹ und beflügelt zunehmend Phantasien der neuropharmakologischen Optimierung von Soziabilität und Liebesfähigkeit.[9] In letzter Zeit mehren sich schließlich Forschungsergebnisse, die das ›Sozialhormon‹ auch in Zusammenhang mit *anti*sozialen Verhaltensweisen wie Fremdenfeindlichkeit oder Neid bringen.[10] Ob klinische Forschung oder Utopien der Selbstoptimierung: Was macht die Vorstellung einer hormonellen Regulation solch komplexer psychischer Phänomene wie Liebe oder Fremdenfeindlichkeit plausibel? Diese Frage bildete den Ausgangspunkt der vorliegenden Studie

4 Schrader, 2016, 56.

5 In den Jahren 2013 und 2014 war ich wissenschaftliche Mitarbeiterin am Lehrstuhl für Biologische und Differenzielle Psychologie der Albert-Ludwigs-Universität Freiburg. Der Schwerpunkt meiner Tätigkeit lag dabei im Bereich der Erforschung der neurobiologischen Grundlagen von sozialen Interaktionen.

6 Siehe exemplarisch Carter et al., 1992; Carter, 1998.

7 Für ein Übersichtswerk zum Stand der Forschung siehe Hurlemann und Grinevich, 2018. Angesichts der Vielzahl an Studien konzentrieren sich neuere Reviews auf Erkenntnisse über die Wirkungen von Oxytocin in Zusammenhang mit jeweils unterschiedlichen psychischen Erkrankungen wie beispielsweise der Borderline Persönlichkeitsstörung. Siehe etwa Vancova, 2021.

8 Stein, 2014.

9 Siehe dazu exemplarisch Wudarczyk et al., 2013.

10 Für eine differenzierte Einordnung der postulierten pro- und antisozialen Effekte von Oxytocin siehe Beery, 2015.

und inspirierte zu einer historischen Spurensuche, die in den frühen Stunden der Endokrinologie zu Beginn des 20. Jahrhunderts ansetzt und die vielfältigen diskursiven Stränge zu entwirren sucht, in denen Hormone und Psyche zu der untrennbaren Einheit wurden, die sie heute bilden.

Einleitung

> »Geheimnisvolle Fäden knüpfen sich zwischen Leiblichem und Seelischem; in ihrem Gewirr *eine* zuverlässige Leitschnur entdeckt zu haben, ist zweifellos Verdienst der Hormonlehre. [H. i. O.]«[1]

Nach anhaltenden Kontroversen in fachwissenschaftlichen Kreisen um die Jahrhundertwende und bis in die ersten Dekaden des 20. Jahrhunderts hinein etablierte sich in den 1920er Jahren endgültig ein allgemein anerkanntes Forschungsfeld rund um die Lehre von der ›inneren Sekretion‹ – ein Forschungsfeld, das immer größere Forschungsressourcen mobilisierte und zu einer prestigeträchtigen Unternehmung wurde.[2] Das Konzept der ›inneren Sekretion‹ stand für die Vorstellung eines Systems aus über den Körper verteilten Drüsen, die flüssige Substanzen nicht wie die Tränen- oder Schweißdrüsen nach *außen* abgaben, sondern direkt in die Blutbahn sezernierten und dadurch Wirkungen an weit von diesen Drüsen entfernten Orten des Körpers entfalten sollten.[3] Ihre Erforschung war allerdings kaum als eine neue wissenschaftliche Disziplin organisiert: Aus unterschiedlichen Blickwinkeln und mittels verschiedener Methoden setzten sich Physiologie, Medizin, sowie Chemie und Pharmakologie parallel mit Problemen der inneren Sekretion auseinander. Damit bildeten sie eine heterogene Forschungsgemeinschaft,

1 Venzmer, 1933, 193.

2 Zu einer klassischen Historiographie der endokrinologischen Forschung siehe Medvei, 1982.

3 Der Begriff der ›inneren Sekretion‹ – im Original: »sécretion interne« – geht auf den französischen Physiologen Claude Bernard zurück. Vgl. Weil, 1922, 3; Zondek, 1923, 3. Dieser ist heute veraltet und wurde durch Begriffe wie ›endokrine Sekretion‹ und ›Hormondrüsen‹ abgelöst. Vgl. Kleine und Rossmanith, 2014.

deren gemeinsamer Nenner eine Neukonzeption des Organismus war.[4] Ihr Fokus richtete sich auf eine »neue Physiologie«, die sich allem voran um Drüsen drehte, die auf chemischem Wege die Funktionen des gesamten Organismus regulieren sollten.[5] Mittels tierexperimenteller Methoden wie der Erzeugung von Mangelzuständen und Missbildungen durch Entnahme von Drüsen mit innerer Sekretion sowie der Anwendung ihrer Extrakte auf andere Lebewesen oder Gewebe eröffneten sich neue wissenschaftliche Handlungsräume. Hier verschwamm die Grenze zwischen der experimentellen Physiologie und einer rein pathologisch ausgerichteten Medizin. Im systematischen Eingreifen in die basalen Funktionsmechanismen von Körpern, dem Herbeiführen und Aufheben pathologischer Abweichungen, verbanden sich die Rollen des suchenden Grundlagenforschers und die des heilenden Mediziners.[6] Erkenntnisse über die Funktionsweise des Organismus und therapeutische Anwendungsmöglichkeiten gingen hier Hand in Hand. Genau diese Verbindung machte den besonderen Reiz der neuen Lehre von der inneren Sekretion aus: Mit dem hormonellen Körperkonzept glaubte man eine ganze Fülle an körpereigenen Heilmitteln entdeckt zu haben – eine Art körpereigene Apotheke.

Das Motiv der körpereigenen Apotheke beinhaltete dabei zwei unterschiedliche Aspekte. Der erste Aspekt war die Idee, dass man die hochwirksamen hormonellen Substanzen in Form von Drüsenextrakten oder durch Drüsenüberpflanzungen zu medizinischen Zwecken einsetzen konnte.[7] Die sogenannte Organ- oder auch Organotherapie erwies sich als besonders anschlussfähig für die naturheilkundlichen Diskurse dieser Zeit und fand breite Akzeptanz in der Bevölkerung.[8] In Fachkreisen dagegen war sie ständig mit dem Vorwurf der Quacksalberei und Unwissenschaftlichkeit konfrontiert.[9] So war es der zweite Aspekt der körpereigenen Apotheke, der das Interesse und die Begeisterung in wissenschaftlichen Fachkreisen besonders befeuerte. Die Aufklärung der chemischen Struktur von Hormonen stellte wesentlich

4 Zur Heterogenität der Hormonforschung siehe Haller, 2012, 71; Stoff, 2012, 25.

5 Sharpey-Schafer, 1931, 441. Zu Edward Sharpey-Schafers Entwurf der ›New Physiology‹ siehe auch Borell, 1978, 283.

6 Vgl. Stoff, 2012, 13.

7 Zu der praktischen Umsetzung dieser Idee siehe etwa Wagner-Jauregg, 1914. Eine sehr ausführliche Überblicksdarstellung und kritische Diskussion der Möglichkeiten und Grenzen der Organtherapie durch einen Zeitgenossen findet sich in Much, 1933.

8 Vgl. Haller, 2012, 41–42.

9 Vgl. Haller, 2012, 43.

weitreichendere und präzisere Interventionsmöglichkeiten in Aussicht als die Organtherapie. Wäre man erst in der Lage, die körpereigenen Substanzen im Labor nachzubilden, so würde man synthetische Hormone nicht nur kostengünstig in großen Mengen herstellen können, sondern wäre bestenfalls sogar in der Lage, Stoffe zu produzieren, die körpereigene Hormone in der Wirkleistung weit überträfen. So schwärmte auch der Mediziner und Wissenschaftsjournalist Gerhard Venzmer im Jahr 1933:

> »Inzwischen dringt die forschende Chemie immer weiter in das Geheimnis des Aufbaus der Wirkstoffe ein; schon wird eine ganze Reihe von ihnen, deren chemische Zusammensetzung von der Forschung erkannt wurde, *künstlich* im großen [sic!] hergestellt; und der Zukunftstraum der Wissenschaft geht dahin, alle diese ›Eigenarzneien des Körpers‹ dermaleinst [sic!] auf künstlichem Wege aus Unbelebtem herzustellen, sie dadurch zu verbilligen; sie, deren Anwendung heute noch verhältnismäßig kostspielig ist, der gesamten Menschheit zugänglich zu machen und vielleicht gar durch Veränderung ihres chemischen Aufbaus ihre Wirkung in diesem oder jenem Sinne beliebig zu beeinflussen, so, wie etwa heute die künstlich hergestellten ›synthetischen‹ Farben den natürlichen ja auch weit überlegen sind. [H. i. O.]«[10]

De facto bewegten sich solche Vorstellungen auch Anfang der 1930er Jahre jedoch noch überwiegend im Bereich des Visionären, denn mit Adrenalin[11] (Nebennierenrinde), Thyroxin[12] (Schilddrüse) und Östron[13] (Ovarien) waren zu dieser Zeit erst drei Hormone in ihrer chemischen Struktur aufgeklärt worden. Dieser Umstand tat der allgemeinen Euphorie jedoch keinen Abbruch: »Hormones, in the 1920s, were everywhere and could do anything«[14] schrieb die Historikerin Julia Rechter. Das endokrine Körperkonzept und die daran gekoppelten neuen therapeutische Ansätze boten speziell in den 1920er und 1930er Jahren eine Projektionsfläche für teils ungeheure Machbarkeitsphantasien bis hin zu Visionen einer vollständigen Kontrolle menschlicher Eigenschaften.[15] Solche Visionen betrafen explizit nicht nur die körperli-

---

10 Venzmer, 1933, 191.

11 Vgl. Kleine und Rossmanith, 2014, 7.

12 Vgl. Rein, 1960, 366.

13 Vgl. Speta und Speta, 1980, 244.

14 Rechter, 1997, vi.

15 Ausführlich dazu in Kapitel 4.4 und 4.5.

che Beschaffenheit, sondern auch das Ungreifbare: das ›Seelenleben‹ des Menschen.

Entsprechend füllten mehr oder minder ausführliche Berichte über die neue Lehre von den Hormonen regelmäßig die Seiten von Tageszeitungen, Illustrierten und populärwissenschaftlichen Zeitschriften und führten die LeserInnen in die wundersame Welt der für das menschliche Auge unsichtbaren chemischen Stoffe ein, die »gewaltige Einflüsse auf körperliche Gestaltung, auf seelische und geistige Entwicklung«[16] haben sollten. »Diese geheimnisvollen Hormone«, hieß es in einer Ausgabe der Wiener Wochenzeitschrift *Die Bühne* von 1925, »beeinflussen Leib und Seele, Geist und Gemüt, Wuchs und Aussehen, Lebenskraft und Lebensdauer in hervorragender Weise.«[17] Neben durch Störungen der inneren Sekretion bedingten Erkrankungen sowie Zusammenhängen zwischen dem Körperbau und dem individuellen Drüsensystem nahmen die Einflüsse von Hormonen auf die psychischen Eigenschaften des Menschen meist einen prominenten Platz in den zahllosen Abhandlungen ein. Hormone und Psyche gehören zusammen – suggerierten die Texte. Und hätte die Wissenschaft erst die Wirkungsweise der chemischen »Wundermittel«[18] im Detail verstanden, erhielte man nicht nur ein wirkmächtiges Arsenal an neuen Behandlungsmethoden für allerlei psychische Leiden, sondern öffnete auch die Tür zur Gestaltung und Kontrolle des Innersten eines jeden einzelnen Menschen.

Solch weitreichende Behauptungen fanden sich dabei längst nicht nur in journalistischen und an eine breite Öffentlichkeit gerichteten populärwissenschaftlichen Abhandlungen, sondern kursierten auch in Fachdiskursen. So prophezeite beispielsweise der US-amerikanische Mediziner und Endokrinologe Louis Berman, auf den in Kapitel 4.4 ausführlich eingegangen wird, gar die »absolute Kontrolle« sämtlicher physischer und psychischer Eigenschaften durch Hormontherapie.[19] Solche, ebenso wie wesentlich bescheidenere aber dennoch vom jeweiligen Stand der Hormonforschung abhebende Zukunftsvisionen, wurden von anderen WissenschaftlerInnen mit Besorgnis zur Kenntnis genommen und auch öffentlich kritisiert: »The theory of internal secretion has always been in advance of the facts«, konstatierte im Jahr 1921 der britische Mediziner Walter Langdon-Brown und mahnte zur Vorsicht

16 Thomalla, 1924, 84.

17 Frucht, 1925, 27.

18 Stoff, 2008, [2].

19 Berman, 1921, 291.

gegenüber den »unkontrollierten Spekulationen in der Endokrinologie.«[20] Wurde das zunächst ebenfalls auf einer sehr dünnen Faktenlage basierende Konzept der inneren Sekretion auch in der Zwischenzeit wissenschaftlich belegt, so konnte man nicht ganz selbstverständlich davon ausgehen, dass es allen anderen zu dieser Zeit kursierenden Behauptungen rund um die Wirkungen von Hormonen genauso ergehen würde, betonte Langdon-Brown.[21] Eine solch kritische und vorsichtige Haltung teilten viele seiner akademischen ZeitgenossInnen jedoch nicht. Entsprechend verbreiteten sich auch in wissenschaftsinternen Diskursen teils spekulative Theorien rund um die Bedeutung des endokrinen Systems für die menschliche Psyche sowie Visionen des Machbaren, die auch hier utopischen Charakter annahmen. Ob in Massenmedien oder Wissenschaft, utopisch oder realistisch – in den 1920er Jahren schien allgemein klar zu sein: Mit den neuen biochemischen Substanzen hatte man den Konnex zwischen Körper und Seele, Physis und Psyche ausfindig gemacht. Woher aber kam diese Gewissheit?

Das Selbstverständliche in Frage stellen – Erkenntnisinteresse, Methode, Theorie

In meiner Studie werde ich der Frage nachgehen, wie sich die Vorstellung, dass Hormone die menschliche Psyche beeinflussen, in der ersten Hälfte des 20. Jahrhunderts und damit in den frühen Stunden der Endokrinologie zu einem weithin akzeptierten Wissen entwickelt hat. Wie mit der Verwendung des Begriffes ›Diskurs‹ bereits angedeutet wurde, orientiere ich mich methodisch an der historischen Diskursanalyse, die sich unter anderem an die Arbeiten des französischen Philosophen und Soziologen Michel Foucault knüpft. Sie hat in den letzten Jahrzehnten vielfältige methodische Vertiefungen[22] sowie mannigfache Anwendung in den Geschichtswissenschaften erfahren.[23] Mit dem Begriff des Diskurses ist dabei nicht etwa die Summe sämtlicher Informationen zu einem bestimmten Themenkomplex gemeint, sondern vielmehr ein »Aussagensystem [...], in dem die Sachverhalte, von denen ›die Rede‹

20 Langdon-Brown, 1921, 1–2.

21 Vgl. Langdon-Brown, 1921, 1–2.

22 Beispiele dafür finden sich etwa in Fricke, 1999; Jäger, 2010; Keller et al., 2011.

23 Siehe dazu exemplarisch Maasen, 2004; Malich, 2011; Rüting, 2002; Sarasin, 2001.

ist, erst als Wissenselemente hervorgebracht werden.«[24] Mit den treffenden Worten von Karoline Tschuggnall zeichnet sich der diskursanalytische Ansatz durch den Fokus auf die Frage danach aus, »wie sich die Bedingungen der Möglichkeit von Erkenntnis historisch verändert haben. Genauer, welches sind die denkgeschichtlichen Voraussetzungen, unter denen Erkenntnisobjekte [in meinem Fall: Hormone] auftauchen und zum Gegenstand von Wissensdiskursen [in meinem Fall: Diskurse über biologische Ursachen von psychischen Phänomenen] werden«.[25]

Zentral für diesen Ansatz ist die theoretische Auffassung, dass Wissen keine absolut objektivierbare Realität abbildet, sondern immer an historisch spezifische kulturelle Deutungsmuster gekoppelt ist und insofern weder neutral noch universell sein kann.[26] Eine solche Haltung steht im Widerspruch zu dem insbesondere von den Naturwissenschaften erhobenen Neutralitäts- und Universalitätsanspruch. Sie ist Ausgangspunkt kritischer Auseinandersetzungen mit wissenschaftlichen Diskursen und deren Wissensinhalten, wie man sie exemplarisch in den Arbeiten der Wissenschaftsphilosophin Donna Haraway findet. Laut Haraway muss der Begriff der ›Fakten‹ problematisiert werden mit der Begründung, »daß ›Fakten‹ abhängig sind vom Interpretationsrahmen der Theorie und daß Theorien explizit oder implizit Wertungen der Theoretikerinnen bzw. Werte aus deren Kultur enthalten«.[27] Im Kontext der vorliegenden Untersuchung bedeutet dies konkret, das heute so selbstverständliche Wissen über den Einfluss von Hormonen auf die Psyche – sei

24 Diaz-Bone, 2006, 252. Zum Begriff des Diskurses siehe auch Foucault, 1993a; Keller et al., 2011; Landwehr, 2008.

25 Tschuggnall, 1996, 245.

26 Vgl. Landwehr, 2008, 18.

27 Haraway, 1995, 139. Diese in den Sozial- und Geisteswissenschaften bereits seit mehreren Jahrzehnten verbreitete sozialkonstruktivistische Sichtweise ist jedoch keinesfalls mit Argumentationen gleichzusetzten, die als postfaktisch bezeichnet werden. Das Postfaktische behauptet, Fakten wären zu einer gegebenen Zeit und innerhalb eines spezifischen Rahmens variabel und beliebig formulierbar, sodass diverse Wahrheiten bezüglich konkreter Aspekte nebeneinander existieren und miteinander konkurrieren könnten. Der soziale Konstruktivismus dagegen geht davon aus, dass es zu einer gegebenen Zeit und einem bestimmten Wissensobjekt nur *eine* anerkannte Wahrheit gibt, wohingegen andere Erklärungsansätze als ungültig respektive unwissenschaftlich abgelehnt werden. Das jeweils anerkannte Wissen ist jedoch niemals frei von kulturell geprägten Denk- und Wahrnehmungsmustern. Zudem wandelt es sich im Laufe der Zeit, was im Bereich der Medizin und der Naturwissenschaften besonders deutlich wird. Zur Postfaktizitätsdebatte siehe Flatscher und Seitz, 2018.

es in Narrativen über hormonell bedingte psychische Labilitäten von Frauen, die regulativen Einflüsse von Hormonen in Zusammenhang mit Emotionen oder gar so komplexe Phänomene wie das Verliebtsein – nicht als objektiv in der Welt vorhandene ›Wahrheit‹ zu betrachten, sondern zu fragen: Wie kam dieses Wissen auf? An welche gesellschaftlichen Problematisierungen ist es geknüpft? Welche älteren Wissensbestände finden darin eine Fortsetzung? Welche kulturellen Wertungen sind in diesem Wissen enthalten?

Die Vorstellung von einer Wertung, die Fakten immanent sein soll, erweitert Haraway. Sie geht davon aus, dass »die Biowissenschaften [...] von Geschichten ›beladen‹ sind;« und dass »Wissenschaften [...] durch komplexe, historisch spezifische Erzählpraktiken geprägt [sind].«[28] »[F]akten sind theoriegeladen, Theorien mit Werten durchsetzt und Werte mit Geschichten verwoben«, so Haraway.[29] Ein solcher sozialkonstruktivistisch fundierter Forschungsansatz lenkt den Fokus auf zentrale *Narrative*[30] und die sich aus ihnen ergebenden *narrativen Felder* als Orte, in denen sich bestimmte Ideen und Behauptungen zeitweise stabilisieren und weithin akzeptierte Beschreibungen der Welt darstellen. Solche Beschreibungen können immer auch utopische oder visionäre Aspekte beinhalten, denn: »Beschreibung wird durch Visionen bestimmt«, betont Haraway und erklärt: »Wissenschaften hatten immer ein utopisches Moment. In ihrem Bemühen, die Welt zu *beschreiben*, zu verstehen, wie sie wirklich ›funktioniert‹, erforschen Wissenschaftler gleichzeitig die Grenzen möglicher Welten.«[31] So werden wissenschaftliche Erzählungen auch in der vorliegenden Untersuchung in ihrer Verwobenheit mit historisch spezifischen gesellschaftlichen Problemlagen und daran gekoppelten Hoffnungen und Visionen betrachtet. Dazu gehört auch, den Blick nicht auf streng wissenschaftliche Diskurse zu beschränken, sondern auf populärwissenschaftliche bzw. generell ›öffentliche‹ Diskurse auszuweiten und

28 Haraway, 1995, 139.

29 Haraway, 1995, 139.

30 Angesichts der aktuellen Konjunktur des Begriffs »Narrativ« und seiner vielfältigen Bestimmungen soll darauf verwiesen werden, dass er hier am ehesten mit der an Albrecht Koschorkes »Allgemeine Erzähltheorie« (Koschorke, 2012) anknüpfenden Definition von Norman Ächtler übereinstimmt. So spricht Ächtler von einem Narrativ, »wenn sich etwa ein bestimmtes Handlungsschema [plot] als ein diskursiv gebräuchliches ›Erzählformular‹ etabliert hat, das kohärent genug erscheint, um nacherzählenswert zu sein, und inhaltlich wie strukturell zugleich so flexibel ist, dass unterschiedliche Erzähler es individuell sinnstiftend ›auszufüllen‹ vermögen«. Ächtler, 2014, 248.

31 Haraway, 1995, 140.

dabei die Übergangszone zwischen Fakt und Fiktion zu beleuchten. Entsprechend werden in den folgenden Analysen auch solche Textquellen und darin enthaltene Diskursfragmente analysiert, die aus Sicht der herkömmlichen Wissenschaftsgeschichtsschreibung als irrelevant gelten. Gerade das Verschwimmen der Grenzen »zwischen den Bereichen des Realen und Imaginären«[32], so meine These, stellt ein konstitutives Moment der Etablierung des Zusammenhangs zwischen Hormonen und der menschlichen Psyche dar.

Obwohl die Begriffe ›die Wissenschaft‹ und ›die Öffentlichkeit‹ eine Trennung suggerieren, sollen sie explizit nicht als voneinander getrennte Sphären betrachtet werden, sondern vielmehr als ineinander übergehende Bereiche der gesellschaftlichen Wirklichkeit, die beide an der Produktion von Wissen beteiligt sind und dabei einen gemeinsamen Resonanzraum bilden. Um diese Perspektive zu verdeutlichen, werden die erkenntnistheoretischen Überlegungen des polnischen Mikrobiologen, Mediziners und Wissenschaftstheoretikers Ludwik Fleck (1896–1961) herangezogen. In Anlehnung an sein Kreismodell des »intra- und interkollektiven Denkverkehrs«[33] lassen sich die Grenzen zwischen einzelnen wissenschaftlichen Disziplinen, sowie zwischen wissenschaftlichen und öffentlichen Diskursen als in beide Richtungen teildurchlässige Membranen verstehen. So schärft sich der Blick für Transformationsprozesse, die Ideen und Gedanken im Laufe ihrer Wanderung durch diese Membranen hin zu ihrer Verfertigung als ›wissenschaftliche Tatsachen‹ und allgemein anerkannte ›Wahrheiten‹ durchlaufen.[34] Dieses Modell und spezifische Begriffe aus der Fleck'schen Erkenntnistheorie sollen zur analytischen Schärfe beitragen und werden in Kapitel 1.3 ausführlich besprochen.

Wissens- und Wissenschaftsgeschichte der Hormone – Stand der Forschung

Wertvolle und sehr spannende Einblicke in verschiedene Facetten der Wissensformierung und -transformation rund um die Vorstellung einer chemischen Regulation körperlicher – und immer auch *psychischer* – Vorgänge

32 Weber, 2003, 152.

33 Fleck, 1980, 146.

34 Diese Begriffe stammen aus der erstmals 1935 veröffentlichten und erst 1980 einer breiten Leserschaft bekannt gewordenen Monographie von Ludwik Fleck mit dem Titel »Entstehung und Entwicklung einer wissenschaftlichen Tatsache.« Vgl. Fleck, 1980.

lieferten bereits eine Reihe wissens- und wissenschaftshistorischer Untersuchungen, die im Einklang mit der hier gewählten methodisch-theoretische Perspektive standen. Dass die Geschichte der Hormone abseits chronologischer Aneinanderreihungen von zufälligen Entdeckungen, mühsamen Experimentaluntersuchungen und chemischen Isolationserfolgen auch als Kultur-, Sozial-, Politik- und allem voran (kritische) Geschlechtergeschichte geschrieben werden kann und *muss*, ist eine Ansicht, die sich spätestens seit den 1970er Jahren in Soziologie, Wissenschaftsforschung und -geschichte sowie den diese einenden Gender Studies verfestigt hat. Sie knüpft sich an die theoretische Haltung, Körperbilder und zuletzt zunehmend auch ihre Materialitäten als etwas historisch Gewordenes, stets im Wandel Begriffenes und kulturell Bedingtes zu betrachten.[35] Aus diesem Ansatz sind zunächst eine Reihe an Untersuchungen hervorgegangen, die speziell die Konstruktion des Wissens um die bis heute meist als ›männlich‹ oder ›weiblich‹ bezeichneten Sexualhormone thematisierten.

Zu den frühen Arbeiten, die inzwischen als Klassiker zu betrachten sind, zählen vor allem die Publikationen von Diana Long Hall und Nelly Oudshoorn. Mit Fokus auf die ersten drei Dekaden des 20. Jahrhunderts verwiesen beide auf die enge Verflechtung des Konzepts der Sexualhormone mit tradierten Geschlechterkonzepten, soziokulturellen Entwicklungen dieser Zeit, sowie den disziplinären Eigenheiten der Forschungsfelder, in denen diese Hormone erforscht wurden.[36] Zunächst konnten die Gynäkologie und wenig später mit ihr die Physiologie die Wissensproduktion bezüglich der Geschlechtshormone noch für sich beanspruchen und sie dabei als Bestätigung der tradierten dichotomen Geschlechterordnung deuten. Aber biochemische Untersuchungen brachten die vermeintlich natürlich begründete binäre Geschlechterordnung spätestens in den 1930er Jahren durcheinander. Chemische Analysen legten ein Vorkommen ›weiblicher‹ wie ›männlicher‹ Hormone in beiden Geschlechtern nahe. Trotz dieser Erkenntnisse blieb nicht nur die begriffliche Vergeschlechtlichung bestehen. Auch ein hormonell fundiertes dichotomes Geschlechter-

35 Zur Körpergeschichte siehe etwa Duden, 1990; Frevert, 2000; Imhof, 1983; Lorenz, 2000; Sarasin und Tanner, 1998; Wieser, 2010. Es existiert auch ein open access Online-Journal zu diesem Themenschwerpunkt: »Body Politics: Zeitschrift für Köpergeschichte«. Auch die Soziologie nimmt zunehmend ›Körperwissen‹ in den Blick. Siehe dazu den Sammelband von Keller und Meuser, 2011. Siehe auch das Kapitel »Körper« von Paula-Irene Villa im »Handbuch Soziologie« in Villa, 2008.

36 Genannt seien hier nur exemplarisch Long Hall, 1973; Oudshoorn, 1990; Oudshoorn, 1994.

konzept dominierte weiterhin medizinische und wissenschaftliche Diskurse und bildete den Ausgangspunkt für Pathologisierung und Stigmatisierung sowie für Interventionstechnologien zur geschlechtlichen Normierung.[37]

Im Jahr 1997 legte Julia Ellen Rechter eine Dissertation zur Geschichte der Sexualhormone vor, in der sie den Fokus der genannten Autorinnen erweiterte.[38] Der Hormon-Diskurs sowie daran anknüpfende Ideen der Intervention und Manipulation, betont Rechter, waren speziell im ersten Drittel des 20. Jahrhunderts von einer Euphorie und weitreichenden Machbarkeitsversprechen und -phantasien begleitet, die sich keineswegs auf wissenschaftliche Kreise beschränkten. Vielmehr sei die Hochphase der neu aufkommenden Wissenschaft der Endokrinologie mit einer Zeit zusammengefallen, in der die Reichweite der Wissenschaftskommunikation ein bis dahin unbekanntes Maß erreicht habe. Dem Ziel folgend: »to flesh out the cultural history of the sex hormones by demonstrating how their meanings were created not only through laboratory research but also in popular interpretations, medical use, and cultural events«[39] kam Rechter zu dem Schluss, dass die an die intervenierende Einsetzbarkeit der neuen Substanzen geknüpften weitreichenden Hoffnungen und teils utopischen Visionen sich nicht nur in massenmedialen und öffentlichen Diskursen artikulierten, sondern auch die Entwicklungen innerhalb wissenschaftlicher Kreise beeinflussten.

Auch Michael Pettit und Christer Nordlund untersuchten in ihren Aufsätzen die weit verbreitete Hormon-Euphorie der 1920er Jahre und verwiesen auf die ko-konstruktive Rolle der öffentlichen Diskurse bei der Etablierung der Endokrinologie und der Herausbildung einer hormonellen Selbstwahrnehmung in breiten Kreisen der Gesellschaft.[40] Mit dem Begriff des »glandular self« diskutiert Pettit zudem das endokrinologische Wissen als ›Technologie des Selbst‹ im Sinne Michel Foucaults[41] und lenkt den Blick auf die Integration endokriner Deutungsmuster in populärpsychologische Diskurse.[42] Die Vorstellung einer Regulation physischer und psychischer Aspekte durch unsichtbare chemi-

---

37 Vgl. Oudshoorn, 1994, 147. Siehe auch Harding, 1996. Für einen weiteren spannenden Beitrag zur Kultur- und Wissensgeschichte der Sexualhormonforschung siehe Sengoopta, 2006.

38 Rechter, 1997. Leider ist diese Arbeit nicht in Buchform auffindbar. Sie ist jedoch über die Internet-Plattform »ProQuest – Dissertations & Theses« erhältlich.

39 Rechter, 1997, xviii.

40 Vgl. Nordlund, 2007; Pettit, 2013.

41 Zum Begriff der ›Technologien des Selbst‹ siehe Foucault, 1993b.

42 Vgl. Pettit, 2013.

sche Stoffe hat sich, so Pettit, nahtlos in einen generellen Trend der Zwischenkriegszeit gefügt, der sich durch die Hinwendung zur Individualität und die Suche nach »verborgenen Mächten« als Ursache psychischer Phänomene auszeichnete.[43] Eine tiefergehende Untersuchung von populären Hormon-Psyche-Diskursen findet sich allerdings in keiner der genannten Arbeiten.

In ihren anregenden Analysen der populärwissenschaftlichen Hormondiskurse der Zwischenkriegszeit in den USA und Europa schnitten Rechter, Nordlund und Pettit auch eine besonders schillernde Thematik an, die Heiko Stoff in seiner Arbeit mit dem Titel »Ewige Jugend« ausführlich untersuchte: das Motiv der »Verjüngung«.[44] Der uralte Wunsch nach dem Aufhalten des Alterungsprozesses, dem Wiedererlangen von Jugendlichkeit und Vitalität gewann mit den vielversprechenden Erkenntnissen der neuen Lehre von der inneren Sekretion in den ersten Jahrzehnten des 20. Jahrhunderts an neuer Bedeutung, so Stoff. Die Durchführung einer »physischen Transformation des Menschen«[45] schien angesichts spektakulärer Verpflanzungsoperationen von Sexualhormondrüsen, die eine Revitalisierung zur Folge haben sollten, nicht nur realisierbar, sondern »versprach biopolitische Lösungen für eine Krise, die gleichermaßen als soziale, kulturelle und biologische Niedergangsgeschichte verstanden wurde.«[46] Damit verdeutlichte er, dass die Entstehung des Wissens über Hormone stets an spezifische »Problematisierungen« gekoppelt war, durch die die hormonellen Theorien und Objekte erst an Bedeutung gewannen.[47]

In den 2010er Jahren erschien eine Reihe an wissenschaftshistorischen Studien, die die pharmaindustrielle und generell wirtschaftspolitische Dimension der Endokrinologie näher in den Blick nahmen. Sie beleuchteten die Überführung der aus Drüsen mit innerer Sekretion gewonnenen Substanzen in Medikamente. Heiko Stoff befasste sich mit der Geschichte der Hormone, Enzyme und Vitamine zwischen 1920er und den 1970er Jahren.[48]

---

43 Pettit, 2013, 1054.

44 Stoff, 2004. Stoff unterscheidet dabei zwischen künstlicher und natürlicher Verjüngung, wobei erstere vor allem mit dem Namen des Wiener Zoologen Eugen Steinach verbunden ist. Dieser führte neben Keimdrüsentransplantationen auch Vasektomien durch. Zu Eugen Steinachs Arbeiten auf dem Gebiet der Sexualhormone siehe auch Sengoopta, 1998; Walch, 2016.

45 Stoff, 2004, 384.

46 Stoff, 2004, 14.

47 Stoff, 2012, 8.

48 Vgl. Stoff, 2012, 8.

Unter dem Sammelbegriff der ›Wirkstoffe‹ wurden sie nicht nur zunehmend zur Heilung, Krankheitsprävention und Optimierung eingesetzt, sondern waren insbesondere seit den 1950er Jahren auch Gegenstand von Diskursen um ihre Gefährlichkeit. Christina Ratmoko untersuchte die frühe Phase der pharmaindustriellen Produktion von Sexualhormonen.[49] Sie blickte auf die wirtschaftspolitischen Aspekte einerseits und die Erzeugung von Wissen in Klinik und pharmazeutischen Labors andererseits und machte am Beispiel der Sexualhormone deutlich, dass das unilineare Narrativ, nach dem Medizin und Pharmaindustrie zielgerichtet auf bestimmte Erkrankungen mit entsprechenden Medikamenten und therapeutischen Ansätzen antworten würden, nicht immer haltbar ist. Vielmehr kann der Druck der Verwertbarkeit von Substanzen auch der Ausgangspunkt für die Generierung von Bedürfnissen sein, die zuvor noch nicht vorhanden waren, so Ratmoko.[50] Ebenfalls im Kontrast zum weit verbreiteten Bild des »rational drug design«[51], also einer zielgerichteten Entwicklung von Medikamenten für bestimmte Leiden, stehen die Untersuchungen von Lea Haller. Sie beleuchtete eindrucksvoll die Genese des seit Ende der 1940er Jahre als eine Art Wunderdroge gehandelten Hormons Cortison.[52] Sowohl Stoff als auch Haller und Ratmoko unterstrichen die Mehrdimensionalität der Entstehung von endokrinologischem Wissen. Sie rekonstruierten den Wandel der Konzepte von Körper und Krankheiten ebenso wie Transformationen der Identität, Wirkungszuschreibungen und Materialitäten von chemischen Substanzen im 20. Jahrhundert.

Obwohl in vielen der genannten Beiträge zur Geschichte der Hormone auch die Thematik des Psychischen gestreift wird, gibt es bislang keine umfassende Untersuchung, die sich explizit auf die Entstehung endokriner Erklärungsansätze für Phänomene des Psychischen konzentriert. Nur wenige Beiträge thematisieren Teilaspekte dieses Zusammenhangs ausführlicher. Zu nennen ist dabei zum einen der 2019 erschienene Aufsatz von Heiko Stoff über den zwischen den 1940er und den 1960er Jahren gemachten – und wie der Autor feststellt: gescheiterten – »Versuch, Hormon- und Psychotherapie

49 Vgl. Ratmoko, 2010. Spannend ist auch ihr Aufsatz zur pharmaindustriellen Verfügbarmachung von Testosteron, siehe Ratmoko, 2009.

50 Vgl. Ratmoko, 2010, 17.

51 Haller, 2012, 16.

52 Vgl. Haller, 2012. Für eine weitere Monographie aus diesem Themenbereich siehe die Arbeit des Historikers Christer Nordlund zum Anti-Sterilitätsmittel »Conadex« in Nordlund, 2011.

zu verbinden«[53], um die wachsenden Erkenntnisse aus der Endokrinologie für die psychosomatische Medizin, sowie im Rahmen der Psychoanalyse, fruchtbar zu machen.[54] Stoff widmete sich darin insbesondere den Arbeiten des Psychoanalytikers Heinrich Meng und den beiden inhaltlich recht unterschiedlichen Auflagen seines Werks mit dem Titel »Psyche und Hormon«. Zum anderen legte Lisa Malich im Jahr 2017 eine sehr umfassende und aufschlussreiche Arbeit zur Geschichte der Emotionalität von Schwangeren vor – eine Wissensgeschichte somatischer Erklärungsansätze, in der sie auch die Bedeutung von Vorstellungen hormoneller Regulation in diesem Kontext analysierte und auf Kontinuitäten ebenso wie Diskontinuitäten in Vorstellungen über das Gefühlsleben schwangerer Frauen verwies:[55] Während im 18. und 19. Jahrhundert noch überwiegend Narrative einer ›reizbaren Verstimmung‹ von Schwangeren kursierten,[56] fand Malich seit Beginn des 20. Jahrhunderts eine Transformation solcher Narrative hin zu einer ›Stimmungsverbesserung‹, sowie der Vorstellung des Aufkommens von ›Mutterliebe‹ während der Schwangerschaft.[57] Mit der verhältnismäßig späten Hormonisierung der Gravidität etwa seit den 1960er Jahren soll das Gefühlsleben Schwangerer sodann als schwankend und allem voran fremd-, da hormonell, bestimmt konstruiert worden sein.[58] Die Ergebnisse ihrer Analysen verortete Malich nicht nur im Kontext gesellschaftlicher Veränderungen respektive sich wandelnder Frauen- und Mutterrollen seit dem ausgehenden 18. Jahrhundert, sondern diskutierte auch ihre gesellschaftspolitischen Implikationen, was speziell im Fall der Theorien hormoneller Steuerung von Gefühlen Schwangerer in einem kritischen Fazit mündete. Laut Malich, »herrschen die Hormone im doppelten Sinne über die Gefühle – sie unterwerfen die individuelle Schwangere und blockieren gesellschaftliche Veränderung, indem sie die soziale Ordnung als unumstößlich behaupten.«[59] Ebenfalls mit kritischem Impetus untersuchte

53 Stoff, 2019, 89.

54 Vgl. Stoff, 2019, 89. Ein im selben Sammelband erschienener Beitrag des Historikers Otniel Dror thematisiert zudem die psychophysiologische Erforschung von Emotionen in der ersten Hälfte des 20. Jahrhunderts, in deren Rahmen Hormone ebenfalls eine Rolle spielten. Vgl. Dror, 2019. Dieses Thema sowie weitere Arbeiten Drors werden in Kapitel 3 näher beleuchtet.

55 Vgl. Malich, 2017.

56 Vgl. Malich, 2017, 33–118.

57 Vgl. Malich, 2017, 121–259.

58 Vgl. Malich, 2017, 261–382.

59 Malich, 2017, 399.

Amy Koerber in ihrer feministischen Studie mit dem Titel »From Hysteria to Hormones: A Rhetorical History« aus dem Jahr 2018 sprachliche Konstrukte rund um die Beziehungen zwischen der weiblichen Psyche und den weiblichen Sexualorganen seit der Antike bis in die heutige Zeit.[60] Ihre umfangreichen Analysen verdeutlichen die oft nicht linear erfolgte rhetorische Vermischung vorangehender Vorstellungen mit immer neuen medizinischen Theorien, bis hin zum modernen Konzept der ›hormonellen Frau‹, in das sich das Konzept der Hysterie im 20. Jahrhundert eingeschrieben habe, da es der auch von Malich dargestellten Vorstellung der »hormonellen Stimmungsschwankung« immanent sei.

Wie alle bislang genannten AutorInnen treten auch Malich und Koerber gegen das traditionelle Konzept einer linearen, kumulativen und von markanten Entdeckungsmomenten geprägten Wissenschaftsentwicklung an. Entsprechend orientieren sie sich methodisch an der historischen Diskursanalyse, deren Fokus sich auf diskursive Brüche und Transformationen richtet.[61] Um jedoch auch hier keiner einseitigen Analyseperspektive zu verfallen, die etwaige diskursive Kontinuitäten aus dem Blick verliert und um zudem die nicht-lineare Temporalität der Formationsprozesse von Wissen noch stärker hervorzuheben, bezieht sich Malich ebenso wie Koerber bei ihren historischen Untersuchungen auf den Philosoph Michel Serres und sein Konzept der gefalteten Zeit.[62] Dieses impliziert, dass Wissen sich nicht in einer linearen zeitlichen Abfolge von Ereignissen konstituiert, sondern vielmehr ein Produkt multitemporaler Ereignishäufungen darstellt, wobei Wissenselemente aus verschiedenen historischen Epochen miteinander verbunden bleiben, immer wieder auftauchen und zum Bestandteil von neuen Wissenskonstrukten werden können.[63] Besonders Malich betont im Rückgriff auf Serres die Abkehr von der Betrachtung historischer Diskontinuitäten als *Brüche*, und damit als voneinander separierte Elemente, die im Modell der gefalteten Zeit als weiterhin miteinander verbundene »faltungsbedingte Verschiebungen, Kanten und Unterteilungen zu denken sind«.[64]

---

60 Vgl. Koerber, 2018.

61 Vgl. Koerber, 2018, 10–12; Malich, 2017, 14.

62 Vgl. Koerber, 2018, 1–5; Malich, 2017, 24–28.

63 Vgl. Serres und Latour, 1995, 59–61.

64 Malich, 2017, 27. Lisa Malich hat zudem einen Aufsatz veröffentlicht, in dem sie sich ausführlich mit diesem und anderen theoretischen Konzepten zur historischen Analyse von Kontinuitäten und Diskontinuitäten des Wissens auseinandersetzt. Siehe Malich, 2011.

Die genannten Publikationen lieferten bereits spannende Einblicke in den vielschichtigen Diskurs um Hormone und Psyche im 20. und 21. Jahrhundert und beinhalten inspirierende theoretische Ansätze zu ihrer wissenshistorischen Analyse. Angesichts der jeweiligen thematischen Eingrenzung steht eine umfassende systematische Untersuchung dieser Diskurse jedoch noch aus und soll im Rahmen der vorliegenden Studie erfolgen.

Forschungslücke und Thesen

Im Überschneidungsbereich zwischen Wissenschaft, massenmedialer Berichterstattung und utopischen Wunschvorstellungen rund um das Thema Hormone öffnet sich die Forschungslücke, in der sich die vorliegende Studie bewegt. Im Gegensatz zu vielen anderen bereits wissens- und wissenschaftshistorisch untersuchten Diskursen um Hormone lassen sich im Falle der Wirkungen von Hormonen auf die Psyche des Menschen nur sehr wenige Institutionen und EinzelakteurInnen ausmachen, die sich explizit der Erforschung dieses Zusammenhangs widmeten. Ebenso findet man kaum konkrete hormonelle Substanzen, sowie auf ihnen basierende Präparate, die in diesem Kontext Gegenstand des medizinisch-pharmazeutischen Diskurses gewesen wären. Die Materialisierung und Institutionalisierung des Zusammenhangs zwischen Hormonen und der Psyche erscheint – im Gegensatz zu anderen Hormon-Diskursen – eher als zeitweise Anomalie, denn als Normalfall. Eventuell ist es auch diesem Umstand geschuldet, dass der Zusammenhang zwischen Hormonen und der Psyche bislang nur am Rande der genannten wissens- und wissenschaftshistorischen Untersuchungen Beachtung fand. Auch seitens der Psychologie- oder Emotionsgeschichte[65] liegt bislang keine Arbeit vor, die sich der Verbindung zwischen psychischen Aspekten und der Endokrinologie widmet. Wenig erstaunlich, finden die bereits skizzierten

65 Insbesondere in den letzten zwei Jahrzehnten hat sich innerhalb der Geschichtswissenschaften ein Forschungszweig herausgebildet, der sich vornehmlich dem historischen Wandel der Deutung und Bedeutung von Emotionen widmet. Für einen Einblick in die Ziele, Methoden und Schwierigkeiten dieser Forschungsrichtung, sowie emotionshistorische Literatur siehe Bettina Hitzers Forschungsbericht auf der Homepage von H-Soz-Kult (2011): https://www.hsozkult.de/literaturereview/id/forschungsberichte-1221 (abgerufen am 22.06.22). Neben den neueren Beiträgen gibt es eine Reihe von früheren Publikationen, die sich ebenfalls der historischen Betrachtung von Gefühlen widmeten. Genannt seien hier exemplarisch: Febvre, 1973; Huizinga, 1954.

Diskurse der 1920er und 30er Jahre, in denen sich die Gewissheit über eine enge Verbindung zwischen Hormonen und psychischen Phänomenen artikuliert, keine Beachtung seitens der fachinternen Geschichtsschreibung derjenigen Disziplinen, zu deren Gegenstandbereich psychoendokrine Phänomene heute zählen: die Psychoneuroendokrinologie oder auch Biologische Psychologie. Diese neurowissenschaftlich fundierten Forschungsrichtungen untersuchen Hormone allem voran in ihrer Funktion als Neurotransmitter oder Botenstoffe innerhalb des zentralen Nervensystems und damit in einer Funktion, die in der ersten Hälfte des 20. Jahrhunderts noch nicht bekannt war.

Kann entsprechend auch mit Recht behauptet werden, dass die psychoendokrinen Theorien und Wirkmodelle der ersten Hälfte des 20. Jahrhunderts unterkomplex, lückenhaft oder aus heutiger Sicht schlichtweg falsch waren, so etablierte sich doch eine weitverbreitete Selbstverständlichkeit eines Zusammenhangs zwischen Hormonen und der menschlichen Psyche bereits in der ersten Hälfte des 20. Jahrhunderts. Dies soll im Rahmen des vorliegenden Buches verdeutlicht werden. Als stabilisiertes Wissen, das ungeachtet seiner jeweiligen inhaltlichen Einzelheiten bereits faktischen Status erreicht hat und dessen Entstehungsgeschichte unsichtbar geworden ist, verleiht diese selbstverständlich gewordene Vorstellung der modernen psycho-*neuro*-endokrinologischen Forschung und den aus ihr hervorgehenden immer neuen Behauptungen rund um Hormone und Psyche wissenschaftliche Plausibilität und gesellschaftliche Akzeptanz. Sie strukturiert auch die diskursiven Möglichkeitsbedingungen für die Entstehung von neuem Wissen in diesen Bereichen. Ihr Zustandekommen bedarf somit einer kritischen Reflexion.[66] Die vorliegende Untersuchung beabsichtigt den Blick für die Historizität des aktuellen Wissens rund um Hormone und Psyche zu schärfen – bestenfalls auch auf Seiten der naturwissenschaftlichen Disziplinen, die sich heute als Hauptproduzentinnen dieses Wissens verstehen.

---

66 In der Soziologie und der feministischen Wissenschaftsforschung existiert bereits eine Reihe an Studien, die auf die Durchdringung der aktuellen Wissensproduktion in Biologie, Genetik und Neurowissenschaften mit problematischen normativen Setzungen verweisen. Für kritische Arbeiten zur Heteronormativität in den Naturwissenschaften siehe den Sammelband von Hartmann et al., 2007. Für weitere Studien aus diesem Bereich siehe exemplarisch: Imber und Tuana, 1988; Keller und Longino, 1996; Kenney und Müller, 2016; Palm, 2019; Roughgarden, 2009.

Ich werde argumentieren, dass zentrale Annahmen über die hormonelle Beeinflussung der Psyche bereits in der ersten Hälfte des 20. Jahrhunderts entstanden sind und dabei nur teilweise nach den zur jeweiligen Zeit gültigen streng-wissenschaftlichen Kriterien gesichertes Wissen darstellten.[67] Vielmehr ergab sich die Gewissheit dieses Zusammenhangs aus der Kontextualität von drei akademischen Diskursen, so meine These, – der physiologisch-experimentellen Emotionsforschung, der Sexualhormonforschung und der Konstitutionslehre – sowie spezifischen Mechanismen der Transformation von Gedanken und Theorien, die aus diesen Disziplinen hervorgingen, und innerhalb wissenschaftlicher Kreise, ebenso wie zwischen Wissenschaft und Öffentlichkeit, zirkulierten. Damit kommt der Popularisierung von Wissen rund um Hormone und Psyche eine besondere Bedeutung zu: Sie wird nicht als unilinearer Vermittlungsprozess von wissenschaftlichen Erkenntnissen an ein breites Publikum verstanden, sondern als Teil des Konstruktionsprozesses von Wissen.[68]

Das enorme Interesse an der Lehre von der inneren Sekretion seitens Wissenschaft und Öffentlichkeit in der ersten Hälfte des 20. Jahrhunderts war zudem ein international beobachtbares Phänomen: ForscherInnen in den USA und Großbritannien stürzten sich ebenso in die Hormonforschung wie AkteurInnen aus Spanien, Italien, deutschsprachigen Ländern oder aus Ungarn, und auch die sowjetische Wissenschaftswelt beteiligte sich an der Konstruktion von Wissen rund um Hormone und hatte dabei explizit auch ihre Bedeutung für die menschliche Psyche im Blick. Eine regionale Eingrenzung des Materials, beispielsweise auf deutschsprachige Literatur, wäre dem Forschungsgegenstand daher nicht gerecht geworden, lässt sich die frühe Geschichte der psychoendokrinen Theorien doch nur als Produkt einer inter-

67 Die wissenschaftssoziologische und – historische Perspektive enthält sich dabei jeglicher Wertung bezüglich der objektiven *Richtigkeit* der jeweiligen Behauptungen und Theorien und beschränkt sich explizit auf die Beschreibung von Sinnzusammenhängen sowie die Analyse ihrer Generierung. Dieser methodologische Relativismus dient dem Einnehmen einer Außenperspektive auf die jeweiligen Wissenssysteme, deren Inhalte nur in Bezug auf ihren spezifischen Rahmen als wahr und gültig bewertet werden können. Vgl. Hofmann und Hirschauer, 2012, 90.

68 Zur Popularisierung von Wissenschaft in historischer Perspektive seien hier exemplarisch genannt: Bendig, 2014; Daum, 2002; Schirrmacher, 2007; Taschwer, 1997. Zum wissenschaftssoziologischen Konzept der ›Medialisierung von Wissenschaft‹ siehe Franzen und Rödder, 2013; Weingart, 2005.

nationalen Forschungsbewegung und eines regen Gedankenaustausches über disziplinäre und nationale Grenzen hinaus erfassen.

Quellen und zentrale Begriffe

Als Quellenmaterial dienten neben wissenschaftlichen Zeitschriftenaufsätzen, Handbüchern, Übersichtswerken und akademischen Vorträgen verschiedene massenmediale Texte wie populärwissenschaftliche Bücher und Zeitschriften, aber auch Tageszeitungen und thematisch breit ausgerichtete Magazine aus dem Zeitraum zwischen 1900 und 1960. Die dieser Arbeit zugrunde liegende Primär- und Sekundärliteratur war dabei überwiegend in deutscher und englischer, teils auch in französischer, spanischer, italienischer und russischer Sprache.[69] Die Materialsammlung begann mit einer systematischen Durchsicht von Handbüchern zur inneren Sekretion, der endokrinen Psychologie oder der Psychoendokrinologie, von zentralen wissenschaftlichen Fachzeitschriften wie der *Deutschen Medizinischen Wochenschrift*, sowie populärwissenschaftlichen Magazinen in hoher Auflage wie den *Kosmos*-Heften der Franckh'schen Verlagshandlung und wurde sodann nach dem Schneeballprinzip erweitert. Auch die genannte Sekundärliteratur lieferte einige Quellenverweise, die in der vorliegenden Studie näher oder auf andere Aspekte hin analysiert wurden.

Begrifflich ließen sich die beiden Themenbereiche, deren diskursive Verknüpfungen den Mittelpunkt der vorliegenden Untersuchung bilden, unterschiedlich schwer greifen. Das Feld der ›Hormone‹ erschöpfte sich in wenigen voneinander ableitbaren wissenschaftlichen Begriffen wie ›innere Sekretion‹, ›Drüsen mit innerer Sekretion‹, ›Inkrete‹; oder ›Endokrinologie‹, ›endokrines System‹, ›endokrine Drüsen‹; sowie ›Hormonlehre‹, ›Hormonsystem‹, ›Hormone‹. Diese Begriffe zeigten in ihrem Auftreten zwar bestimmte zeitliche Häufungen und folgen im Wesentlichen dem sich verändernden Erkenntnisstand der Endokrinologie, waren im zeitlichen Querschnitt jedoch disziplin-, textsorten- und länderübergreifend weitgehend konstant. Der Begriff der ›Psyche‹ erwies sich dagegen als zunächst schwer greifbar und wurde

69 Die Analyse konzentrierte sich also auf Texte aus Europa, den USA und der Sowjetunion und klammerte entsprechend nicht-westliche Diskurse aus, was den begrenzten Sprachkenntnissen der Verfasserin und der Notwendigkeit einer forschungspragmatischen Eingrenzung des Materials geschuldet war.

über alle Textsorten hinweg nur selten direkt verwendet. Im Verlauf der Analyse konnte er in drei zentrale Unterbegriffe und damit auch drei Kategorien psychischer Phänomene zerlegt werden – ›Emotion‹, ›Verhalten‹, ›Persönlichkeit‹. Der Begriff der ›Persönlichkeit‹ wurde dabei entweder explizit für sämtliche physische wie psychische Eigenschaften eines Individuums oder synonym mit dem Begriff des ›Charakters‹ verwendet und auf die psychische Grundveranlagung eines Individuums enggeführt. Die genannten Begriffe existierten in der ersten Hälfte des 20. Jahrhunderts parallel, kursierten jedoch überwiegend in jeweils unterschiedlichen disziplinären Feldern. Diese Felder lassen sich durch ihre theoretische Perspektive, sowie durch jeweils dominierende Methoden des Erkenntnisgewinns voneinander abgrenzen. Es sind diese drei Begriffe ›Emotion‹, ›Verhalten‹ und ›Persönlichkeit‹, die sich als zentral für die Unterscheidung einzelner diskursiver Stränge erwiesen haben und an denen sich auch die Kapitelstruktur dieser Arbeit ausrichtet.[70]

Diskursstränge herauspräparieren – Zur Struktur der Arbeit

In einer Art Streiflicht über fachwissenschaftliche und populäre Literatur der 1920er und 1930er Jahre werde ich zunächst den scheinbaren Widerspruch zwischen dem geringen Erkenntnisstand der Erforschung von Hormon-Psyche-Zusammenhängen und den gleichzeitig kursierenden weitreichenden Wirksamkeitsbehauptungen skizzieren. In Kapitel 1.3 wird dieser Widerspruch vor dem Hintergrund der erkenntnistheoretischen Überlegungen eines Zeitzeugen der hier betrachteten Ereignisse – des Erkenntnistheoretikers Ludwik Fleck – einer ersten wissenshistorischen Analyse unterzogen. Im ersten Kapitel werde ich argumentieren, dass es in der ersten Hälfte des 20. Jahrhunderts zwar an handfesten physiologisch begründeten Beweisen für Hormon-Psyche Zusammenhänge bei Menschen mangelte, die Vorstellung ihrer Existenz jedoch quasi ›in der Luft lag‹ und in Theorien von WissenschaftlerInnen unterschiedlicher Disziplinen und Denkschulen aufgegriffen

70 Es soll nochmal betont werden, dass die vorgenommene Dreiteilung der Strukturierung der schier unüberschaubaren Fülle an Material zu Hormonen und Psyche im Untersuchungszeitraum diente und mit der aus den Quellen ersichtlichen Schwerpunktsetzung von zumindest weitgehend voneinander abgrenzbaren Forschungsbereichen korrespondiert. Sie soll jedoch nicht als kommunikative Grenzziehung zwischen den drei Diskurssträngen verstanden werden.

und expliziert wurde. Obgleich viele dieser Theoriegebilde im Detail keine dauerhaft von der scientific community akzeptierte Bestätigung erfuhren und viele von ihnen spätestens in der zweiten Hälfte des 20. Jahrhunderts obsolet wurden, trugen sie zur allgemeinen Plausibilisierung und Verbreitung der Vorstellung bei, dass Hormone und die Psyche des Menschen in einem engen interdependenten Verhältnis zueinander stehen – so die Kernthese dieser Arbeit. Damit schrieb sich die Gewissheit über diesen Zusammenhang nicht nur in fachwissenschaftliche Wissensbestände ein, sondern wurde auch Teil von Alltagswissen.

Eine erste entscheidende Kontextualisierung für die diskursive Konstruktion von Psyche-Hormon-Zusammenhängen in der ersten Hälfte des 20. Jahrhunderts bot die Sexualhormonforschung, der das zweite Kapitel gewidmet ist. Die Hormonisierung von vergeschlechtlichtem *Verhalten* als einem Teilaspekt des Psychischen bildet den roten Faden dieses Kapitels. Mit Blick auf die Biologisierung und Pathologisierung der weiblichen Psyche lange vor der Hormon-Ära wird gezeigt, dass die frühe Sexualhormonforschung dem Konnex zwischen Hormonen und geschlechtsspezifischen psychischen Phänomenen nur scheinbar eine objektive experimentelle Beweislage lieferte, da die Prozesse des wissenschaftlichen Erkenntnisgewinns stets auch von kulturellen Deutungsmustern und tradierten binären Geschlechtervorstellungen durchdrungen waren. Bereits im 19. Jahrhundert manifestierten sich Vorstellungen einer somatischen Bedingtheit typisch männlicher – und noch stärker – typisch weiblicher Eigenschaften, die sich in den ersten Dekaden des 20. Jahrhunderts zu einem hormonellen ›Geschlechterwissen‹ formierten. Obgleich die endokrinologische Forschung der 1930er Jahre das binäre Sexualhormonkonzept in Frage stellte, halten sich sowohl die Begriffe ›weibliche‹ und ›männliche‹ Sexualhormone als auch ein Wissen um die zentrale Bedeutung dieser Hormone für das Sexualverhalten und generell die Psyche von ›Mann und Frau‹ bis heute.[71] Mit dem Hypophysenvorderlappen-Hormon Prolaktin erschien Mitte der 1930er Jahre sodann auch ein erstes Hormon auf der diskursiven Bildfläche, das nicht in den Keimdrüsen produziert, aber dennoch mit einem geschlechtlich codierten Verhalten assoziiert wurde: Mit den Begriffen der ›Mutterliebe‹ oder des ›Mutterinstinkts‹ bezeichnete man Verhaltensweisen wie das Fürsorgeverhalten gegenüber Jungtieren oder Kindern und definierte sie als hormonell bedingt. Das *mütterliche* Fürsorgeverhalten wurde nicht nur zum Forschungsgegenstand der sich insbesondere

71 Vgl. Malich, 2017, 54.

in den USA etablierenden tierexperimentellen Verhaltensforschung, sondern auch zum Gegenstand psychiatrischer Diskurse. Ende der 1940er Jahre wurden mehrere Fälle von ›vermütterlichten‹ Männern beschrieben, deren als abnorm gedeutetes Verhalten mit Störungen der Prolaktin-Sekretion in Zusammenhang gebracht wurde. Die Integration tierexperimentell gewonnenen Wissens über Zusammenhänge zwischen Hormonen und Verhalten in der Psychiatrie fand ihren Ausdruck in dem Bemühen um die Etablierung einer ›endokrinologischen Psychiatrie‹, in deren Rahmen endokrinologisches Wissen für psychiatrische Behandlungen fruchtbar gemacht werden sollte. In diesem Kapitel werden auch die wichtigsten Ereignisse für die Etablierung des hormonellen Körperkonzepts und der Disziplin der Endokrinologie im ausgehenden 19. und den ersten Dekaden des 20. Jahrhunderts zumindest holzschnittartig skizziert.

Die physiologische Erforschung von *Emotionen*, in deren Rahmen auch Hormone als zentrale physiologische Faktoren bei der Emotionsentstehung verhandelt wurden, ist der Themenschwerpunkt des dritten Kapitels. Den historischen Rahmen dafür bildet allem voran die Etablierung der Psychologie als eigenständige Wissenschaft in der zweiten Hälfte des 19. Jahrhunderts. Diese Entwicklung war durch eine zunehmende Orientierung an naturwissenschaftlichen Grundprinzipien und Forschungsmethoden in der Psychologie bestimmt. Der ›physiologische Körper‹ wurde dabei zum Ausgangspunkt für die Erforschung psychischer Aspekte. Neben der Entwicklung von neuen experimentellen Forschungsmethoden zur Erfassung psychischer Vorgänge wie der Wahrnehmung und Sinnesverarbeitung wurde auch der Bereich der Emotionen zu einem Gegenstand psychophysiologischer Forschung. Besondere Aufmerksamkeit in wissenschaftlichen Fachkreisen erhielt dabei die Erforschung der Wirkungen des Hormons Adrenalin, dem eine wichtige Rolle in Zusammenhang mit starken Emotionen wie Angst und Wut eingeräumt wurde. Während die Gabe von Adrenalin diese Emotionen im Tierexperiment scheinbar künstlich induzieren konnte, legten Untersuchungen an Menschen nahe, dass die hormonell induzierbaren Emotionen nicht als ›echte‹ Emotionen wahrgenommen wurden. Damit stellte sich die Frage nach ihrer genuin ›psychischen Komponente‹. Trotz der Einsicht, dass Emotionen sich nicht vollständig physiologisch respektive hormonell erklären ließen, manifestierte sich im Rahmen dieser Forschungen nicht nur die grundlegende Annahme, dass die endokrinen Drüsen eine wichtige Rolle bei Emotionsreaktionen spielen, sondern auch ein erster konkreter diskursiver Zusammenhang zwischen einem Hormon und bestimmten Emotionen, der bis heute Gültigkeit hat.

Im Fokus des vierten Kapitels steht die moderne Konstitutionslehre. Hier wurde das endokrine System als entscheidender Faktor für die individuelle Ausprägung des *Charakters* und der gesamten *Persönlichkeit* des Menschen angesehen. Als interdisziplinäres Forschungsprogramm, das die Rolle der individuellen Beschaffenheit eines jeden Menschen für Ätiologie und Pathogenese in den Blick nahm und sich einer holistischen Perspektive verschrieben hatte, etablierte sich die moderne Konstitutionslehre im Laufe der zweiten Dekade des 20. Jahrhunderts und erreichte in den 1920er Jahren den Höhepunkt ihrer Popularität. Um als modernes Forschungsprogramm anerkannt zu werden, das sich an naturwissenschaftlichen Prinzipien orientierte, bediente sich die Konstitutionslehre verschiedener Hilfswissenschaften, wie der Vererbungslehre und der Endokrinologie. Im Umkehrschluss verlieh die Konstitutionslehre psychoendokrinen Wirkungszusammenhängen, die in der physiologischen Forschung ebenfalls thematisiert wurden, sich den dort verwendeten Forschungsmethoden jedoch weitgehend entzogen, ihrerseits Glaubwürdigkeit. Ausschlaggebend waren dabei die argumentativen sowie methodischen Unterschiede zwischen der Konstitutionsforschung und der physiologisch ausgerichteten Endokrinologie und somit die spezifische Form der Wissensgenerierung in diesen wissenschaftlichen Feldern. Suchte die physiologisch orientierte Endokrinologie, zu der auch die Sexualhormonforschung zählte, nach klaren kausalen und experimentell reproduzierbaren Wirkzusammenhängen zwischen einzelnen Drüsen oder ihren Sekreten und konkreten physischen und psychischen Phänomenen, so lehnte die Konstitutionslehre monokausale Wirkungszuschreibungen weitgehend ab und berief sich auf die komplexe wechselwirkende Funktionsweise des endokrinen Systems als Gesamtheit. So konnten teils weitreichende Aussagen über psychoendokrine Wechselbeziehungen gemacht werden, ohne eine deutliche Kausalität angeben zu müssen. Ausgehend von einer individuellen Sekretionsintensität der einzelnen Drüsen im endokrinen System eines Menschen wurden dabei zudem endokrin fundierte Typologien formuliert, die auf eine Systematisierung der individuellen Konstitution abzielten. Auf Basis solcher Konstitutionstypologien sollten sodann Vorhersagen über die psychische Entwicklung eines Individuums gemacht werden. Sie bildeten aber auch eine Projektionsfläche für Visionen einer vollständigen Kontrolle physischer und psychischer Eigenschaften durch Hormontherapie. Solche biopolitisch-utopischen Entwürfe kursierten dabei nicht nur im Übergangsbereich zwischen Wissenschaft und Science-Fiction, sondern manifestierten sich zum

Teil auch in medizinischen Praktiken, deren Ziel eine hormontherapeutische Herstellung besserer oder auch ›Neuer Menschen‹ war.

Die soeben skizzierten psychoendokrinen Diskurse der ersten Hälfte des 20. Jahrhunderts entstanden auf Basis der Vorstellung von einer grundlegenden funktionalen Verschiedenheit der endokrinen Drüsen und des Nervensystems respektive Gehirns. Mit der Etablierung der Vorstellung von der sogenannten *Neurosekretion* – also der Konzeption von Hormonen, die innerhalb des Nervensystems produziert werden und als Botenstoffe innerhalb des zentralen Nervensystems agieren – wurde diese Trennung in den 1950er Jahren allerdings aufgehoben. Damit erfuhren psychoendokrine Theorien eine Neuausrichtung: Sie wurden zum Gegenstand neurowissenschaftlicher und nicht mehr rein endokrinologischer Forschung, womit auch ein Wandel der Experimentalsysteme einherging. Die sich seit Mitte des 20. Jahrhunderts formierende Psycho*neuro*endokrinologie experimentierte nicht mehr im Modus der Extirpation und Transplantation von Drüsen, sondern bediente sich einer wachsenden Zahl an synthetischen Hormonen, die mittels neuer und minimalinvasiver Techniken direkt im Gehirn appliziert wurden.[72] Trotz dieser theoretischen wie methodischen Neuausrichtung wurden die grundlegenden diskursiven Verknüpfungen zwischen Hormonen und verschiedenen Facetten des Psychischen – dem Verhalten, den Emotionen, dem Charakter oder auch der Persönlichkeit – bereits in der ersten Hälfte des 20. Jahrhunderts gemacht. So folgt auf eine Zusammenfassung der gewonnenen Erkenntnisse über die Entstehung von psychoendokrinen Theorien in der ersten Hälfte des 20. Jahrhunderts auch eine kurze Darstellung der Ereignisse, die zu Beginn der zweiten Hälfte des 20. Jahrhunderts zu einer Neukonzeption der Psychoendokrinologie als Neurowissenschaft geführt haben. Mit einem Ausblick auf die durch die Wiederaufwertung des Gehirns und des Nervensystems geprägte und bis heute andauernde Ära der Psycho*neuro*endokrinologie schließt die vorliegende wissens- und wissenschaftshistorische Analyse.

72 Vgl. Beach, 1981, 347–348.

1 Vom Naheliegenden zur Gewissheit

Widersprüche und erkenntnistheoretische Überlegungen – Schlaglicht auf die 1920er und 1930er Jahre

1.1 Hormone und Psyche aus Sicht der Physiologie

> »Denn irgendeine noch so vage Vorstellung vom Zusammenhang der Dinge macht sich zwangsläufig zuletzt jeder Forscher [...].«[1]

Bereits mit der Addison'schen Krankheit[2], als einer der ersten Erkrankungen, die auf Störungen der inneren Sekretion zurückgeführt wurden, gerieten in der zweiten Hälfte des 19. Jahrhunderts neben den typischen körperlichen Symptomen auch die häufig mit dieser Krankheit einhergehenden psychischen Veränderungen in den Fokus der medizinischen Forschung. »Von da an«, so schrieb der Physiologe Adolf Oswald (1870–1956) im Jahr 1928, »war es nur ein Schritt zum Gedanken, daß der endokrine Faktor für die Pathogenese von Psychosen eine Bedeutung haben möge.«[3] Neben den Schreckensbildern geistig gänzlich abgestumpfter und durch erschreckend ausgewachsene

1 Kretschmer, 1922, 191.

2 Benannt nach dem Arzt Thomas J. Addison, der diese Krankheit 1955 erstmals beschrieben hat, handelt es sich hierbei um eine funktionelle Störung der Nebennieren. Neben physischen Symptomen, wie einer charakteristischen Verfärbung der Haut und sehr niedrigem Blutdruck, zeigen sich bei Betroffenen auch psychische Veränderungen, wie gesteigerte Reizbarkeit bis hin zu Depression und Apathie. Vgl. Zondek, 1923, 237.

3 Oswald, 1928, 1161. Adolf Oswald studierte Naturwissenschaften und Medizin in der Schweiz sowie in Deutschland, forschte unter anderem in Freiburg i.Br., sowie in Straßburg. Nach 1900 hatte er eine Professur an der Universität Zürich. Seine zahlreichen

Kröpfe gezeichneter »Kretinen«[4], die sich nur noch wie »Pakete lebender Masse verhielten«[5], waren es insbesondere mit pathologischen Störungen des weiblichen Geschlechtsapparates assoziierte psychische Anomalien wie Reizbarkeit und Hysterie[6], die als Komponenten von teils altbekannten und teils neuen Symptomkomplexen nun auf die Fehlfunktion innersekretorischer Vorgänge zurückgeführt wurden.[7] Die neue Sichtweise speiste die Hoffnungen seitens der Psychiatrie und Medizin, mit dem wachsenden Verständnis über die Funktionswiese des endokrinen Systems auch Fortschritte bei der Behandlung psychischer Leiden zu erzielen. So konstatierte der österreichische Mediziner Julius Bauer in seinem Lehrbuch zur inneren Sekretion im Jahr 1927:

> »Kein Wunder, wenn man angesichts des vielfach unbefriedigenden Standes der pathologischen und therapeutischen Forschung auf dem Gebiete seelischer Krankheitszustände immer wieder auf das Blutdrüsensystem zurückzukommen sucht, um aus einer solchen neuartigen pathogenetischen Auffassung therapeutischen Optimismus zu schöpfen«[8]

Die Psychiatrie des ausgehenden 19. Jahrhunderts hatte den Leiden einer als zunehmend nervös und hysterisch wahrgenommenen, von Degeneration und geistigem Verfall bedrohten Gesellschaft abgesehen von oft wirkungslosen und teils bestialischen Therapieansätzen und dem bloßen Verwahren der Betroffe-

---

wissenschaftlichen Publikationen behandelten meist chemisch-physiologische Fragestellungen zur Funktion der Schilddrüse. Vgl. Löffler, 1957, 95–96.

4 Als »Kretinen« oder auch »Kretins« bezeichnete man seit dem 18. bis in die erste Hälfte des 20. Jahrhunderts Personen, die eine gestörte körperliche und psychische Entwicklung aufwiesen. Häufig zeigten Betroffene die Ausbildung einer auffälligen Geschwulst am Hals, die als »Kropf« bezeichnet wurde. Im 19. Jahrhundert wurden diese Symptome mit einer mangelnden Aufnahme von Jod und einer daran gekoppelten Fehlfunktion der Schilddrüse assoziiert. Vgl. Vague, 2000, 2681.

5 Oswald, 1928, 1161.

6 Vgl. Bauer, 1927, 445.

7 Vgl. Stoff, 2012, 14.

8 Bauer, 1927, 445. Der etwas missverständliche Begriff ›Blutdrüsen‹ wurde in der ersten Hälfte des 20. Jahrhunderts synonym mit dem der ›Drüsen mit innerer Sekretion‹ verwendet und implizierte, dass diese Drüsen ihre Sekrete in den Blutkreislauf sezernierten. Vgl. Seyfarth, 1934.

nen wenig entgegenzusetzen.[9] Das neue Jahrhundert verlangte neue Methoden und während die Psychoanalyse Sigmund Freuds den Blick auf das Unbewusste lenkte,[10] inspirierte die Lehre von der inneren Sekretion zu der Vorstellung von biochemischen Agentien als materiell fassbare Bindeglieder zwischen Physis und Psyche. Dieses neue Wissen auch für die Psychiatrie fruchtbar zu machen, erschien hochgradig erstrebenwert, stellte es doch noch nie dagewesene Interventionsmöglichkeiten in Aussicht.[11]

Wie aber konnte die scheinbar naheliegende Bedeutung hormoneller Faktoren für Störungen des psychischen Geschehens konkretisiert werden? Und welche Rückschlüsse erlaubten Erkenntnisse aus der Pathologie auf die Rolle der inneren Sekretion für die Psyche gesunder Menschen? Zur ersten Frage hielt Adolf Oswald in seinem Aufsatz »Beziehungen der Inneren Sekretion zu psychischen Störungen und Psychosen« in der *Klinischen Wochenschrift* fest:

> »Zum Nachweis von Beziehungen zwischen psychischen Veränderungen und endokrinen Störungen kann man in zweifacher Weise vorgehen: entweder die psychischen Alterationen bei den als typisch angesprochenen endokrinen Krankheitsformen feststellen oder die endokrinen Veränderungen bei typischen psychischen Krankheitszuständen ermitteln.«[12]

Während man bei der ersten Methode also bei pathologischen Erscheinungen ansetzte, die man bereits mit Sicherheit als Folge einer endokrinen Störung definiert hatte und danach fragte, welche spezifischen psychischen Symptome mit ihnen einhergingen, standen bei der zweiten Methode krankhafte Veränderungen der Psyche im Vordergrund. Ausgehend von bekannten psychischen Erkrankungen wie Neurosen und Psychosen sollte nach parallel dazu verlaufenden Abnormitäten auf Ebene der inneren Sekretion gesucht werden, um mögliche Korrelationen zwischen »Psyche und Inkretion« ausmachen zu können.[13] Beide genannten Ansätze waren also pathologisch ausgerichtet, sodass Erkenntnisse über die Funktion von Hormonen für die ›gesunde‹ Psyche wenn überhaupt, dann lediglich als Nebenprodukt zu erwarten waren. Eine dritte Methode, die ihrem Wesen nach als favorisierte Methode einer experimentell-

---

9 Ausführlich dazu in Radkau, 1998. Zu Reformversuchen und ersten sozialpsychiatrischen Ansätzen im 19. Jahrhundert siehe exemplarisch Sammet, 2003.

10 Vgl. Freud, 1999, 61.

11 Vgl. Stoff, 2003, 234.

12 Oswald, 1928, 1161.

13 Oswald, 1928, 1161.

physiologischen Forschung erscheinen musste und das größte Erkenntnispotenzial bezüglich der Bedeutung des endokrinen Systems für das ›normale‹ Funktionieren von Körper und Psyche versprach, lag nach Oswalds Einschätzung schlichtweg außerhalb der methodischen Möglichkeiten seiner Zeit:

> »Ein weiterer Modus, der darin bestehen könnte, daß man feststellt, welche psychischen Funktionen die Zufuhr von Inkreten zu beeinflussen vermag, ist zur Zeit nur für die wenigsten endokrinen Drüsen verwendbar. Ebenso vermag die experimentelle Wegschaffung von Inkretorganen beim Tier für Feststellungen auf psychischem Gebiet keine hinreichende Grundlage zu schaffen.«[14]

Was Ende der 1920er Jahre also längst eine gängige Praktik in der Physiologie war – experimentelle Manipulation von Organismen mittels Organextrakten, erster hormoneller Substanzen oder durch Entnahme und Verpflanzung von Drüsen mit innerer Sekretion – schien für die psychiatrische Forschung unerreichbar.

Entsprechend seiner nüchternen Einschätzung der methodischen Möglichkeiten konzentrierte sich Oswald in seinen Ausführungen auf die erstgenannte Methode, also die Ableitung von Psyche-Hormon-Zusammenhängen aus der Betrachtung von Erkrankungen der Hormondrüsen, da dieser Ansatz, seiner Ansicht nach, die größte Aussicht auf Erkenntnisse barg. Nach seitenlangen und sehr ausführlichen Abhandlungen zum Studium von verschiedenartigen Erkrankungen der Schilddrüse, der Keimdrüsen, der Hypophyse, der Epiphyse, des Thymus, sowie von *Diabetes insipidus*[15] kam Oswald zu dem ernüchternden Schluss, dass die verschiedenartigen psychischen Veränderungen, die häufig in Zusammenhang mit den besprochenen Funktionsstörungen der endokrinen Organe beobachtet werden konnten, nur in den seltensten Fällen unmittelbar auf den Ausfall oder die Fehlfunktion der jeweiligen Hormondrüsen zurückführbar waren. So würden beispielsweise psychische Symptome, die sehr häufig als Begleiterscheinungen von Erkrankungen der Hypophyse auftreten, meist durch Tumoren ausgelöst, die eine mechanische Druckwirkung auf umliegende Partien des Gehirns

14 Oswald, 1928, 1161.

15 Diese Erkrankung äußert sich durch eine enorme Harnausscheidung, die in den 1920er Jahren mit pathologischen Veränderungen der Hypophyse assoziiert wurde. Vgl. Falta, 1927, 1218.

ausübten.[16] Damit seien die beobachteten Veränderungen der Psyche den Druckwirkungen des wuchernden Gewebes zuzuschreiben und als eine Art psychisches »Tumorsyndrom« zu verstehen und nicht etwa als Hinweise auf die Bedeutung der sekretorischen Tätigkeit der Hypophyse für die gesunde Psyche.[17] Als Beleg für diese Annahme verwies der Autor auf die Diversität der verschiedenartigen psychischen Veränderungen bei Hypophysen-Tumoren, die sich einer klaren nosologischen Eingrenzung entziehen würden.

Bezüglich der Bedeutung des Thymus für das psychische Geschehen hielt Oswald fest, dass trotz tierexperimenteller Studien, in denen eine Entfernung der Thymusdrüse bei sehr jungen Tieren zu Einschränkungen der psychischen Entwicklungen geführt hatte, seitens der Humanpathologie keinerlei Anhaltspunkte für eine Einflussnahme des Thymus auf die menschliche Psyche vorlag. Oswalds Ablehnung der Übertragung von tierexperimentell gewonnen Erkenntnissen in den Bereich der menschlichen Psyche ist bezeichnend, da Experimente mit Ratten und Mäusen – wie später zu zeigen sein wird – insbesondere für den Diskurs um den Einfluss von Hormonen der Keimdrüsen auf die Psyche und das ›Seelenleben‹ von ›Mann und Frau‹ in der ersten Hälfte des 20. Jahrhunderts eine entscheidende Rolle spielten.[18] Oswald dagegen blieb seiner kritischen Perspektive auch in diesem Punkt treu: Zwar sei die Fehlfunktion der Keimdrüsen wie nach einer Kastration oder bei angeborenem ›Eunuchoidismus‹[19] durchaus von tiefgreifenden psychischen Veränderungen begleitet. Jedoch wären bei betroffenen Männern lediglich »psychische Züge« wie »ruhiges Wesen, Friedfertigkeit, Nüchternheit, Häuslichkeit« und eine Reihe weiterer im Einzelfall unterschiedlich ausgeprägter Eigenschaften in ihrem Entstehen »unmittelbar vom Ausfall der Gonadentätigkeit abzuleiten«.[20] Negativ bewertete Persönlichkeitseigenschaften und Affekte, sowie Psychosen und »seelische Depressionen« seien dagegen vielmehr auf »Minderwertigkeitsgefühl[e]« der Betroffenen zurückzuführen und würden – so auch im Falle der »verschiedenen Phasen des weiblichen Generationslebens« – eine

16 Vgl. Oswald, 1928, 1163.

17 Oswald, 1928, 1163.

18 Der Begriff ›Seelenleben‹ stammte eher aus dem 19. Jahrhundert, wurde im 20. Jahrhundert aber weiterhin als Synonym für »Psyche« verwendet, insbesondere im Kontext von psychischen Veränderungen in der Pubertät. Vgl. Stertz, 1920, 41.

19 Das Krankheitsbild des ›Eunuchoidismus‹ bezeichnete eine Unterentwicklung der sekundären Geschlechtsmerkmale bei Männern, deren Symptomatik den Folgen einer Kastration ähnelte. Vgl. Zondek, 1923, 149.

20 Oswald, 1928, 1162.

bestimmte Prädisposition der Individuen im Sinne einer veränderten »psychisch-nervöse[n] Einstellung« voraussetzen.[21] In dieser Logik fungierten die Störungen der endokrinen Organe also nicht als unmittelbare Ursache, sondern als auslösende Faktoren von pathologischen psychischen Verfassungen bei entsprechender Veranlagung des Individuums.[22]

Einen tiefergehenden Zusammenhang zwischen der endokrinen Tätigkeit und der Psyche gestand Oswald in seinen Abhandlungen schlussendlich nur der Schilddrüse zu, wobei er auch hier eine sehr differenzierte und kritische Sicht auf den Forschungsstand beibehielt. Entscheidend für seine Wertung endokriner Fehlfunktionen der Schilddrüse als Ursache für psychische Veränderung war die seinerzeit vielfach bestätigte Beobachtung, dass sich sowohl körperliche als auch psychische Symptome durch die Gabe von Schilddrüsenhormon-Präparaten bei Unterfunktion bzw. durch die operative Entfernung von Teilen der vergrößerten Drüse im Falle einer Überfunktion beheben ließen.[23] Die bei Schilddrüsenunterfunktion oder deren Ausfall typischen Symptome der geistigen Abstumpfung, des generellen Leistungsabfalles, bis hin zu je nach Schweregrad manchmal zusätzlich auftretenden Wahnvorstellungen und Halluzinationen ließen sich in den meisten Fällen genauso effektiv durch Ersatzpräparate normalisieren, wie die typische Unruhe und generell gesteigerte Affektivität bei Hyperthyreose durch eine operativ erzielte Verminderung der Drüsentätigkeit.[24] Seine Überblicksdarstellung fasste Oswald mit den Worten zusammen:

> »Überblicken wir das Skizzierte, so sehen wir, daß in Wirklichkeit nur zwei Hormonorgane auf endokrinem Wege psychische Veränderungen hervorzurufen imstande sind: die Schilddrüse und die Keimdrüsen, wozu, wenn wir das Tierexperiment heranziehen wollen, noch der Thymus käme. Für die anderen endokrinen Drüsen ist eine solche Beeinflussung nicht erwiesen.«[25]

21 Oswald, 1928, 1162–1163.

22 Diese Sichtweise verdichtete sich in der sogenannten Konstitutionslehre, der Kapitel 4 dieser Arbeit gewidmet ist.

23 Siehe exemplarisch in Zondek, 1923, 92–96.

24 Ausführlich zum bereits sehr elaborierten Stand der Forschung bezüglich der Schilddrüse zu Beginn der 1910er Jahre siehe Falta, 1913, 43–138.

25 Oswald, 1928, 1164.

Es ist durchaus bezeichnend, dass es ausgerechnet diese, für die Frage nach der Bedeutung von innerer Sekretion für die menschliche Psyche letztendlich recht ernüchternde Abhandlung Oswalds aus dem Jahr 1928 ist, die der Physiologe und Chemiker Fritz Laquer auch noch in der zweiten und stark erweiterten Auflage seines Übersichtswerks »Hormone und Innere Sekretion«[26] von 1934 als eine von nur zwei Publikationen anführte, die sich »ausführlicher« mit den Zusammenhängen zwischen Psyche und Hormonen befassen sollten.[27] Obwohl die Lehre von der inneren Sekretion in nahezu allen in den 1920er und 1930er Jahren erschienenen Übersichtswerken oder Lehrbüchern stets als »die Lehre von der hormonalen Beeinflussung des Körpers und der Psyche«[28] definiert wurde und kaum eine dieser Publikationen ohne den Verweis auf den Zusammenhang zwischen der Drüsentätigkeit und der »Bildung der Persönlichkeit«[29] oder der »psychische[n] Sexualdifferenzierung«[30] auskam, wurde im Weiteren kaum auf diesen Zusammenhang eingegangen.[31]

26 Die Reihe »Wissenschaftliche Forschungsberichte« beabsichtigte mit seinen Übersichtwerken eine »Auswahl des Wichtigsten in gedrängter Form zu bieten, was In- und Ausland seit etwa 1914 in jedem einzelnen Zweige der Naturwissenschaften geleistet hat«. Vgl. Einleitung in Laquer, 1928. Die Ausgabe von 1934 ist die 2. erweiterte Auflage der Monographie von Fritz Laquer aus dem Jahr 1928. Wie aus den Vorworten beider Auflagen hervorgeht, lag der Schwerpunkt dabei auf chemischen und biochemischen Aspekten und weniger auf der anatomischen oder klinischen Forschung.

27 Laquer, 1934, 5. Auch die zweite Publikation, auf die hier später ausführlich eingegangen wird, stellt zweifelsohne eine ungewöhnliche und in ihrem theoretischen Ansatz im breiten Diskurs um Hormone und Psyche kaum rezipierte Publikation des russischen Physiologen und Endokrinologen J. F. Speranski dar. Vgl. Speranski, 1929.

28 Trendelenburg, 1929, 1.

29 Laquer, 1928, 2.

30 Trendelenburg, 1929, 94.

31 Fritz Laquer verweist in der 1. Auflage lediglich auf die Arbeiten von Louis Berman, die in Kapitel 4.4 ausführlich besprochen werden. Vgl. Laquer, 1928, 2. In der zweiten Auflage findet sich immerhin noch ein Verweis auf zwei Autoren, die den Einsatz von Insulin bei Psychosen empfehlen. Vgl. Laquer, 1934, 58. Die sogenannte Insulinschocktherapie kam in den 1930er Jahre auf und fand trotz kontroverser Diskussionen international Einsatz in der Psychiatrie. Da diese jedoch wie die in den 1940er Jahren etablierte Elektroschocktherapie auf die künstliche Herstellung eines Schock- und Komazustandes abzielte und es somit nicht um eine hormonspezifische Wirkung ging, fällt sie aus dem Gegenstandsbereich der vorliegenden Analyse. Ausführlich zur Insulinschocktherapie siehe Grychtol, 2007. Zu ihrer allmählichen Ablösung durch den Elektroschock am Beispiel einer Psychiatrischen Anstalt in der Schweiz siehe Lerch, 2019.

Es scheint als hätte es einer naheliegenden Hypothese an wissenschaftlichen Beweisen gefehlt.

Dieser Umstand mag verwundern, hält man ihm einmal die Fülle an massenmedialen Beiträgen und populärwissenschaftlichen Publikationen der 1920er und 1930er Jahre entgegen, in denen der regulierende Einfluss des innersekretorischen Systems für Persönlichkeit und Psyche des Menschen als eine wissenschaftlich längst untermauerte und allgemein zu anerkennende Tatsache präsentiert wurde.[32]

1.2 Hormone und Psyche in populärwissenschaftlichen Darstellungen

»Der Einfluß der von den innersekretorischen Drüsen gebildeten Reizstoffe auf die geistig-seelische Wesenheit *ist durch Erfahrung und Versuch sichergestellt.* [H. i. O.]«, konstatierte im Jahr 1930 der Autor eines Artikels mit dem Titel »Chemie der Seele« in der breit rezipierten populärwissenschaftlichen Zeitschrift *Die Koralle* und begrüßte sogleich die »Befreiung der biologischen Menschheitsforschung aus rein chemisch-mechanischer Beschränkung und Überheblichkeit«.[33] Damit spielte der Verfasser auf das seit der Jahrhundertwende zunehmend überholte starr-mechanistische Körperkonzept des 19. Jahrhunderts an, das nun durch das im wahrsten Sinne ›fluide‹ Modell einer komplexen biochemischen Regulation durch Drüsen mit innerer Sekretion abgelöst wurde. Gleichsam fragil und doch faszinierend beständig war der neue hormonell regulierte Körper kein einem simplen Reiz-Reaktionsschema gehorchendes an eine Dampflock erinnerndes Gebilde mehr.[34] Das auf komplexen chemischen Wechselwirkungen basierende System aus Drüsen mit innerer Sekretion verfügte nun auch über eine äußere Umwelt, die das innere Geschehen beeinflussen konnte. Psyche und Soma agierten dabei als untrennbare und durch die neu entdeckten unsichtbaren Agentien fest verbundene Einheiten. Gemeinsam bildeten sie ein System, dessen Erforschung sich in der ersten Hälfte des 20. Jahrhunderts zwar auf die Betrachtung seiner chemisch-physikalischen Bestandteile konzentrierte, das jedoch dezidiert kein rein mechanisch-materialistisches mehr sein sollte.

32 Für Beispiele aus dem US-Amerikanischen Diskurs dazu siehe Rechter, 1997.

33 Maass, 1930, 67.

34 Zu Konzeptionen des Körpers vor 1914 siehe ausführlich in Sarasin, 2001.

Es sei ganz gewiss nicht die Chemie des Körpers *alleine*, die Psyche und Charakter des Menschen bestimmen würde – beteuerten die meisten Autoren der zahllosen populär-wissenschaftlichen Artikel zu diesem Thema. Und doch nahm ›die Chemie‹ einen recht dominanten Platz bei der argumentativen Ausdeutung der jeweils angesprochenen psychischen Phänomene ein, sodass die Relativierung ihrer gerade noch suggerierten Bedeutsamkeit wie ein nötiges Übel an Richtigstellung wirkte und den hormonellen Allmachtsphantasien kaum den Wind aus den Segeln zu nehmen vermochte. Bei genauerem Hinsehen aber entzogen sich die vermeintlich wesentlich greifbareren chemischen Aktanten fast genauso der strengen wissenschaftlichen Analyse und experimentellen Betrachtung wie der immateriell gedachte Anteil des Psychischen. So war der Aspekt der »*Erfahrung*«, wie in der *Koralle* behauptet, wohl der Ausschlaggebende für die breite Akzeptanz der Vorstellung hormoneller Beeinflussung psychischen Geschehens in Fachkreisen. Ärzte beobachteten in ihrer alltäglichen Arbeit, dass bestimmte Fehlfunktionen der Drüsen mit innerer Sekretion mit psychischen Symptomen einhergingen und zogen ihre Schlüsse daraus.[35] Systematische physiologische oder psychologische Versuche, die entsprechende Kausalitäten für Menschen belegen würden, lagen zu Beginn der 1930er Jahre jedoch kaum vor, sodass sich die meisten Wirksamkeitsbehauptungen entweder aus Tierexperimenten oder aus klinischen Einzelfällen begründeten.[36] Der Mangel an wissenschaftlich fundierten Beweisen schien die weit verbreitete Überzeugung von der Richtigkeit des postulierten Zusammenhangs jedoch kaum zu untergraben. Vielmehr ging er in der allgemeinen Euphorie in wissenschaftlichen Kreisen ebenso wie in der Öffentlichkeit unter und wurde durch die allgemeine Faszination, die von der neuen Wissenschaft ausging, überzeichnet.

»Bis vor kurzem wußte man nichts von der inneren Sekretion, der nicht sichtbaren Tätigkeit jener kleinen Drüsen, die eine ungeahnte Bedeutung für

35 Wie schon in Adolf Oswalds Publikation an verschiedenen Beispielen erläutert, beobachteten Ärzte vielfältige psychische Symptome im Kontext von Krankheitsbildern, die mit Fehlfunktionen der inneren Sekretion assoziiert wurden, was eine hormonelle Bedingtheit solcher Symptome nahelegte. Vgl. Falta, 1913, 5.

36 Da die Entnahme und Verpflanzung von Organen an Menschen zu rein experimentellen Zwecken nicht möglich war, dienten neben PatientInnen mit entsprechenden Erkrankungen insbesondere im ersten Weltkrieg zu Schaden gekommene Soldaten als Untersuchungsobjekte der frühen endokrinologischen Forschung. Zur Rolle des Ersten Weltkrieges als »Katalysator« des wissenschaftlichen und medizinischen Erkenntnisgewinns siehe Metzger, 2016, 223–226.

die körperliche und geistig-seelische Entwicklung jedes Menschen haben«[37] schrieb Curt Thomalla, Neurologe und freier Schriftsteller, in einer der ersten Ausgaben der in der Weimarer Zeit sehr beliebten Monatszeitschrift *UHU*. Er führte seine Leser in die faszinierende Welt einer neuen Wissenschaft ein, die trotz ihrer durchaus noch vorhandenen Wissenslücken bereits zahlreiche Antworten auf die großen Fragen des menschlichen Daseins bieten sollte.[38] Die Lösung des »Drüsenrätsel[s]«, wie der Titel des 12-seitigen und reich bebilderten Artikels lautete, brachte aus Sicht des Autors eine das Leben eines jeden Menschen bereichernde neuartige »Bewertung der gesetzmäßigen Beziehungen zwischen Seele und Körper« mit sich.[39] Hatte man die »Innere Sekretion« als unumstrittene Ursache für die »geistige, seelische und Charakterbildung«[40] erkannt, so würden auch die irritierenden Symptome von »krankhaft veranlagten Menschen«[41] wie beispielsweise Frauen, die männliche Körpermerkmale zeigten, sich männlich kleideten und männlichen Berufen nachgingen, neue Deutung erfahren. Zwar machte Thomalla an dieser Stelle nicht klar, welche konkreten Konsequenzen die Erkenntnisse über den Zusammenhang zwischen innerer Sekretion und solchen Erscheinungen seiner Ansicht nach in Zukunft haben würden. Er verwies jedoch sogleich darauf, dass Operationen an Keimdrüsen Homosexueller bereits erfolgreich gewesen seien und fortgesetzt würden.

Das neue Wissen um die Wirkungen der Drüsentätigkeit auf die menschliche Psyche versprach, die um die Jahrhundertwende deutlich ins Wanken geratene binäre Geschlechterordnung und bürgerliche Sexualmoral wiederherstellen zu können und barg laut Thomalla das Potenzial, weite Bereiche des Seelenlebens im Allgemeinen zu erklären:

> »Haben wir erst einmal den Eindruck gewonnen, daß die ›Innere Sekretion‹ Einfluß auf unser Seelisches hat, dann können wir auch den weiteren Schritt tun und unendlich vieles in unserem normalen und gesunden Leben, in dem Auf und Nieder seiner Stimmungen und Einstellungen damit in Verbindung bringen.«[42]

37 Thomalla, 1924, 82–83.
38 Thomalla, 1924, 82–83.
39 Thomalla, 1924, 144.
40 Thomalla, 1924, 88.
41 Thomalla, 1924, 91.
42 Thomalla, 1924, 91.

Bewusst den »Boden wissenschaftlicher Betrachtung« und den Bereich der seiner Ansicht nach bereits gesicherten Erkenntnisse verlassend, unterbreitete Thomalla unter Verweis auf Äußerungen des Wiener Mediziners und Psychoanalytikers Rudolf Urbantschitsch der Leserschaft anschließend eine Theorie darüber, auf welchem Wege die Sekrete der Hormondrüsen auf menschliche Gefühle Einfluss nehmen könnten.[43] Als Regulatoren der Empfänglichkeit von nicht näher bestimmten Gehirnzellen sollten Hormone »wie Ebbe und Flut« auf die Bereitschaft zur Verarbeitung von Reizen solcher Zellen einwirken und darüber entscheiden, ob und was eine Person jeweils empfindet.[44] So seien stürmische Liebesempfindungen und ebenso auch ihr plötzliches Abklingen auf die Wirkung der inneren Sekrete zurück zu führen.[45]

Auch Walter Finkler, ehemaliger Zoologe und freier Journalist, beschwor Hormone in seinen zahlreichen populärwissenschaftlichen Artikeln mit durchaus ironischem Unterton als »Quintessenz der Liebe«[46] und war wohl einer der fleißigsten Popularisierer der Arbeiten seines ehemaligen Wiener Kollegen, des weltweit angesehenen Physiologen Eugen Steinach.[47] Steinachs berühmte Verjüngungsoperationen, sowie Geschlechtsumwandlungsexperimente an Ratten genossen insbesondere in den 1920er Jahren eine enorme Aufmerksamkeit in Wissenschaft und Öffentlichkeit und zählten zu den beliebtesten Dauerthemen in populärwissenschaftlichen Abhandlungen dieser Zeit.[48] Ähnlich wie Thomalla sprach auch Finkler in einem Artikel mit dem Titel »Chemie der Liebe« von einer »Erotisierung des Zentralnervensystems« durch männliche und weibliche Sexualhormone und machte sie sowohl für vermeintlich typisch männliche und weibliche Persönlichkeitseigenschaften als auch für allerlei Gefühlsregungen verantwortlich.[49] Als nüchtern-wissenschaftliche Antwort auf die großen Fragen der Menschheit sollten Hormone aber nicht nur verblüffend einfache neue Erklärungsansätze bieten, sondern auch ein enormes Interventionspotenzial bergen, das in vielen massenmedialen Beiträgen kreativ ausbuchstabiert wurde. Konnten Sexualhormone als Mittel zur (Wieder-)Entfachung der meist männlichen Liebeskraft eingesetzt

43 Thomalla, 1924, 142. Ausführlicher zum Originalvortrag von Rudolf Urbantschitsch siehe Kapitel 2.2.

44 Thomalla, 1924, 142.

45 Thomalla, 1924, 142.

46 Finkler, 1932a, 8.

47 Vgl. Stoff, 2008, [13]–[16].

48 Ausführlich zu den Arbeiten von Eugen Steinach siehe in Kapitel 2.2.

49 Finkler, 1932a, 8.

wurden, so lag es auch nahe, der übermäßigen Liebeslust hormonell entgegenzuwirken. Als »Anti-Liebesmittel« betitelt, berichtete Finkler in einem weiteren Artikel im Jahr 1932 von einem »Keuschheitshormon«, das in der Zirbeldrüse gebildet wurde und bis zur Pubertät dafür sorgen sollte, die vorzeitige körperliche und sexuelle Reife zu unterdrücken.[50] Das neue und bereits in der Klinik erfolgreich getestete Hormonpräparat sollte aus Schlachtabfällen gewonnen werden und ein natürliches »Pendant zu den Liebesmitteln« sein.[51] Dieses »*Anti-Liebesmittel*« sei laut Finkler »die *Keuschheit in Pillen*, mit der Aufgabe, *die sexuelle Erregbarkeit abzudämpfen, das Liebesverlangen und sein körperliches Widerspiel zu drosseln*. [H. i. O.]«[52]

Zwar gab es in den 1930er Jahren nach bisherigem Stand meiner Recherchen weder ein solches ›Anti-Liebesmittel‹ noch andere auf Zirbeldrüsen- bzw. Epiphysenhormon basierende Präparate zur Regulation der Libido. Und auch die Behauptung in der Zeitschrift *Die Koralle*, der Einfluss der Hormone auf »die geistig-seelische Wesenheit« sei eine experimentell belegte Tatsache,[53] stellte in dieser zugespitzten Form eine aus wissenschaftlicher Sicht dieser Zeit kaum haltbare Behauptung dar, da viele ExpertInnen die Erkenntnisse aus tierexperimenteller Forschung genau wie Adolf Oswald nicht als ausreichende Grundlage für Rückschlüsse auf die menschliche Psyche ansahen. Dennoch wäre es verkürzt und schlichtweg falsch, zu behaupten, die Verbreitung und Konkretisierung des wissenschaftlich kaum fundierten hormonellen Erklärungsmodells für psychische Phänomene von Menschen in den 1920er und 1930er Jahren wäre lediglich das Produkt der Übertreibungen sensationsgieriger JournalistInnen gewesen. So untermauert die bereits eingangs erwähnte Feststellung, dass ein solcher Zusammenhang auch in fast jedem Übersichts- und Lehrwerk zur inneren Sekretion in dieser Zeit zu finden war, nachdrücklich den Befund, dass die Annahme einer hormonellen Regulation psychischer Vorgänge auch dem Konsens des fachwissenschaftlichen Diskurses entsprach. Was einem breiten Kreis von ExpertInnen also als *naheliegend* und logisch erschien, jedoch im Einzelnen schwer zu beweisen war, konnte abseits des strengen fachwissenschaftlichen Rahmens ausbuchstabiert werden und wie gleich zu zeigen sein wird, aus dem Status des Naheliegenden aber

50 Finkler, 1932b, 451–452.

51 Finkler, 1932b, 452.

52 Finkler, 1932b, 452.

53 Maass, 1930, 67.

Unsicheren (›Zeitschriftwissenschaft‹) in den Status des weitgehend Anerkannten und Gewissen gelangen (›Handbuchwissenschaft‹) und letzten Endes zu einer Selbstverständlichkeit werden (alltägliches, ›populäres Wissen‹).

Die ausschlaggebenden Faktoren, so die erkenntnistheoretische These, die die Produktion und Plausibilisierung des Wissens rund um Hormone und Psyche in der ersten Hälfte des 20. Jahrhunderts bestimmten, waren seine spezifische Transformation im Zuge der Gedankenwanderung innerhalb des ›esoterischen‹ und des ›exoterischen Kreises‹ der ›wissenschaftlichen Denkgemeinschaft‹, sowie des ›Gedankenverkehrs‹ zwischen verschiedenen wissenschaftlichen ›Denkkollektiven‹. Damit werden bereits Begriffe und Formulierungen gewählt, die dem erkenntnistheoretischen Aufsatz zur »Entstehung und Entwicklung einer wissenschaftlichen Tatsache«[54] des Mikrobiologen und Erkenntnistheoretikers Ludwik Fleck entstammen und dessen Überlegungen im Folgenden erläutert werden sollen.

1.3 Erkenntnistheoretische Überlegungen mit Ludwik Fleck

> »[…] was im Menschen denkt, das ist garnicht er – sondern seine soziale Gemeinschaft […].«[55]

An Beispielen aus der Geschichte der Medizin und speziell der Bakteriologie verdeutlichte Ludwik Fleck bereits in den 1930er Jahren, dass das, was man allgemein unter wissenschaftlichen Tatsachen versteht, sich keinesfalls in einem Vakuum wissenschaftlichen Erkenntnisgewinns formiert.[56] Jede Form des Erkennens ist für Fleck sozial bedingt, stets an die je aktuellen, sich historisch wandelnden Wissensbestände gekoppelt und folgt bestimmten Regeln des Erkennens, die sich je nach Denkkollektiv spezifisch gestalten.[57] Sowohl das Denken als auch die Tatsachen sind in dieser Logik zwar veränderlich und weisen eine Historizität auf, ihre Formierung geschieht jedoch keineswegs zufällig, sondern im Rahmen von Denkstilen, verstanden als Gesamtheit der Grundannahmen einer diesen Stil tragenden Gemeinschaft.[58] Mit den Worten

54 Vgl. Fleck, 1980.

55 Gumplowicz, 1905, 268. Vgl. Fleck, 1980, 63.

56 Vgl. Hofmann und Hirschauer, 2012, 88.

57 Fleck, 1980, 129–145.

58 Fleck, 1980, 111–129.

des Schweizer Historikers Remo Grolimund ist demnach auch »Wahrheit – konstruiert aber nicht beliebig«.[59] Den Begriff des Denkstils definiert Fleck »als gerichtetes Wahrnehmen, mit entsprechendem gedanklichen und sachlichen Verarbeiten des Wahrgenommenen«.[60] Mit diesem Begriff will er verdeutlichen, dass der Blick eines Individuums auf einen beliebigen Gegenstand nie frei von Vorannahmen sein kann, sondert stets ›durch die Brille‹ eines spezifischen Wahrnehmungsmodells – mit Flecks Worten: eines »stilgemäße[n] Denkzwang[s]«[61] – erfolgt. Solche eine wissenschaftliche Denkgemeinschaft einenden Grundannahmen respektive Wahrnehmungszwänge werden laut Fleck innerhalb des jeweiligen sozialen Gefüges der Denkgemeinschaften angeeignet und unterliegen Veränderungen. Transformationen im Sinne einer »Denkstilergänzung, Denkstilentwicklung oder Denkstilumwandlung«[62] würden jedoch kaum als Produkt der Aktivität eines einzelnen Individuums erfolgen, sondern resultierten aus kollektiven Aushandlungen innerhalb von Denkkollektiven aber auch auf dem Wege von Gedankenwanderungen zwischen unterschiedlichen Denkgemeinschaften.[63]

Damit stellt Fleck etwas heraus, das Michel Foucault mit seinem Konzept des Diskurses und der Trope vom Verschwinden oder auch dem Tod des Subjekts knapp drei Jahrzehnte später in weitaus radikalerer Weise formulieren sollte.[64] Nicht das Individuum gilt als unvoreingenommener und grenzenlos kreativer Produzent neuer Wissensinhalte, der potenziell den alleinigen Anstoß für Umwälzungen innerhalb wissenschaftlicher Fachgebiete geben kann – wie herkömmliche Narrative von bahnbrechenden Entdeckungen einzelner ForscherInnen und heldenhaften ForscherpionierInnen es nahelegen.[65] Vielmehr begreift Fleck den Prozess der Entstehung von Wissen als sozialen Pro-

59 Grolimund, 2016.

60 Fleck, 1980, 130.

61 Fleck, 1980, 131.

62 Fleck, 1980, 122.

63 Vgl. Fleck, 1980, 122.

64 Das berühmte Zitat Michel Foucaults »[...] der Mensch verschwindet wie am Meeresufer ein Gesicht im Sand« stammt aus einer Monographie von 1966, die seit 1974 unter dem Titel »Die Ordnung der Dinge« auch in deutscher Sprache aufgelegt wird. Foucault, 2002, 462. Zum Begriff des Diskurses und der Stellung des Subjekts bei Foucault siehe insbesondere Foucault, 1993a. Für Sekundärliteratur zur Trope vom ›Tod des Subjekts‹ siehe exemplarisch Paulus, 2009.

65 Im Gegensatz zu Michel Foucault schließt Ludwik Fleck das Subjekt nicht gänzlich aus seinen Betrachtungen aus, sondern betont den kollektiven Charakter von Wissensgenerierung. Vgl. Sabisch, 2017, [2]. Für einige Beispiele zur Verdeutlichung seiner Hal-

zess, im Rahmen dessen sich einzelne Individuen zwar als markante TrägerInnen von wissenschaftlichen Ereignissen profilieren können. Das Denken dieser Individuen formiert sich jedoch auf der Basis vorangehender Wissensinhalte, stets im Rahmen einer historisch spezifischen soziokulturellen Situation und kann nicht isoliert von Gedankenwanderungen innerhalb von und zwischen Denkkollektiven erfolgen. Dieses erkenntnistheoretische Prinzip überträgt er nicht nur auf die Entstehung wissenschaftlichen, sondern jeglichen Wissens, da er – wie an späterer Stelle ausführlich dargelegt werden soll – Wissenschaft nie als in sich abgeschlossene Sphäre, sondern als Teil der kulturellen Wirklichkeit betrachtet.[66]

Mit seiner programmatischen Schrift entwarf Ludwik Fleck in den 1930er Jahren eine Auffassung von der Entstehung wissenschaftlicher Fakten, die dem Gros der zu seiner Zeit dominierenden positivistischen Erkenntnistheorien entgegenstand.[67] Sie erschütterte den insbesondere den Naturwissenschaften zugeschriebenen respektive von ihnen erhobenen Objektivitätsanspruch und stellte eine bemerkenswerte Antizipation[68] der sich seit den 1970er Jahren formierenden erkenntnistheoretischen Denkströmung des Konstruktivismus[69] dar. Trotz ihrer erkenntnistheoretischen Brisanz

tung gegenüber dem Subjekt, sowie Flecks theoretische Bezüge in dieser Frage siehe insbesondere Fleck, 1980, 61–65.

66 Vgl. Fleck, 1980, 48. Siehe dazu auch Egloff, 2005, 7.

67 Vgl. Sabisch, 2017, [1]. Für eine historische Einordnung der Fleck'schen Erkenntnistheorie siehe Egloff, 2014.

68 Es besteht weitgehende Einigkeit darüber, in Fleck den frühen Begründer des »soziologisch orientierten Konstruktivismus« zu sehen. Vgl. Sabisch, 2017, [1]. Auf die Unklarheit darüber, wie weit Flecks konstruktivistische Position geht, verweist Veronika Lipphardt. Vgl. Lipphardt, 2005, 66.

69 Auch wenn sie sich in den Gesellschaftswissenschaften und speziell innerhalb der Wissenschaftssoziologie bis heute am deutlichsten profilierten, fanden konstruktivistische Ansätze durchaus auch Anklang in anderen wissenschaftlichen Gebieten wie der Psychologie, Physik oder der Biologie. Vgl. Hofmann und Hirschauer, 2012, 86. Die bis heute entwickelten konstruktivistischen Ansätze reichen von gemäßigten Positionen, wie dem Sozialkonstruktivismus im Gefolge von Thomas Luckmann und Peter L. Berger bis hin zum Radikalen Konstruktivismus wie er durch Ernst von Glaserfeld begründet wurde. Vgl. Berger und Luckmann, 1980; Glaserfeld, 1997. Eine sehr aufschlussreiche Auseinandersetzung mit dem Konzept der sozialen Konstruktion, dem Ian Hacking im Jahr 1999 den Status »einer Kampfvokabel in den Wissenschaften« diagnostizierte, findet sich in Hacking, 1999. Für einen relativ aktuellen Überblick konstruktivistischer Positionen und Werke siehe etwa Bernhard Pörksen, 2015. Seit den 1980er Jahren widmete sich die konstruktivistisch informierte Wissenschaftssoziologie auch der Be-

fand Flecks Monographie zum Zeitpunkt von ihrer Veröffentlichung durch einen Basler Verleger im Jahr 1935 wohl allem voran aufgrund von Flecks jüdischer Herkunft und dem politisch bereits extrem aufgeheizten Klima keinen Anklang.[70] Auf eine Art Wiederentdeckung durch den Physiker und Wissenschaftsphilosophen Thomas S. Kuhn zu Beginn der 1960er Jahre folgte 1980 eine ausführlich kommentierte Neuauflage von »Entstehung und Entwicklung einer wissenschaftlichen Tatsache«, woraufhin Flecks Lehre vom Denkstil und Denkkollektiv internationale Bekanntheit erlangte und zu einem Schlüsselwerk der Wissenschaftstheorie wurde.[71]

Kuhn erwähnte Flecks Monographie im Vorwort zu seinem heute ebenfalls als Klassiker der Wissenschaftstheorie geltenden Werk »Die Struktur wissenschaftlicher Revolutionen« aus dem Jahr 1962, um auf Parallelen zwischen den Gedanken Flecks und seinen eigenen Überlegungen über die Dynamiken wissenschaftlichen Fortschritts zu verweisen.[72] Unter anderem liegen diese Parallelen zum einen in der Betonung des kollektiven Charakters von Prozessen der Wissensentstehung und deren Deutung als soziale Tätigkeit. Zum anderen lenken beide Autoren den Blick auf die Bedeutung von gemeinsamen, die Entstehung von Wissen lenkenden, Wahrnehmungsmodalitäten innerhalb wissenschaftlicher Gemeinschaften, die Kuhn mit dem Begriff des Paradigmas[73] und Fleck mit dem bereits erläuterten Begriff des Denkstils besetzt. Die besondere Bedeutung der Arbeit Thomas S. Kuhns, die auch zur sogenann-

trachtung der jeweiligen materiellen Kontexte, in denen Wissen entsteht und verwies auf die ko-konstruktive Bedeutung von nicht-menschlichen respektive nicht lebenden Entitäten für den Prozess der Produktion von Wissen. Allen voran waren es die sogenannten ›Laborstudien‹ (›laboratory studies‹) von Karin Knorr-Cetina, sowie die Arbeiten von Bruno Latour und Steven Woolgar, die dieses Forschungsfeld begründeten und weiterhin prägen. Siehe etwa Knorr-Cetina, 2016; Latour und Woolgar, 1986. Eine Überblicksdarstellung bietet Amelang, 2012.

70 Vgl. Schäfer und Schnelle, 1980, VII–IX. Für diese Sichtweise plädieren die beiden Herausgeber der Neuauflage von Flecks Monographie aus dem Jahr 1980, Lothar Schäfer und Thomas Schnelle. Sie halten damit explizit gegen die Ansicht, Flecks Überlegungen mochten ihrer Zeit voraus gewesen sein und wären deshalb kaum rezipiert worden. Vgl. Schafer und Schnelle, 1980, VII.

71 Vgl. Sabisch, 2017, [1].

72 Vgl. Kuhn, 1979, 8. Den Einfluss der Lektüre von Flecks Monographie auf die Theoriebildung Kuhns diskutieren Erich Otto Graf und Karl Mutter in Graf und Mutter, 2005, 16–17.

73 Vgl. Kuhn, 1979, 10; 133–141; 186.

ten »Kuhn'schen Wende«[74] in der Philosophie und den Sozialwissenschaften geführt haben soll, liegt in der Formulierung eines Phasenmodells der Wissenschaftsentwicklung. Mit diesem Modell plädiert Kuhn für die Notwendigkeit einer Wissenschaftsgeschichtsschreibung, welche sich aus dem klassischen Narrativ einer steten Akkumulation von Wissen innerhalb von Fachgebieten loslöst und den Blick stattdessen auf Diskontinuitäten respektive wissenschaftliche Revolutionen richtet, die mit Paradigmawechseln einhergehen sollen. Solche Wechsel sind für Kuhn geprägt von Inkommensurabilitäten, also Unvereinbarkeiten vorangehender und neuer Paradigmata, womit er verdeutlicht, dass sowohl die jeweils zu einer bestimmten Zeit geltenden wahrnehmungs- und handlungsausrichtenden Bedingungen, als auch aus ihnen hervorgehende Wahrheiten und Weltbeschreibungen soziohistorisch kontingent und veränderbar sind.[75]

Ein wesentlicher Unterschied zwischen den wissenschaftstheoretischen Überlegungen Ludwik Flecks und denen von Thomas S. Kuhn besteht darin, dass Kuhn Ereignisse der Wissenschaftsentwicklung in weitgehender Unabhängigkeit von nicht-akademischen Sphären analysiert.[76] Im Gegensatz dazu, so bemerkt auch Rainer Egloff, »steht Wissenschaft bei Fleck stets mitten im Gesellschaftlichen und Kulturellen drin, schöpft ihre Entwicklung aus einer fortwährenden Interaktion zwischen esoterischen und exoterischen Denkkollektiven wissenschaftlicher und nichtwissenschaftlicher Art.«[77] Mit einem Kreis-Modell des »intra- und interkollektiven Denkverkehrs«[78], dem die von Egloff genannten Begriffe der esoterischen und exoterischen Denkkollektive entstammen, fängt Fleck sowohl die Transfer- und Transformationsprozesse von Wissen zwischen den verschiedenen Forschungsrichtungen respektive Denkschulen innerhalb von akademischen Diskursen ein, als auch die zwischen den Bereichen des akademischen und des Alltagswissens. Ebendieses fein differenzierte Modell eignet sich besonders gut, um das bereits skizzierte, auf den ersten Blick widersprüchliche Bild des Wissens um Hormone und Psyche – wie es sich aus einer Gegenüberstellung von wissenschaftlichen Fachpublikationen mit massenmedialen Beiträgen der 1920er und 1930er Jah-

74 Siehe dazu exemplarisch Hoyningen-Huene und Lohse, 2012.

75 Vgl. Kuhn, 1979, 104–122. Siehe dazu auch in Hoyningen-Huene, 1989, 202–217.

76 Vgl. Egloff, 2005, 7.

77 Egloff, 2005, 7.

78 Fleck, 1980, 146.

re ergibt – aus erkenntnistheoretischer Perspektive zu beleuchten.[79] Während Flecks Werk »Entstehung und Entwicklung einer wissenschaftlichen Tatsache« respektive seine Lehre vom Denkstil und Denkkollektiv seit den 1980er Jahren mannigfach rezipiert und in sehr unterschiedlichen gesellschaftswissenschaftlichen Untersuchungen als analytisches Werkzeug gebraucht wurde,[80] fand sein Kreis-Modell nach aktuellem Kenntnisstand nur wenig explizite Beachtung.[81] Es soll deshalb im Folgenden näher beleuchtet und auf das Fallbeispiel des geschilderten Widerspruchs übertragen werden.

Ludwik Flecks Kreis-Modell des intra- und interkollektiven Denkverkehrs

Bereits der Begriff des »fachmännischen esoterischen Kreises«[82] verweist auf eine Trennung zwischen einem Innen und einem Außen, einer eso- und einer exoterischen Sphäre der Wissensproduktion und -rezeption, die bei Fleck jedoch differenzierter gedacht ist, als die bloße idealtypische Grenzziehung zwischen ›der Wissenschaft‹ und ›der Öffentlichkeit‹ respektive ›der Gesellschaft‹.[83] Flecks Kreis-Modell orientiert sich an einem inhaltlich beliebig zu besetzenden »Denkgebilde«[84], beispielsweise »eine[r] wissenschaftliche[n] Idee«[85], in Bezug auf welches die gesamte wissenschaftliche Denkgemeinschaft hierarchisch untergliedert wird. Während »spezielle« und »allgemeine

79 Obgleich Flecks Begriffe des Denkstils und des Denkkollektivs hier ebenfalls übernommen werden und unabdingbar für die Erläuterung seiner erkenntnistheoretischen Überlegung sind, soll der Rückgriff auf Fleck hier nicht im Sinne einer dezidierten Denkstilanalyse erfolgen, wie sie sich beispielsweise in der Monographie von Katja Sabisch findet. Vgl. Sabisch, 2007.

80 Eine sehr umfangreiche chronologische Listung der deutschsprachigen Rezeption der Arbeiten sowie der Biographie Ludwik Flecks im Zeitraum zwischen 1936 und 2018 erstellte Sandra Lang von der ETH Zürich. Siehe Lang, 2017. Um die Vielfalt der Rezeption des Fleck'schen Werks anzudeuten, müssen folgende exemplarische Verweise auf einige neuere Publikationen genügen: Czachur, 2013; Grote, 2018; Sabisch, 2016; Szurawitzki, 2016. Zudem genießen die Theorien Ludwik Flecks gegenwärtig besondere Popularität in Brasilien. Siehe exemplarisch Amaral, 2021; Denardin, Guimarães, und Harres, 2022.

81 Ein Beispiel für eine Rezeption des Kreis-Modells findet sich etwa bei Rosenberg, 2021.

82 Fleck, 1980, 148.

83 Zu verschiedenen Modellen der Wissensvermittlung zwischen Wissenschaft und Öffentlichkeit siehe Schmitz und Schmieder, 2006, 366.

84 Fleck, 1980, 138.

85 Fleck, 1980, 138.

Fachmänner [sic!]«[86] den esoterischen und damit inneren Kreis in diesem Modell bilden, werden die restlichen Mitglieder der wissenschaftlichen Denkgemeinschaft als die »allgemein Gebildeten«[87] im exoterischen Kreis verortet. Wissen, so Fleck, erfährt auf seiner Wanderung zwischen den verschiedenen Bereichen der Denkgemeinschaft verschiedene Formen von Transformationen, die den Weg zur Entstehung dessen prägen, was im Allgemeinen als Tatsachen verstanden wird. Die von Ludwik Fleck postulierten Transformationen werden im Folgenden näher beleuchtet und anhand von ersten Fallbeispielen von psychoendokrinen Diskursen der 1920er Jahre diskutiert.

Transformation im esoterischen Kreis: Von Zeitschrift- zu Handbuchwissen

Die Verfertigung von Ideen hin zu allgemein anerkannten Tatsachen lässt sich laut Fleck zunächst innerhalb des esoterischen Kreises der wissenschaftlichen Fachleute beobachten. Dieser gliedere sich seinerseits in zwei Sphären: den innersten Kern der wenigen »speziellen« und den ihn umgebenden größeren Kreis der »allgemeine[n] Fachmänner [sic!]«.[88] Das im innersten Kreis – dem Kreis der speziellen Fachleute – entstehende Wissen findet Ausdruck in »Zeitschriftarbeiten« und ist Teil der »Zeitschriftwissenschaft«, so Fleck.[89] Dieses Wissen zeichnet sich gegenüber anderen Wissensformen durch seine Vorläufigkeit und Unsicherheit sowie die persönliche Gebundenheit an die AutorInnen und deren je spezifische Forschungsmethoden und Betrachtungsweisen aus.[90] Die »Zeitschriftwissenschaft« vermeide letzt- und allgemeingültige Aussagen, die erst im ihr äußeren Kreis der »allgemeine[n] Fachmänner [sic!]« und der diesem Kreis entstammenden »Handbuchwissenschaft« in kollektiver Arbeit ausgehandelt würden.[91] Die spezifische Transformation, die das Wissen hier erfahre, liege in der »*Zusammenfassung in ein geordnetes System* [H. i. O.]«, was eine Selektion und Gewichtung des Wissens erfordere.[92] Dieser Prozess vollziehe sich dabei innerhalb eines Kollektivs, sodass Entscheidungen explizit nicht mehr von einzelnen Personen, sondern im Rahmen des

86 Fleck, 1980, 147.
87 Fleck, 1980, 152.
88 Fleck, 1980, 147.
89 Fleck, 1980, 156.
90 Vgl. Fleck, 1980, 156.
91 Fleck, 1980, 157.
92 Fleck, 1980, 156.

gedanklichen Austausches einer Gruppe gefällt würden, wodurch Gedanken und Wissen eine Entpersonalisierung erführen.[93] »Im geordneten System einer Wissenschaft, wie ein Handbuch es darstellt, erscheint eine Aussage eo ipso viel gewisser, viel bewiesener als in der fragmentarischen Zeitschrift-Darstellung«[94], so Fleck.

Überträgt man die soeben geschilderten Überlegungen Ludwik Flecks auf den eingangs ausführlich besprochenen Aufsatz des Physiologen Adolf Oswald aus dem Jahr 1928 und die Feststellung, dass Hormon-Psyche-Zusammenhänge in den endokrinologischen Übersichtswerken – also Handbüchern – zu dieser Zeit deutlich gesicherter erschienen als Oswalds Überblick des Forschungsstandes es nahelegte, wird ersichtlich, dass hier bereits eine spezifische Umwandlung des Wissens stattgefunden hat, die dem von Fleck beschriebenen Transformationsprozess von Wissen zwischen Zeitschriftwissenschaft und Handbuchwissenschaft entspricht. Während Oswald gleich zu Beginn einräumte, eine Beeinflussung der menschlichen Psyche durch die innere Sekretion liege nahe, kam er in seiner kritischen Betrachtung der streng-wissenschaftlichen Beweislage später zu dem Schluss, dass ein solcher Zusammenhang nur in den seltensten Fällen als nach wissenschaftlichen Kriterien *bewiesen* betrachtet werden konnte und verwies auf die forschungsmethodischen Probleme seiner Zeit. Sowohl die Methodenproblematik als auch das grundsätzliche Problem der mangelnden Beweise lösten sich in der Handbuchwissenschaft in einem verallgemeinernden Urteil auf, das eine grundlegende Plausibilität von Hormon-Psyche-Zusammenhängen behauptete. Diese bloße Gewichtung zugunsten der Plausibilität und allgemeinen Richtigkeit einer gewissen Denkrichtung erforderte nicht die kleinschrittige Beweisführung, wie man sie in den Argumentationen der Zeitschriftwissenschaft fand. Vielmehr erfolge sie mit den Worten von Fleck im Modus »der Überprüfung der Stilgemäßheit eines Wissens« und stellte nicht nur die Weichen für thematisch anknüpfende Forschung, sondern lege fest, »was als Grundbegriff zu gelten habe, welche Methoden lobenswert heißen, welche Richtungen vielversprechend erscheinen«.[95] Obgleich also das Wissen um Hormon-Psyche-Zusammenhänge im Detail noch kaum experimentell belegt war, artikulierte sich in den Handbuchartikeln der 1920er Jahre die in

93 Vgl. Fleck, 1980, 158.

94 Fleck, 1980, 160.

95 Fleck, 1980, 158.

wissenschaftlichen Fachkreisen verbreitete Meinung, dass ein solcher Zusammenhang bestehen müsste, worin man bereits einen ersten Schritt der Transformation von ungesichertem Wissen hin zu einer Tatsache beobachten kann. Ein weiterer Schritt der Verfestigung der Gewissheit über diesen Zusammenhang lässt sich mit Fleck in der Wanderung des Wissens rund um Hormone und Psyche aus dem esoterischen in den exoterischen Kreis der wissenschaftlichen Denkgemeinschaft beschreiben.

Transformation im exoterischen Kreis: Von Handbuchwissen zu populärem Wissen

Fleck war überzeugt: »*Gewißheit, Einfachheit, Anschaulichkeit entstehen erst im populären Wissen*; den Glauben an sie als Ideal des Wissens holt sich der Fachmann von dort. Darin liegt die allgemeine erkenntnistheoretische Bedeutung populärer Wissenschaft. [H. i. O.]«[96] In ihrer Rolle als »Wissenschaft für Nicht-Fachleute, also für breite Kreise erwachsener, allgemein gebildeter Dilettanten« liege der primäre Zweck von »[p]opuläre[r] Wissenschaft« darin, Wissen anschaulich und allgemein verständlich abzubilden, indem Details und innerwissenschaftliche Debatten weggelassen und in übrigen Streitpunkten gegebenenfalls klare Positionen bezogen würden.[97] Neben einer solchen künstlichen Reduktion der Komplexität der fachwissenschaftlichen Diskurse erfordere die Umwandlung in populäres Wissen zudem eine »künstlerisch angenehme, lebendige« Aufbereitung von Wissensinhalten.[98] Damit nennt Fleck Eigenschaften der Aufbereitung von Wissen, die in klassischen Modellen einer unilinearen Wissensvermittlung zwischen Wissenschaft und Öffentlichkeit den populärwissenschaftlichen Publikationen im klassischen Sinne zukommen – also Publikationen, die sich ausschließlich an ein nicht wissenschaftliches Publikum richten. Wie bereits skizziert wurde, kursierten zahlreiche Behauptungen rund um die Bedeutung von Drüsen mit innerer Sekretion und psychischen Phänomenen in populärwissenschaftlichen Medien der 1920er und 1930er Jahre und wirkten dort angesichts ihrer anschaulichen Aufbereitung als längst gesicherte Fakten. Flecks Definition von populärem Wissen beschränkt sich jedoch nicht auf Populärwissenschaft im

96 Fleck, 1980, 152.

97 Fleck, 1980, 149.

98 Fleck, 1980, 149.

herkömmlichen Sinne, sondern impliziert, dass auch das Wissen von WissenschaftlerInnen in Bezug auf eine Problemstellung, die nicht in ihrem engeren Fachgebiet liegt, dem exoterischen Kreis des populären Wissens entstammt. Entsprechend bezeichnet er jegliches Wissen, das aus dem esoterischen Kreis der Fachwissenschaft in den exoterischen Kreis gelangt als populär und betont seine ko-konstruktive Bedeutung bei der Entstehung von Wissen innerhalb der esoterischen Kreise der Fachwissenschaft: »Da populäre Wissenschaft den größten Teil der Wissensgebiete eines jeden Menschen versorgt, da ihr auch der exakteste Fachmann viele Begriffe, viele Vergleiche und seine allgemeinen Anschauungen verdankt, ist sie allgemeinwirkender Faktor jedes Erkennens«[99], erläutert Fleck.

Gemäß der Fleck'schen Erkenntnistheorie wirkte also das populäre Wissen ebenso wie die einen Allgemeingültigkeitscharakter aufweisenden Verweise auf Hormon-Psyche-Zusammenhänge in Handbüchern auf den innersten Kreis der Wissensproduktion – den Kreis der ›speziellen Fachleute‹ – zurück. Als »Axiom und Richtlinie des Denkens«[100] motivierte es eine weltweit expandierende Beschäftigung mit dieser Thematik, verlieh ihr Plausibilität und befeuerte zugleich einen kommunikativen Kreislauf zwischen dem esoterischen und dem exoterischen Kreis der Denkgemeinschaft, in deren Rahmen das Wissen um Hormone und Psyche in der ersten Hälfte des 20. Jahrhunderts »zum unmittelbaren Dinge, zur Wirklichkeit«[101] werden konnte. Diese erkenntnistheoretischen Überlegungen vorausgeschickt, soll sogleich betont werden, dass die Fleck'sche Terminologie sowie sein Kreis-Modell dieser Arbeit kein Korsett sein sollen. Vielmehr werden sie zum Einsatz kommen, wo sie zur analytischen Schärfe beitragen können und ebenso weggelassen werden, wo andere Begriffe und Theorien bessere Dienste erweisen.

In den folgenden drei Kapiteln werden anhand von wissenschaftlichen, massenmedialen respektive populärwissenschaftlichen, sowie diesen klassischen Kategorien widerstrebenden Texten drei miteinander eng verwobene Stränge der Gedankenwanderung von Wissen rund um Hormone und psychische Phänomene in der ersten Hälfte des 20. Jahrhunderts rekonstruiert. Was »jede auf sprachlichen Artefakten basierende historische Rekonstruktion des Erkennens« betrifft, gilt dabei auch für den vorliegenden Rekonstruktionsversuch, der mit den Worten des Linguisten Johannes Fehr »immer grundsätzlich

---

99 Fleck, 1980, 148.

100 Fleck, 1980, 160.

101 Fleck, 1980, 164.

unterminiert« ist und deshalb »nie für sich in Anspruch nehmen [kann], sagen zu können, wie es wirklich zu einer bestimmten Erkenntnis gekommen ist« sondern lediglich »mehr oder weniger plausible Möglichkeiten dazu aufzeigen« möchte.[102]

102 Fehr, 2005, 33.

2 VERHALTEN und Hormone

Die Sexualhormonforschung

2.1 Einleitung: Sexualhormone und Wissenschaftsgeschichte

> »Alles und jedes, was beim Manne irgendwie anders ist als beim Weibe, sei es nun auf körperlichem Gebiet oder auf der seelischen Ebene, ist sekundäres Geschlechtsmerkmal und wird vom Keimdrüsenhormon bewirkt.«[1]

Die sogenannten Sexualhormone – gemeint sind hier Hormone, die in den Keimdrüsen produziert werden – haben in den letzten dreißig Jahren zweifelsohne so viel Aufmerksamkeit seitens der Wissens- und Wissenschaftsgeschichte bekommen wie kein anderes Unterkapitel aus der Geschichte der Endokrinologie. Dieser ausgiebigen Auseinandersetzung lag eine feministisch informierte Kritik an einer einseitigen und wenig reflexiven Wissenschaftsgeschichtsschreibung zugrunde, in der ›männliche‹ und ›weibliche‹ Hormone stets als biologische Tatsachen erschienen und durch die eine Essentialisierung von Geschlecht auf – wie die KritikerInnen darlegten – nur *vermeintlich* objektiver wissenschaftlicher Basis vorangetrieben wurde.[2] Wegweisend für

1 Venzmer, 1953, 45.

2 Die seitens der FeministInnen kritisierte Literatur stammt überwiegend aus den jeweiligen naturwissenschaftlichen Disziplinen selbst und beschränkt sich meist auf die lineare Auflistung von immer neuen Forschungserkenntnissen einzelner Personen oder Forschungsgruppen. Für die Endokrinologie siehe beispielsweise Medvei, 1982; Vague, 2000.

eine solche nicht traditionelle Historiographie der Sexualhormonforschung waren allen voran die Arbeiten von Nelly Oudshoorn aus den 1990er Jahren.[3] Oudshoorn richtete ihren analytischen Blick auf vorwissenschaftliche, kulturell gefestigte »Präideen« einer binären Geschlechterordnung innerhalb der wissenschaftlichen Diskurse um Sexualhormone in der ersten Hälfte des 20. Jahrhunderts[4] und übertrug damit ein zentrales Anliegen der feministischen Wissenschaftsforschung auf die Geschichte der Endokrinologie.[5]

Überwiegend weibliche WissenschaftlerInnen wie Donna Haraway, Ruth Hubbard, Anne Fausto-Sterling und andere machen in ihren Publikationen bereits seit über vier Jahrzehnten darauf aufmerksam, dass wissenschaftliches Wissen über ›die Natur der Geschlechter‹ tiefgehend von kulturellen Deutungsmustern durchdrungen ist.[6] Tradierte dichotome Geschlechterrollen, so ihre an vielen Beispielen eindrücklich illustrierte These, wurden seitens einer männlich dominierten Wissenschaft in biologische Wissensbestände integriert, sodass sie sich im Rahmen eines Macht-Dispositivs manifestieren konnten, das die Matrix des Geschlechtlichen bis heute grundlegend strukturiert.[7] Aus Sicht der Naturwissenschaften beziehen die jeweiligen Postulate ihre Faktizität aus einer rein objektiven Forschungsmethodik.[8] Dass aber jede wissenschaftliche Wissensproduktionspraktik sowohl auf Ebene der Theoriebildung als auch der materiellen Ebene der Experimentalanordnungen hochgradig kulturell durchdrungen ist, bleibt eine Annahme, die innerhalb der Naturwissenschaften und speziell der Biologie nur zögerlich Resonanz und Reflexion erfährt, während sie in den Kultur-, Geschichts- und Sozialwissenschaften inzwischen ein Allgemeinplatz ist.[9]

In ihren Analysen der Entstehung von Wissen um Sexualhormone in der ersten Hälfte des 20. Jahrhunderts ging es Nelly Oudshoorn allerdings

---

3 Für einen Überblick der Publikationen von Oudshoorn sowie für Beispiele weiterer kritischer Auseinandersetzungen mit der Geschichte der Sexualhormone vor der Jahrtausendwende siehe Roberts, 2002.

4 Oudshoorn, 1994, 10–12.

5 Als ihre Vorgängerinnen können Diana Long Hall und Merilley Borell genannt werden. Siehe exemplarisch Long Hall, 1973; Borell, 1985.

6 Vgl. Kenney und Müller, 2016, 26.

7 Für einige exemplarische Arbeiten der genannten Autorinnen siehe: Haraway, 1989; Hubbard, 1988; Fausto-Sterling, 2000. Für eine Überblicksdarstellung der ›gender studies‹ siehe Kortendiek, Riegraf, und Sabisch, 2019.

8 Vgl. Penkwitt, 2001, 15.

9 Vgl. Palm, 2019, 735.

um mehr als den bloßen Verweis auf eine unreflektierte Integration gesellschaftlicher Normen im Rahmen wissenschaftlicher Wissensproduktion.[10] Sie verwies auf die gestalterische Rolle von Wissenschaft und betonte: »My point is that the image of science as a passive readout of cultural ideas is a rather static image that tends to obscure the role of science as a creative power in producing new meanings and practices for the body«.[11] Mit Fokus auf die unterschiedlichen wissenschaftlichen Disziplinen, aus denen das Wissen um Sexualhormone in der ersten Hälfte des 20. Jahrhunderts hervorgegangen war, fragte Oudshoorn nach dem Wie der Transformationen von heteronormativen Vorannahmen nach Eintritt in fachwissenschaftliche Diskurse.[12] Sie konnte zeigen, dass die jeweiligen disziplinspezifischen Problemstellungen und Forschungsmethoden insofern eine »kreative Macht« besaßen, als sie dem Wissen um Sexualhormone teils eigene Prägungen verliehen und es in unterschiedliche Richtungen gelenkt haben sollen.[13] So soll die frühe durch Gynäkologie und Physiologie dominierte Sexualhormonforschung die Vorstellung einer naturgegeben Zweigeschlechtlichkeit genährt haben, indem sie die Exklusivität des Vorkommens weiblicher und männlicher Hormone im jeweiligen Körper postulierte. Hormone, so das Narrativ, waren für die Ausbildung sowohl der geschlechtsspezifischen physischen als auch der psychischen Merkmale verantwortlich und dienten als argumentative und teils auch therapeutische Grundlage ihrer Normalisierung. Mit der Entwicklung von neuen biochemischen Forschungsmethoden erlangte die Biochemie seit den 1920er Jahren zunehmend eine Vormachtstellung in Fragen der inneren Sekretion. Mit der aus chemischen Analysen und tierexperimentellen Untersuchungen folgenden Feststellung, dass die vermeintlich ›weiblichen‹ und ›männlichen‹ Hormone jeweils auch im Körper des anderen Geschlechts vorkamen und auch geschlechtsunspezifische Wirkungen zeigten, irritierte sie die strenge Geschlechterdichotomie grundlegend.[14] Das Gros der wissenschaftlichen und öffentlichen Diskurse reflektierte allerdings kaum die relativierende Perspektive, weshalb sich das Zweigeschlechtermodell auch im hormonellen Paradigma manifestierte.[15]

---

10 Vgl. Oudshoorn, 1994, 11.

11 Oudshoorn, 1994, 11.

12 Vgl. Oudshoorn, 1994, 12.

13 Oudshoorn, 1994, 14–15.

14 Vgl. Roberts, 2002, 13.

15 Vgl. Sengoopta, 2006, 5.

Eindrücklich schilderte Christina Ratmoko im Rahmen ihrer Analysen der »Anfänge der industriellen Herstellung von weiblichen und männlichen Sexualhormonen 1914–1938« die Bedeutung der Pharmaindustrie für die diskursive Stabilisierung einer binären Geschlechterordnung. Trotz der Gewissheit, dass es keine absolute Geschlechtsspezifität bei den Wirkungen von Keimdrüsenhormonen gab, stand hier das wirtschaftliche Interesse am Bedienen einer »gesellschaftlichen Nachfrage nach binären Geschlechtern, [...] ganzen Männern und ganzen Frauen« im Vordergrund, weshalb Sexualhormonpräparate marktstrategisch als ›männliche‹ und ›weibliche‹ Medikamente positioniert wurden, so Ratmoko.[16]

Das folgende Kapitel greift die genannten wissenschaftshistorischen Untersuchungen auf und beleuchtet das ausgehende 19. Jahrhundert sowie die ersten Dekaden des 20. Jahrhunderts unter besonderer Berücksichtigung der Materialisierung und Hormonisierung von spezifisch weiblichen und männlichen psychischen Eigenschaften. Im Anschluss daran wird die Perspektive auf einen Diskurs eng geführt, der in den 1920er Jahren einsetzte und in dessen Rahmen das Phänomen der Mutterliebe als hormonell gesteuertes instinktives Verhaltensmuster gedeutet wurde.

2.2 Hormone - Psyche - Geschlecht: Zur Hormonisierung von Mann und Frau

Hysterie: Die Materialisierung und Medikalisierung der weiblichen Psyche

Lange bevor es die weiblichen Sexualhormone wurden, die auf dem Wege über die Blutbahn durch die Körper von Frauen wanderten und dabei in zyklischer Folge allerlei physiologische und vor allem auch psychische Effekte entfalteten, wanderte nichts minder als die Gebärmutter durch den Körper der Frau. Das Motiv der ›wandernden Gebärmutter‹, dessen historischer Ursprung meist im alten Ägypten gesehen wird,[17] fand Eingang in die Schriften von Platon (428/7-347 v. Chr.) und Hippokrates (460–377 v. Chr.) und ist aufs engste mit einem

16 Ratmoko, 2010, 257.

17 Die meisten medizinhistorischen Arbeiten zu diesem Thema verweisen auf die Existenz solcher Narrative bereits im alten Ägypten, was manche Autoren jedoch in Frage stellen. Siehe dazu Merskey und Potter, 1989.

Urmotiv der weiblichen Psychopathologie verbunden – der Hysterie.[18] Ob metaphorisch oder mechanistisch – das Umherwandern des Uterus wurde in solchen Abhandlungen als somatische Ursache einer Reihe gesundheitlicher Leiden von Frauen angesehen und auf das unerfüllte Verlangen der Gebärmutter nach Kopulation und Empfängnis zurückgeführt.[19] Nach sexueller Befriedigung hungrig und nach leiblicher Befruchtung lechzend, bewegte sich der Uterus in solchen Narrativen durch den Körper von Frauen, stahl ihnen den Atem, störte den Herzschlag und verursachte psychische Störungen, die sich teils in dramatischen Anfällen äußern konnten.[20] Wurde die ursprüngliche Ätiologie der Hysterie auch durch andere Erklärungsansätze, wie beispielsweise den einer gestörten Sekretproduktion des Uterus von Galenos von Pergamon (um 130–200 n. Chr.), oder den einer nervlich-zerebralen Ursache durch den Arzt und Anatom Thomas Willis (1621–1675) irritiert,[21] so wies sowohl die diskursive Verknüpfung zwischen den weiblichen Geschlechtsorganen und als weiblich gedeuteten Psychopathologien als auch das Konzept der Hysterie als rein weibliche psychische Erkrankung eine enorme Kontinuität auf. Obwohl es im Zuge der Transformation der Ätiologie der Hysterie insbesondere im 17. Jahrhundert Stimmen gab, die sich für ihr Vorkommen auch bei Männern aussprachen, wurde dies in Fachkreisen erst nach den 1950er Jahren anerkannt.[22] Das Konzept der Hysterie – dieser markante Knotenpunkt der diskursiven Verbindungen zwischen der weiblichen Psyche und den Geschlechtsorganen – steht demnach nicht nur für die Materialisierung der weiblichen Psyche, sondern zugleich auch für ihre Medikalisierung. So ist auch die Geschichte der Hormonisierung der weiblichen Psyche in der ersten Hälfte des 20. Jahrhunderts eine, die die Vorstellung ihrer Lokalisierung an den Geschlechtsorganen fortschrieb und stark von einer medikalisierenden Perspektive des explizit weiblichen psychophysischen Parallelismus geprägt war.

---

18 Dieser Begriff kommt von dem altgriechischen Wort ὑστέρα *hystéra* und steht für ›Gebärmutter‹. Der Krankheitsbegriff der Hysterie ist davon abgeleitet. Für einen kurzen Überblick der Wissenschaftsgeschichte der Hysterie siehe Tasca et al., 2012.

19 Vgl. Koerber, 2018, 24.

20 Vgl. Fischer-Homberger, 1979, 34.

21 Vgl. Kloë und Kindt, 1981, 282.

22 Vgl. Kloë und Kindt, 1981, 282. Siehe dazu auch Freud, 1999, 47.

Moderne Gynäkologie als »psycho-physiologische[s] Gedankengebäude«[23]

Obgleich das Bild eines störungsanfälligen psychophysischen Sexualsystems der Frau also sehr weit in die Vergangenheit zurück reicht, ist die dezidierte Zuwendung seitens der Medizin zu explizit weiblichen Gesundheitsproblemen abseits der Geburtshilfe noch relativ jung. Die Formierung der modernen Gynäkologie zu einer eigenständigen Disziplin mit zunehmend systematisiertem Wissens- und Methodenschatz wird in medizinhistorischen Darstellungen erst auf das 19. Jahrhundert datiert.[24] Dabei war die Gynäkologie, betont Claudia Honegger, von Anfang an keine rein somatisch orientierte Disziplin, sondern vielmehr ein »psycho-physiologische[s] Gedankengebäude«.[25] Aufs engste mit körperlichen Eigenheiten verknüpft, die nun in den Fokus anatomischer und physiologischer Betrachtungen rückten, wurden Eigenschaften der weiblichen Psyche direkt aus ihnen abgeleitet und galten als »wahrer Spiegel des Körperlichen«.[26] Wenn Zuschreibungen vergeschlechtlichter psychischer Eigenschaften der Frau abseits ihrer biologischen Bestimmung zum Gebären sich im 18. Jahrhundert noch an ihrer Rolle im familiären Gefüge orientierten, wurden die Festlegungen des weiblichen und männlichen »Geschlechtscharakters« seit Beginn des 19. Jahrhunderts also zunehmend von Argumenten körperlicher Geschlechterdifferenzen dominiert.[27]

Erkenntnisse aus anatomischen Untersuchungen der Geschlechtsorgane, darauf weist Yvonne Schütze hin, wurden dabei zur Grundlage für normative Aussagen über die sozialen Rollen der Geschlechter. Die Lage der Gebärmutter im Körperinneren korrespondierte in solchen Argumentationen mit der naturgegebenen weiblichen Bestimmung zum »*innerliche[n]* Leben [H. i. O.]«,

---

23 Honegger, 1991, 204.

24 Vgl. Muller, 2000, 1277.

25 Honegger, 1991, 204.

26 Carus, 1820, 46. Vgl. Honegger, 1991, 208.

27 Vgl. Schütze, 1986, 23. Während der Begriff des ›Geschlechtscharakters‹ hier und in der zitierten Sekundärliteratur als Beschreibung für sämtliche als typisch weiblich oder männlich gedeutete Eigenschaften der Psyche einschließlich entsprechender Verhaltensweisen verwendet wird, stand dieser Begriff im 19. und auch noch zu Beginn des 20. Jahrhunderts als Synonym für das, was man in der Biologie und Medizin heute als Geschlechtsmerkmale bezeichnet und umfasste somit auch physische Aspekte. Zur Herkunft des Begriffes »der secundären [sic!] Geschlechtscharaktere« und verschiedenen Definitionen im 19. Jahrhundert siehe Halban, 1903, 240–243.

das sich auf das »Bilden und Erhalten« konzentrieren sollte.[28] Entsprechend sei die Lage der Hoden außerhalb des Körpers als anatomisches Pendant der männlichen Veranlagung zum »Schaffen und wirken im Aeußeren [sic!]« betrachtet worden.[29] In solchen Argumentationen offenbart sich die zunehmende Deutungsmacht der Medizin im Hinblick auf Fragen, die das Pathologische überstiegen – eine Verschiebung der Deutungsmacht, die den ansonsten individualisierenden Tendenzen der bürgerlichen Familie gewissermaßen entgegen steuerte. Das Resultat, so Yvonne Schütze, war eine fragwürdige »Kompromißformel, die den Widerspruch zwischen dem universellen Anspruch auf Individuierung und der gleichzeitigen Ausgrenzung von Frauen aus dem Kreise der autonomen Individuen mehr kaschierte als versöhnte«.[30] ›Das Weib‹, das angesichts von Menstruation, Schwangerschaft, Geburt und Klimakterium als von Natur aus schwaches Geschlecht galt, wurde mit der Etablierung der modernen Gynäkologie im 19. Jahrhundert zum Mittelpunkt einer männlich dominierten medizinischen Disziplin, die ihre vermeintlich naturgegebenen Schwächen ebenso zu heilen versuchte, wie sie zu ihrer Manifestation beitrug. Dabei erfolgte auch eine wissenschaftlich gerahmte Materialisierung der weiblichen Psyche, die mit ihrem Fokus auf die Geschlechtsorgane eine Vorstufe ihrer späteren hormonellen Konzeption bildeten.

Vom Uterus zu den Ovarien: Zur operativen Entfernung psychischer Erkrankungen

Als die Gynäkologie ihren Blick in den 1820er Jahren weg von der Gebärmutter (Uterus) bewegte und zunehmend auf die Eierstöcke (Ovarien) richtete, waren die Geschlechtsorgane als »Sitz der Weiblichkeit« und Männlichkeit,[31] sowie die normativen Setzungen in Bezug auf die jeweiligen Geschlechtscharaktere längst bestimmt. Ebenso bestimmt und bestimmend war die Annahme, dass nahezu sämtliche Erkrankungen von Frauen auf irgendeine Weise mit ihrem Geschlechtsapparat zusammenhängen mussten.[32] Im 19. Jahrhundert allerdings wurden die vormaligen Theorien der Humoralpathologie, in denen weibliche Erkrankungen auf dem Uterus entweichende giftige Dämpfe oder

28 Schütze, 1986, 24.

29 Schütze, 1986, 24.

30 Schütze, 1986, 25. Siehe dazu auch Honegger, 1991, 205–206.

31 Wöllmann, 2004, 262.

32 Vgl. Honegger, 1991, 209.

ein Ungleichgewicht von Säften zurückgeführt wurden, zunächst durch das Konzept einer Regulation körperlicher Funktionen durch Nerven abgelöst.[33] Im Rahmen dieses regulativen Paradigmas und mit der Entdeckung der Eizellen in den Ovarien durch den Mediziner Karl Ernst von Baer (1792–1876) im Jahr 1827 avancierten die Eierstöcke zum primären Ort des psychophysischen Geschehens der Frau.[34] So hielt der österreichische Gynäkologe Josef Halban im Jahr 1903 in historischem Rekurs auf diesen Wendepunkt fest:

> »Der Keimdrüse wird eine besondere Dignität im gesamten Genitale zugesprochen; die Umwandlung des alten Satzes von *van Helmont*: ›proper *uterum* solum mulier est, quod est‹ in: ›proper *ovarium* solum mulier est, quod est,‹ giebt dafür Zeugniss [sic!]. *Virchow* sagte noch in den vierziger Jahren des vorigen Jahrhunderts, dass das Ovarium das wichtigste Organ des Weibes ist, dass von ihm seine Entwickelung [sic!], sein Nervensystem, seine Ernährung abhänge, dass all'dies ›eine Dependenz des Ovariums darstellt‹. [H. i. O.]«[35]

In der neuen Sichtweise wurden die Eierstöcke als Impulsgeber für die Menstruation konzipiert, deren Fehlfunktion nicht nur mit dem Ausbleiben der Blutung einherging, sondern mit einer schier endlosen Reihe weiterer physischer und insbesondere auch psychischer Symptome assoziiert wurde.[36] Die Psyche wiederum sollten nun von den Nerven reguliert werden, wodurch die Ovarien gewissermaßen zum wichtigsten und höchst sensiblen ›Nerven-Zentrum‹ der Frau ernannt wurden.[37] Als neue Urquelle allen weiblichen Leidens wurden die Eierstöcke zugleich auch zum zentralen Objekt medizinischer Intervention in der Gynäkologie, deren Etablierung auch eng an die Entwicklung ihrer Techniken gekoppelt war. So ging die Verlagerung der Aufmerksamkeit hin zu den

---

33 Vgl. Kloë und Kindt, 1981, 285.

34 Siehe exemplarisch das damalige Standardwerk des Chirurgen Thomas Spencer Wells »Die Krankheiten der Eierstöcke, ihre Diagnose und Behandlung«. Vgl. Wells, 1874. Siehe auch Muller, 2000, 1282.

35 Halban, 1903, 205. Vgl. Sengoopta, 2006, 14; Stoff, 2004, 421.

36 Besonders anerkannt war dabei die Theorie des deutschen Mediziners Eduard Friedrich Wilhelm Pflüger (1829–1910) aus dem Jahr 1865. Diese besagte, dass Menstruation und Ovulation zur gleichen Zeit durch einen nervös-reflexiven Mechanismus des Ovars induziert würden. Diese Annahme sollte sich bis zur Jahrhundertwende zum 20. Jahrhundert halten. Vgl. Bettendorf, 1995, 435.

37 Sengoopta, 2006, 15; vgl. Sengoopta, 2000, 429–433.

Ovarien mit der zunehmend erfolgreichen Durchführung von operativen Entfernungen der Ovarien einher – eine Praktik, die gewissermaßen zum Dreh- und Angelpunkt dieser Disziplin wurde.

Die Indikationen für die nach ihren Begründern genannte »Battey-Hegar'sche Operation« waren dabei vielfältig.[38] Neben Fällen, in denen einer oder beide Eierstöcke krankhafte Veränderungen – meist Geschwüre – aufwiesen und sich somit schädlich auf den gesamten Organismus auswirken sollten, wurden Entfernungen der Ovarien zudem zur Heilung von Hysterie und Neurasthenie durchgeführt und das zum Teil ohne den Nachweis pathologischer Veränderungen an den Keimdrüsen.[39] »Ein warmer Fürsprecher für diese Operation« im Zusammenhang mit hysterischen Symptomen war der österreichische Gynäkologe Ludwig Kleinwächter (1839–1906).[40] Im Jahr 1880 schrieb Kleinwächter zur klinischen Bedeutung der Ovarektomie:

> »Abgesehen von dem unmittelbaren Interesse, welches diese Operation erweckt, dem günstigen oder ungünstigen Ausgange, hat dieselbe noch nach einer anderen Richtung hin eine grosse Bedeutung. Sie allein ist es, welche einen dunkelen Punkt der Pathologie, der bisher noch nicht beleuchtet wurde, mit der Zeit, wenn die Zahl der glücklich operierten Fälle grösser geworden sein wird, erhellen kann, ich meine die Hysterie, jenen Krankheitsprocess, der wohl seit der ältesten Zeit bekannt, dem aber bisher noch immer der reale Boden zu seiner Auffassung und Deutung fehlt. [...] Wenn hier wenigstens theilweise Licht geschaffen werden kann, so ist dazu die Extirpation der Ovarien bestimmt, da diese Operation in gewissen Fällen erwiesenermassen die Hysterie radical zu beseitigen vermag. [sic!]«[41]

Kleinwächter gab sich keine Mühe, den professionellen Ehrgeiz und die pure Neugierde bei der Durchführung dieser Operation zu verbergen, die sicher

38 Diese Operation wurde zeitgleich, jedoch jeweils voneinander unabhängig von Robert Battey in den USA und Alfred Hegar in Deutschland eingeführt. Zudem wird meist auch Lawson Tait als ihr Begründer in England genannt. Vgl. Stoff, 2004, 420.

39 Vgl. Hegar, 1885, 58. In einer Monographie eines Dr. V. Holst aus dem Jahr 1883 findet sich eine sehr ausführliche Übersichtsdarstellung von verschiedenen Methoden zur Behandlung von Hysterie und Neurasthenie in dieser Zeit, sowie Hinweise auf Probleme bei der ätiologischen Bestimmung und Klassifikation verschiedener Nervenleiden, für die Holst den Sammelbegriff der »allgemeinen functionellen [sic!] Neurosen« vorschlug. Holst, 1883.

40 Holst, 1883, 44.

41 Kleinwächter, 1880, 145–146.

auch viele andere Ärzte dazu motiviert hatte, diesen lebensgefährlichen und meist schwere postoperative Folgen nach sich ziehenden Eingriff durchzuführen. Die Hoffnung auf die Behebung einer nach den Narrativen dieser Zeit fast epidemisch um sich greifenden Hysterie, die meist unter der Diagnose der Neurasthenie gefasst wurde, erscheint dennoch zumindest teilweise glaubwürdig.[42] Gegen Ende des 19. Jahrhunderts wuchs allerdings weniger »die Zahl der glücklich operierten Fälle«[43], sondern vielmehr die Skepsis und Ablehnung gegenüber der Ovarektomie, die sich unter anderem auch aus ihrer Anwendung bei solch schwammigen Indikationen, wie der Hysterie speiste[44] und gegen die sich der Begründer dieser Operation in Deutschland, der Gynäkologe Alfred Hegar (1830–1914), zu wehren bemühte. In der Monographie »Der Zusammenhang der Geschlechtskrankheiten mit nervösen Leiden und die Castration bei Neurosen [sic!]« versuchte Hegar, den Kreis der Indikationen der Extirpation von Ovarien bei psychischen Leiden einzugrenzen und damit der allgemeinen und seiner Ansicht nach auf Missverständnissen und »falschen Auffassungen« basierenden Ablehnung dieser Operation entgegenzuwirken.[45] Er plädierte für eine »sorgfältige Analyse jedes einzelnen Falls« und bemerkte:

> »Das Schlimme für die Patientin besteht gewiss darin, dass ihr der Eine blos [sic!] von der Psyche aus, der Andere nur von den übrigen Abschnitten des Nervensystems, der Dritte vom Blut her, und der Vierte blos [sic!] von den Generationsorganen aus helfen will, während sich doch nicht stets von einem Punkt aus kurieren lässt.«[46]

Bei dem Versuch, einen im Detail gänzlich unklar durch das Nervensystem verbundenen Komplex aus organischen und psychischen Symptomen zu ent-

42 Für eine kritische und sehr aufschlussreiche Auseinandersetzung mit der Geschichte von medizinischen Zugriffen auf den weiblichen Körper und speziell auch zur Diagnose der Hysterie siehe Cleghorn, 2021; Koerber, 2018.

43 Holst, 1883, 44.

44 Zudem fühlten sich die meisten Patientinnen nach der Operation schlechter als zuvor, weshalb ihre Sinnhaftigkeit in Frage gestellt wurde. Diesem Umstand sollte wiederum mit der Verabreichung von Ovarialextrakten und später auch mit Versuchen der Transplantation von gesunden Ovarien begegnet werden, so beispielsweise durch die Gynäkologen Rudolf Chrobak und Emil Knauer. Vgl. Schlich, 1998, 135; Walch, 2016, 79.

45 Hegar, 1885, 1.

46 Hegar, 1885, 50.

wirren, verstrickte er sich jedoch unweigerlich in ein argumentatives Gewirr, das in dem Fazit mündete, die operative Entnahme der Keimdrüsen sei nur in den allerseltensten Fällen, genau genommen erst nach Versagen aller anderen Heilmethoden und angesichts eines lebensbedrohlichen Ausmaßes des Leidens indiziert.[47] Seine Abhandlungen schloss Hegar mit einem nachdrücklichen Verweis auf die Notwendigkeit der Zusammenarbeit zwischen der Gynäkologie und der Nervenpathologie, die sich beide – wie die gesamte Medizin – mit der unumgänglichen Tatsache zu arrangieren hatten, »dass das Geschlechtsleben des Weibes einen überwiegend mächtigen Einfluss auf das Nervensystem und die Psyche ausübt.«[48] Dass eine solche Zusammenführung zu einer ebenso erwünschten wie praktisch doch kaum umgesetzten Aufgabe auch der ersten Hälfte des 20. Jahrhundert würde, anstatt der seiner Zeit noch dominanten Nerven aber die *innere Sekretion* der Keimdrüsen für nahezu sämtliche psychische Phänomene der Frau verantwortlich gemacht werden sollte, konnte Hegar im Jahr 1885 wohl noch kaum ahnen.

Die Ovarien als Drüsen mit innerer Sekretion

Die Ablösung des neuralen Körperkonzepts durch ein hormonelles war keineswegs eine schlagartige. Vielmehr wanderten Vorstellungen einer Regulation des Organismus abseits der Nerven aus verschiedenen Richtungen und in Zusammenhang mit verschiedenen Drüsen in die wissenschaftlichen und medizinischen Diskurse der Jahrhundertwende zum 20. Jahrhundert ein, während sich das neurale Paradigma an anderen Stellen weiterhin hielt. Die Konzeption der weiblichen Keimdrüsen als auf dem Weg über die Nerven wirkende Organe wurde dabei spätestens mit den Transplantationsexperimenten des österreichischen Gynäkologen Josef Halban (1870–1937) kurz vor der Jahrhundertwende zum 20. Jahrhundert endgültig obsolet.[49] Halban hatte seine Experimente bereits im Jahr 1887 begonnen und berichtete drei Jahre später, dass die Einpflanzung von Ovarien in Tiere, die sehr jung kastriert wurden und deren Sexualorgane demnach noch nicht auf natürlichem Wege entwickelt waren, eine vollständige Entwicklung des Sexualapparates zu bewirken vermochte.[50] Da bei der Kastration sämtliche die Eierstöcke mit dem Rest des Sexualapparates

47 Vgl. Hegar, 1885, 56.

48 Hegar, 1885, 83.

49 Vgl. Sengoopta, 2006, 42–43.

50 Vgl. Halban, 1900.

verbindenden Nerven getrennt worden waren, musste der Einfluss des nachträglich eingepflanzten Ovars auf eine andere Weise als über Nervenbahnen erfolgt sein, konstatierte Halban und folgerte:

> »Wir müssen demnach annehmen, dass vom Ovarium eine Substanz erzeugt wird, welche, ins Blut aufgenommen, im Stande ist, einen specifischen Einfluss auf das Genitale zu nehmen [...]. In diesem Sinne ist das Ovarium das trophische Centrum des übrigen Genitales und es sind diese Versuche eine Stütze für die Theorie der inneren Secretion der Keimdrüsen. [sic!]«[51]

Halban war nicht der erste, dem eine Transplantation der Ovarien im Tierversuch gelang. Mitte der 1880er Jahre hatte der Wiener Gynäkologe Emil Knauer (1867–1935) bereits ähnliche Operationen an Kaninchen durchgeführt.[52] Es waren jedoch Halbans Arbeiten, die den Ovarien den unumstößlichen Status als Drüsen mit innerer Sekretion verschafften und auch den Übergang zwischen den neuralen Erklärungsmodellen des 19. und den endokrinologischen Modellen des 20. Jahrhunderts markieren.[53]

Die Materialisierung der weiblichen Psyche, die, wie wir gesehen haben, bereits im 19. Jahrhundert im Rahmen des neuralen Paradigmas eng an die Keimdrüsen geknüpft war, und dabei meist aus dem pathologischen Blickwinkel erfolgte, wurde mit der experimentellen Bestimmung der innersekretorischen Funktion der Ovarien allmählich in das neue endokrine Paradigma übersetzt, in das sich das längst etablierte Bild eines fluktuierenden und störungsanfälligen psychophysischen Sexualsystems ›der Frau‹ problemlos einfügte. Etwa zur gleichen Zeit – also in den 1880er Jahren – gerieten auch die männlichen Keimdrüsen als potenzielle Drüsen mit innersekretorischer Aktivität in den Fokus des wissenschaftlichen und bald auch öffentlichen Interesses. Auch sie wurden im 19. Jahrhundert mit spezifischen als männlich codierten psychischen Eigenschaften assoziiert. Im Gegensatz

51 Halban, 1900, 505.

52 Vgl. Schlich, 1998, 137.

53 Vgl. Sengoopta, 2006, 43. Der Medizinhistoriker Hans H. Simmer verweist darauf, dass es zudem bereits in den 1870er Jahren tierexperimentelle Untersuchungen gab, die eine von den Nerven unabhängige Wirkung der Ovarien auf die Fortpflanzungsfunktionen nahelegten. Diese sollen jedoch kaum Beachtung gefunden haben. Vgl. Simmer, 1986, 183.

zu den weiblichen Keimdrüsen hatten die männlichen jedoch keine Medikalisierung erfahren. Weder gab es eine analoge, explizit auf spezifisch männliche Erkrankungen fokussierte medizinische Fachrichtung, noch auf Heilung ausgerichtete Praktiken der Extirpation von Keimdrüsen bei Männern.[54] Ganz im Gegenteil: Für die Testes, als prinzipiell positiv belegte und mit Virilität sowie gesellschaftlich wünschenswerten männlichen Körper- und Charaktereigenschaften assoziierte Organe kam eine medizinisch begründete Entfernung nur in absoluten Ausnahmefällen wie beispielsweise bei Tumoren in Frage.[55] Die Kastration bei Männern, betont auch Heiko Stoff, war im 19. Jahrhundert fast ausschließlich »kriminalanthropologisch-psychiatrisch« angezeigt und wurde somit nicht zu kurativen Zwecken, sondern strafend und im Sinne der »Ausschaltung« unerwünschten Sexualverhaltens durchgeführt.[56] Der medizinische und bald auch pharmaindustrielle Zugriff auf die männlichen Keimdrüsen kam erst im frühen 20. Jahrhundert auf und dynamisierte sich im Anschluss an die Selbstexperimente mit Hodenextrakten des britisch-französischen Physiologen Charles-Édouard Brown-Séquard Ende der 1880er Jahre. Diese Experimente markieren den Beginn einer expandierenden Erforschung der Drüsen mit innerer Sekretion generell, ebenso wie sie die Popularisierung der Vorstellung von Keimdrüsen als Regulatoren von ›männlichen‹ und ›weiblichen‹ physischen und psychischen Eigenschaften in Gang setzten.[57]

Die männlichen Keimdrüsen und die ›Geburtsstunde der Endokrinologie‹

Als der britisch-französische Physiologe Charles-Édouard Brown-Séquard (1817–1894) im Alter von über 70 Jahren und damit in seiner Zeit als Inhaber des prestigeträchtigen Lehrstuhls für Experimentalmedizin am Collège de France in Paris in einem Vortrag und mehreren Publikationen berichtete, er habe sich selbst aus Hunden und Meerschweinchen gewonnene Hodenextrakte injiziert und eine allgemein stark tonisierende sowie deutlich potenzsteigernde Wirkung erlebt, löste er sowohl einen Sturm der Entrüstung und des Spottes als auch der Begeisterung aus.[58] Trotz seiner Skurrilität sollte der Selbstversuch

---

54 Vgl. Ratmoko, 2009, 127. Zur Entstehung der Andrologie und deren Auswirkungen auf die diskursive Konzeption des Männerkörpers siehe Wöllmann, 2004.

55 Vgl. Laqueur, 1990, 176.

56 Stoff, 2004, 421–422.

57 Vgl. Wilson, 1990, 1403.

58 Vgl. Wilson, 1990, 1403. Spätestens als Brown-Séquard seine Selbstversuche im Juli 1889 auch in englischer Sprache in der renommierten medizinischen Fachzeitschrift

des französischen Physiologen als einer der entscheidenden Momente in der »Geburtsstunde der Endokrinologie« in die Geschichtsbücher eingehen.[59] Dabei waren diese Experimente nicht die erstmalige experimentelle Darlegung einer vom Nervensystem unabhängigen Wirksamkeit der Gonaden auf die Sexualität. Einen solchen Beleg sowie die Annahme der Existenz von einem »Drüsenstoff« der Hoden und dessen Verteilung auf dem Weg über die Blutbahnen lieferten bereits Mitte des 19. Jahrhunderts die damals kaum beachteten Gonadentransplantationen an Hähnen des Göttinger Physiologen Arnold Adolph Berthold (1803–1861).[60] Ebensowenig lag das Verdienst Brown-Séquards in dem Benennen des diesem Effekt zugrundeliegenden nicht neuralen Mechanismus, was auf seinen Vorgänger am Collège de France, den Physiologen Claude Bernard zurückgeht. Bernard führte im Jahr 1855 den Begriff der *»sécrétion interne«*, zu Deutsch der »inneren Sekretion«, für die Abgabe von chemischen Wirkstoffen in das Innere des Organismus ein, womit er das Konzept einer Steuerung physiologischen Geschehens abseits des bis dahin als dominierend betrachteten Nervensystems beschrieb.[61]

Die Rolle Brown-Séquards als Pionier der Endokrinologie bestand vielmehr darin, der noch jungen und von vielen Seiten mit Skepsis betrachteten Forschungsrichtung rund um die Wirkungen der innersekretorischen Drüsen Aufmerksamkeit über den engen Kreis weniger Physiologen hinaus verschafft zu haben.[62] Zwar barg die vermeintliche Verjüngung durch Drüsenextrakte ein Sensationspotenzial, das der wissenschaftlichen Sachlichkeit entgegenstand und in diesem Punkt zunächst vor allem die Laiendiskurse anheizte: Das »Brown-Séquard'sche Mittel« wurde vielfach auf unseriösen Wegen hergestellt und als potenzielles Aphrodisiakum verabreicht, was in wissenschaftlichen Fachkreisen heftig kritisiert wurde.[63] Nichtsdestotrotz verdeutlichten Brown-Séquards Arbeiten das enorme Potenzial der medizinischen Intervention durch Drüsenextrakte. Neben dem allgemein revitalisierenden Effekt suggerierte die behauptete potenzsteigernde Wirkung der Keimdrüsenextrakte die Möglichkeit der gezielten Behandlung einer – in diesem Fall mit dem

The Lancet veröffentlichte, verbreitete sich die Nachricht über seine sensationellen Selbstversuche auch über europäische Grenzen hinaus. Vgl. Brown-Séquard, 1889.

59 Vgl. Medvei, 1982, 289.

60 Vgl. Medvei, 1982, 217.

61 Vgl. Jahn, 2004, 470.

62 Vgl. Jahn, 2004, 470.

63 Vgl. Stoff, 2004, 29.

Alter ganz natürlich eintretenden – Ausfallerscheinung dieser Organe. Dieser Umstand deckte sich mit vielen anderen, meist tierexperimentellen Studien oder klinischen Erfahrungen an Menschen im 19. Jahrhundert, in denen durch gezielte Entnahme von Drüsen wie der Schilddrüse, der Hypophyse, der Nebennieren oder des Thymus auf ihre lebenswichtige Bedeutung im tierischen wie im menschlichen Organismus geschlossen wurde. Ähnlichkeiten solcher Ausfallerscheinungen mit bekannten klinischen Krankheitsbildern verwiesen dabei auf Funktionsstörungen von Drüsen als ihre Ursache.

Darüber hinaus legte die scheinbare Universalität des Vorkommens und der Funktion von Drüsen mit innerer Sekretion im tierischen wie menschlichen Organismus nahe, dass einem Organismus aufgrund von Ausfall oder krankhaften Störungen fehlende ›Drüsensäfte‹ auch speziesübergreifend substituiert werden konnten. Dieses simple Prinzip bildete die Grundlage sowohl einer vielversprechenden Therapieform – der sogenannten Organtherapie – als auch einer Experimentalpraxis – der Entnahme und Einpflanzung von Drüsen oder Injektion von Extrakten – und wurde zum Ausgangspunkt eines neuen wissenschaftlichen Forschungsfelds. Im nachfolgenden Exkurs soll die frühe Phase der Etablierung dieses Forschungsfelds und mit ihm des hormonellen Körperkonzepts skizziert werden, da diese Ereignisse die Grundlage für die weiteren diskursiven Verknüpfungen zwischen Hormonen und der menschlichen Psyche generell und zwischen Geschlechtshormonen und einer vergeschlechtlichten Psyche speziell bildeten.

Exkurs: Eine neue wissenschaftliche Lehre und ein neuer Modus der Forschung

Im Oktober 1891, also knapp zwei Jahre nach Brown-Séquards Veröffentlichungen zur Verjüngung durch Drüsenextrakt, berichtete der britische Mediziner George Redmayne Murray (1865–1939) von der erfolgreichen organtherapeutischen Behandlung einer Erkrankung, die als ›Myxödem‹ bekannt war und durch eine charakteristische Aufschwemmung der Haut sichtbar wurde. Diese Erkrankung wurde durch Autopsien von Betroffenen bereits Mitte der 1870er Jahre mit pathologischen Veränderungen des Schilddrüsengewebes assoziiert und galt bis dahin als unheilbar.[64] Gemeinsam mit dem Chirurgen und Physiologen Victor Horsley (1857–1916) gelang es Murray die stark ausgeprägte Myxödem-Symptomatik einer 46-jährigen Frau durch Injektionen von

64 Vgl. Murray, 1891.

aus Schafen gewonnenen Schilddrüsenextrakten deutlich zu vermindern.[65] Horsley und Murray waren nicht die ersten, die diese Symptomatik auf dem Wege der Substitution zu behandeln versuchten. Eine ebenfalls erfolgreiche Minderung des Myxödems wurde fast zeitgleich in Portugal durchgeführt, allerdings nicht durch Injektionen von Schilddrüsenextrakt, sondern durch die Einpflanzung einer halben Schafsschilddrüse in die Brust der Betroffenen.[66] Parallel zu solchen Versuchen der gezielten Substitutionstherapie durch Drüsenextrakte oder -transplantationen lief auch eine andere Form der Auseinandersetzung mit innersekretorischen Drüsen an: ihre systematische physiologische Erforschung im Labor.

So fand sich ebenfalls Anfang der 1890er Jahre mit dem praktizierenden Arzt George W. Oliver (1841–1915) und dem renommierten Physiologen Edward A. Schäfer[67] (1850–1935) ein ungleiches Forscherpaar zusammen, das bereits bald nach ihrem Zusammentreffen – im Jahr 1895 – Forschungsergebnisse präsentieren konnte, die einen entscheidenden weiteren Schritt zur Etablierung der Lehre von der inneren Sekretion und ihrer Erforschung markierten. In Experimenten mit Nebennierenextrakten, die Oliver zunächst an seiner eigenen Familie und insbesondere seinem jüngsten Sohn durchgeführt haben soll und die er anschließend in Schäfers Labor im Jahr 1893 am University College in London an Hunden zu vertiefen suchte, zeigten sich deutliche den Blutdruck und den Muskeltonus steigernde Effekte.[68] Diese Beobachtungen deckten sich mit der umgekehrten Beobachtung, dass eine Entnahme von Nebennieren einen radikalen Abfall des Blutdruckes und muskulären Tonus zur Folge hatte – Erscheinungen, die sich auch mit den Symptomen der gefürchteten Addison'schen Krankheit deckten. Zu seiner Einsicht über die Wirkungen der Nebennieren kam Oliver auf dem Weg der systematischen Injektionsversuche verschiedener Drüsenextrakte, bei denen eines – das der Nebennieren – diesen auffälligen Effekt zeigte. Diese Methode, die Oliver in den Folgejahren in Zusammenarbeit mit dem Physiologen Schäfer ausbauen konnte, unterschied sich somit grundlegend von der zuvor stets vom Pathologischen ausgehenden Erkenntnisgewinnung rund um die innere Sekretion.

65 Vgl. Murray, 1891, 797.

66 Vgl. Bettencourt und Serrano, 1890.

67 Der Name des Physiologen Edward A. Schäfer wurde in englischsprachiger Literatur häufig ohne Umlaut geschrieben. Zudem publizierte er zahlreiche wissenschaftliche Artikel unter dem Namen Sharpey-Schafer.

68 Vgl. Dale, 1948, 454.

Ihre Versuche legten nahe, pharmakologische Wirkungen von Organextrakten auf systematische Weise laborexperimentell zu explorieren und können somit gewissermaßen als der Initialschuss für die Etablierung einer experimentalphysiologischen Endokrinologie betrachtet werden.[69] Eine solche Vorgehensweise kontrastierte die meist unsystematische und symptomorientierte Anwendung nicht standardisierter Organextrakte und rief neben der Physiologie auch die organische Chemie auf den Plan.

Ende des 19. Jahrhunderts richteten Medizin und Physiologie ihren Blick also zunehmend auf ein faszinierendes System komplexer chemischer Regulation, dessen Hauptakteure allerdings noch bis in die 1920er Jahre überwiegend ungreifbar bleiben sollten.[70] Der modus operandi der neuen experimentellen Forschung – der manipulierende und modulierende Zugriff auf Organismen – beschränkte sich dabei zunächst auf die systematische Erzeugung von Ausfallerscheinungen durch Entnahme oder Transplantation von Organen mit innerer Sekretion, sowie die Injektion von Organextrakten in Lebewesen oder ihre Anwendung auf isolierte Organe oder Gewebe. Trotz der Unkenntnis über die wirksamen Bestandteile und der unstandardisierten Herstellung von Extrakten, die meist aus Schlachtabfällen stammten, kaum ausreichend aufgereinigt werden konnten und deshalb nicht nur häufig unwirksam sondern gar gesundheitsschädlich waren, verbreiteten sich in den letzten Dekaden des 19. Jahrhunderts parallel dazu organtherapeutische Praktiken in der Klinik und in Graubereichen ärztlichen Handelns. Diese hatten ebenfalls mehr experimentellen Charakter, als dass es sich um standardisierte therapeutische Behandlungen gehandelt hätte. Forschung und Therapie gingen nahtlos ineinander über und produzierten im Modus des »trial and error«[71] Wissen über ein regulatorisches System, dessen Agentien mit den Worten des Historikers Heiko Stoff »bis in die 1920er Jahre einen rein zeichenhaften Charakter mit gleichwohl imponierenden Optionen [hatten].«[72]

Sowohl die experimentellen Methoden als auch die realexperimentellen Anwendungen der neuen Organtherapie stießen dabei vielfach auf Ablehnung und Unverständnis.[73] Ein besonders prominenter Kritiker dieser Entwicklungen war der sehr angesehene deutsche Mediziner und Begründer der

69 Vgl. Medvei, 1982, 338. Siehe auch Borell, 1978.

70 Vgl. Stoff, 2012, 11.

71 Haller, 2012, 35.

72 Stoff, 2012, 11.

73 Vgl. Haller, 2012, 30.

Zellularpathologie Rudolf Virchow (1821–1902). Hatte Virchow seit Mitte des 19. Jahrhunderts dafür gekämpft, die Medizin auf eine naturwissenschaftliche Grundlage zu stellen, Krankheiten als Störungen in der Funktion von Körperzellen zu begreifen, zu lokalisieren und gezielt zu behandeln, schien die nicht zuletzt dank seiner Arbeiten obsolet gewordene Humoralpathologie oder auch ›Säftelehre‹ mit der »neue[n] Saft-Therapie«, wie Virchow die Organtherapie bezeichnete, Ende des 19. Jahrhunderts eine Rückkehr in neuem Gewand zu erleben.[74] Abseits dieser Parallelziehung zu einer als längst überholt geltenden Krankheitslehre war auch der Ruf der Naturheilkunde, den die Organtherapie besaß und der sie hauptsächlich jenseits akademischer Kreise attraktiv machte, kaum förderlich für ein Image wissenschaftlicher Ernsthaftigkeit.

Dabei barg die Lehre von der inneren Sekretion durchaus das Potenzial der Versöhnung zwischen Naturheilkunde und einer wissenschaftlich agierenden Medizin: Es war der bislang wenig beachtete Verdienst des englischen Physiologen Ernest Starling (1866–1927), betont Lea Haller, der sich gerade erst formierenden Endokrinologie den entscheidenden Impuls zu ihrer Etablierung als ernstzunehmendes naturwissenschaftliches Forschungsfeld gegeben und zugleich »die Natur zur Ärztin der ersten Stunde« erklärt zu haben – und das auf eine gänzlich neuartige Weise.[75] Starling, der in den meisten wissenschaftshistorischen Darstellungen auf seine Rolle als Namensgeber der Hormone im Rahmen seiner berühmten »Croonian Lectures«[76] im Jahr 1905 reduziert wird, hatte mit seinem Konzept der Hormone, laut Haller, viel mehr geschaffen als nur einen Fachterminus für die wirksamen Bestandteile von Drüsen mit innerer Sekretion. Hinter seinem ›Hormon‹-Konzept soll die visionäre Idee gestanden haben, diese Substanzen nicht nur früher oder später in möglichst gereinigter Form als Medikamente einsetzen zu können, sondern sie im chemischen Labor nachzubauen, um sie sodann gezielt und hochgradig effektiv zur Regulation des Organismus einsetzen zu können. Entscheidend für den Brückenschlag zwischen naturheilkundlichen Arzneimitteln und chemischen Präparaten sei dabei Starlings Beharren auf der Analogie körpereigener und nachgebildeter Hormone gewesen, was das Konzept der chemischen Regulation durch innere Sekretion ebenso für

74 Virchow, 1900, 7. Vgl. Haller, 2012, 30.

75 Haller, 2012, 43.

76 Starling, 1905. Starling soll den Begriff ›Hormon‹ jedoch nicht erfunden haben. Siehe dazu Henderson, 2005, 9.

lebensreformerische Bewegungen wie für eine naturwissenschaftlich rational ausgerichtete Medizin attraktiv gemacht und ungeahnte neuartige medizinische Interventionsmöglichkeiten in Aussicht gestellt haben soll.[77]

So vielversprechend und wegweisend Starlings Vision einer Nachahmung der natürlichen Selbstheilungskräfte auch war,[78] so widerspenstig und schwer greifbar blieb der Gegenstand, dessen er sich zu bemächtigen beabsichtigte. Die Problematik der klaren Lokalisation von aktiven Substanzen an bestimmten Gewebeteilen von Drüsen mit innerer Sekretion, sowie der Unterscheidung von beobachteten Wirkungen in Experimenten und der physiologischen Wirkung der Substanzen im gesunden Organismus zeigte sich bereits aufs deutlichste im Rahmen der weiteren Erforschung der inneren Sekretion der Nebennieren durch Oliver und Schäfer, aus der noch im ausgehenden 19. Jahrhundert das erste Hormon im Starling'schen Sinne hervorgegangen war – das Hormon Adrenalin. Der weitere Verlauf der Erforschung der innersekretorischen Funktion der Nebennieren klingt wie ein ideales Narrativ von Entdeckung, Identifizierung, Standardisierung und kontrollierter Überführung in den therapeutischen Kontext, folgt man beispielsweise der Kurzfassung des österreichischen Mediziners und Chemikers Otto von Fürth im Jahr 1930:

> »Im Jahre 1895 haben Oliver und Schäfer in London die charakteristische Wirkung des Nebennierenextraktes entdeckt. Diese Entdeckung bildete den Ausgangspunkt für die von vielen Seiten her konzentrisch in Angriff genommenen Versuche, den wirksamen Bestandteil rein darzustellen. *Refer.* hat seinerzeit in *F. Hofmeisters* Laboratorium die Substanz frei von nachweisbaren Verunreinigungen (wie später der Vergleich mit den kristallisierten Präparaten gezeigt hat) dargestellt und dafür die Bezeichnung ›*Suprarenin*‹ vorgeschlagen. Der letzte Schritt zur Reindarstellung ist jedoch erst *Takamine* und *Aldrich* 1901 gelungen, als sie fanden, daß die Substanz, welche sie ›*Adrenalin*‹ benannten, aus konzentrierten Lösungen durch Ammoniak in kristallisierter Form abgeschieden werden kann. Nachdem *Stolz* (1904) die Substanz auch synthetisch dargestellt hatte, war innerhalb eines einzigen Dezenniums der lange Weg von der Entdeckung bis zur fabrikmäßigen synthetischen Darstellung durchmessen worden. [H. i. O.]«[79]

77 Vgl. Haller, 2012, 41.

78 Dale, 1938.

79 Fürth, 1930, 67.

Der Fall des ›Adrenalin‹ war jedoch eine große Ausnahme und täuscht über die Probleme hinweg, mit denen die Physiologie um die Jahrhundertwende zum 20. Jahrhundert auch noch für einige Jahrzehnte in den meisten anderen Fällen konfrontiert war.

Zum einen beobachtete man oft widersprüchliche Wirkungen von Organextrakten aus einer bestimmten Drüse, so beispielsweise im Falle der Hirnanhangdrüse. Diese, so wie auch andere Drüsen mit innerer Sekretion, wurde für physiologische Experimente Ende des 19. Jahrhunderts meist aus Schlachtabfällen gewonnen und als Ganzes verarbeitet. Konkret stellte man entweder Glycerinextrakte aus frischem Gewebe her oder löste ausgepresste, getrocknete und anschließend zerriebene Drüsen in Kochsalzlösung auf. In den letzten Dekaden des 19. Jahrhunderts sprachen sich Physiologen, wie beispielsweise der US-Amerikaner William Howell, für eine gesonderte Verwendung des Vorder- und Hinterlappens der Hypophyse in physiologischen Experimenten aus, da er vermutete, dass die in verschiedenen Publikationen berichteten Wirkungen von Hypophysen-Extrakten sich deshalb vielfach wiedersprachen, weil man es mit mehreren aktiven Substanzen zu tun hatte, die in unterschiedlichen Bereichen der Hypophyse lokalisiert seien und in den Gesamtextrakten vermischt würden.[80] Brachte diese erste Differenzierung auch etwas mehr Klarheit, so sollte im Laufe der nächsten vier Jahrzehnte das Vorhandensein jeweils mehrerer Hormone mit verschiedenen Wirkungen auch innerhalb der beiden Glieder der Hypophyse postuliert werden.[81] Das Prinzip der multiplen Hormonproduktion innerhalb einer Drüse wurde ab den 1920er Jahren auch für viele andere Hormondrüsen festgestellt.

Zum anderen zeigten verschiedene Drüsenextrakte aber auch andere chemische Substanzen, die zur Kontrolle eingesetzt wurden, im experimentellen Setting zum Teil sich überschneidende physiologische Wirkungen, womit sich die Frage danach stellte, ob die experimentell erzeugten Wirkungen lediglich Artefakte der Versuchsanordnungen waren.[82] Dieser Umstand schmälerte zwar nicht die prinzipielle pharmakologische Einsetzbarkeit der jeweiligen

---

80 Vgl. Howell, 1898, 245–258.

81 Vgl. Kamm et al., 1928.

82 Ebenfalls im Jahr 1895 berichteten Oliver und Schäfer von der Beobachtung, dass Extrakte tierischer Hypophysen bei intravenöser Injektion einen markanten Anstieg des Blutdrucks bei Versuchstieren bewirkten. Dieser Anstieg erfolgte laut den Autoren zwar langsamer, hielt jedoch länger an, als der Anstieg bei Gabe von Nebennierenextrakt. Vgl. Oliver und Schäfer, 1895.

Stoffe, verdeutlichte jedoch, dass sich auf diese Weise nur schwer klare Aussagen über ihre physiologische Wirkung im Organismus generieren ließen.

Die Lehre von der inneren Sekretion, so das Fazit dieses Exkurses, etablierte sich in der Phase zwischen dem Ende des 19. und den ersten Dekaden des 20. Jahrhunderts im Zuge eines Wandels der Modi wissenschaftlichen Erkenntnisgewinns, bei dem die Grenzen zwischen Klinik und Laborexperiment verschwammen. Sie wurde dabei nicht nur zur Grundlage einer von manchen als naturheilkundlich gedeuteten Organextrakttherapie, sondern motivierte auch die chemische Gewinnung der in den Drüsen mit innerer Sekretion vermuteten körpereigenen Wirkstoffe, die man perspektivisch auch im Labor nachzubauen beabsichtigte. Obgleich die aktiven Substanzen der Drüsen lange ungreifbar blieben, manifestierte sich mit Ernest Starlings Konzept der Hormone schon kurz nach der Jahrhundertwende die Vision einer gezielten chemischen Kontrolle des Lebendigen, die über das Heilen von Krankheiten hinaus auch die Option auf Optimierung und willkürliche Transformation barg. Wie im nächsten Abschnitt gezeigt werden soll, stand der Aspekt der willkürlichen Transformation im Mittelpunkt der experimentellen Forschung, die nach der biochemischen Essenz von Weiblichkeit und Männlichkeit suchte und die sie schon bald gefunden zu haben glaubte. Es waren die Arbeiten des österreichischen Physiologen Eugen Steinach, die Maßgeblich zur Konzeption von explizit ›weiblichen‹ und ›männlichen‹ Sexualhormonen beigetragen haben. Steinachs Experimente knüpften dabei vergeschlechtlichte psychische Eigenschaften noch fester an die innere Sekretion, indem sie auf das andere Geschlecht übertragbar wurden.

Eugen Steinach und die Verpflanzung der vergeschlechtlichten Psyche

Die ersten sich explizit um die »innersekretorische Funktion der Keimdrüsen« drehenden Veröffentlichungen Eugen Steinachs stammen bereits aus dem Jahr 1910, so ein Artikel im Zentralblatt für Physiologie, sowie ein Vortrag auf dem 8. Internationalen Physiologen-Kongress in Wien.[83] Darin widerlegte er nicht nur die von ihm selbst lange vertretene These, die männlichen Keimdrüsen würden ihre Sexualfunktionen auf nervösem Wege ausüben, sondern auch die Annahme, die physiologischen Effekte der Hoden wären auf die

83 Vgl. Steinach, 1910. Für den Verweis auf den Vortrag siehe Fußnote in Steinach, 1912, 72.

darin enthaltenen Samenzellen zurückführbar. Durch präzise operative Aufbereitung konnte Steinach die Keimdrüsen von männlichen Versuchstieren gänzlich von Samenzellen befreien und beobachtete nach Wiedereinpflanzung so aufbereiteter Drüsen eine uneingeschränkte Ausprägung sämtlicher Geschlechtsmerkmale, weshalb er sich für die Existenz einer sekretorisch aktiven »im Hoden weitverzweigten inneren Drüse« aussprach.[84] In dieser Vorstellung vereinte die männliche Keimdrüse eine zweifache Funktion, die auf verschiedenartige Gewebe darin zurückgeführt wurde: Einerseits sollte es einen Samenzellen-produzierenden Anteil geben, der eine notwendige Voraussetzung für die Fortpflanzung darstellte, andererseits den Bereich mit innerer Sekretion, der für die Ausprägung sämtlicher physischer Geschlechtsmerkmale sowie des geschlechtstypischen Sexualverhaltens verantwortlich gemacht wurde. Da die meisten dieser geschlechtstypischen Merkmale sich während der Pubertät entwickeln würden, schlug Steinach vor, diesen Bereich der männlichen Keimdrüse »nach ihrer Wirkungssphäre ›*Pubertätsdrüse*‹ zu nennen [H. i. O.]«.[85] Diese funktionale Aufgabenteilung war nicht nur in physiologischer Hinsicht interessant, denn sie legte zudem nahe, dass Sexualität abseits von reiner Fortpflanzung existierte.[86]

Für das anschließend jahrzehntelang anhaltende Aufsehen in wissenschaftlichen Kreisen und speziell auch in der Öffentlichkeit sollte allerdings erst seine Veröffentlichung unter dem sperrigen Titel »Willkürliche Umwandlung von Säugetier-Männchen in Tiere mit ausgeprägt weiblichen Geschlechtscharakteren und weiblicher Psyche« aus dem Jahr 1912 sorgen. In nüchtern wissenschaftlichem Ton beschrieb Steinach darin wie ihm in zahlreichen Transplantationsexperimenten an Ratten und Meerschweinchen nichts minder gelungen war, als ursprünglich männliche Tiere nach frühzeitiger Kastration und anschließender Einpflanzung von Ovarien in von echten kaum unterscheidbare künstliche Weibchen zu verwandeln. Diese besaßen nach ihrer Verwandlung laut Steinachs Bericht nicht nur alle charakteristischen physischen Attribute weiblicher Tiere, wie entsprechende Skelett- und

84 Steinach, 1912, 72.

85 Steinach, 1912, 75.

86 Vgl. Stoff, 2004, 39. Siehe auch Walch, 2016, 85–87. Dieser Gedanke sollte später im Rahmen der Steinach'schen Verjüngungsoperationen zentral werden, da dabei zwar »befruchtungsunfähige, jedoch begattungsfähige männliche Wesen« entstanden. Heiko Stoff weist in diesem Zusammenhang auf die Entstehung einer »*konsumistischen* Sexualideologie [H. i. O.]« hin. Siehe Stoff, 2004, 81.

Gewichtsmerkmale, vollentwickelte Brustdrüsen, einen funktionsfähigen Geschlechtsapparat im Falle der zusätzlichen Einheilung der mittransplantierten weiblichen Organe, sowie eine Körperbehaarung, die anstatt »derb und echt fellartig« nun »glatt und seidenartig« gewesen sein soll.[87] Laut Steinach zeigten die »feminierten Tiere« nun auch ein eindeutiges sexuelles Interesse für Männchen der eigenen Spezies, während sie potenzielle weibliche Geschlechtspartnerinnen weitgehend ignorierten. Diese Experimente Eugen Steinachs waren von enormer Bedeutung für die Materialisierung geschlechtsspezifischer psychischer Eigenschaften in den Keimdrüsen, legten seine Ergebnisse doch nahe, dass mit den eingepflanzten Keimdrüsen auch ein geschlechtsspezifisches Verhalten auf ein anderes Lebewesen übertragen werden konnte. Obgleich Steinach in dieser Publikation noch kein einziges Mal den Begriff Hormon verwendete, war mit seiner Bestimmung der »Spezifität der Pubertätsdrüsenfunktion« der Grundstein für die Vorstellung von in diesen Drüsen vorhandenen männlichen und weiblichen Sexualhormonen und ihre diskursive Verknüpfung mit geschlechtsspezifischen psychischen Eigenschaften bereits gelegt.[88] Ganz konkret war es zunächst allerdings nur das auf das andere Geschlecht gerichtete Kopulationsverhalten von Nagetieren.

Dass mit den Keimdrüsen über das bloße Kopulationsverhalten hinaus auch weitere geschlechtsspezifische Wesensmerkmale übertragen werden konnten und dass seine Forschungsergebnisse auch auf Menschen übertragbar waren, deutete Steinach in seinem Vortrag zur »Feminierung von Männchen und Maskulierung von Weibchen« vor der »Versammlung deutscher Naturforscher und Ärzte aus Wien« im Jahr 1913 an. Angesichts des Publikums, das Steinach hier adressierte, kann der Vortrag als Rahmen für die Überführung speziellen Fachwissens in populäres Wissen im Sinne Ludwik Flecks betrachtet werden und markiert demnach den Transformationsschritt hin zu anschaulichen und gefestigten Aussagen, was im Folgenden auch überaus deutlich wird: Im Zuge der Aufzählung aller bei den ursprünglich weiblichen Tieren durch Transplantation der männlichen Pubertätsdrüse aufgetretenen Geschlechtsmerkmale, die er mit dem »Bild voll ausgeprägter Männlichkeit«[89] echter Männchen verglich, soll auch das Verhalten der maskulierten Weibchen einem typisch männlichen entsprochen haben:

87 Steinach, 1912, 101–102.

88 Steinach, 1912, 103.

89 Steinach, 1913, 718. Vgl. Walch, 2016, 104.

»Parallel mit der somatischen vollzieht sich die *psychosexuelle Wandlung. Die maskulierten Weibchen erhalten ausgeprägt männlichen Sexualtrieb* [...]. Normalen Männchen gegenüber benehmen sie sich mit männlicher Eigenart. Setzt man ein solches in ihren Käfig, so wittern sie sogleich den Rivalen, rüsten zum Angriff und setzen sich mutig zur Wehr. [H. i. O.]«[90]

Die künstlich verweiblichten Versuchstiere hätten dagegen »keinen männlichen Mut oder Rauflust« gezeigt.[91] Diese Tiere, so berichtete Steinach »sind eher feige und furchtsam, zeigen die ganz typischen weiblichen Reaktionen und Bewegungen«[92]. »[F]ast verblüffend« seien die Veränderungen des Verhaltens von feminierten Männchen gewesen, die gar den »*höchste[n] Grad weiblicher Eigenart* [H. i. O.]« erreicht hätten, sobald sie ihren Käfig mit Jungtieren teilten.[93] Dazu berichtete Steinach:

»*Sie nehmen die Jungen an, sie säugen* und *zeigen bei diesem komplizierten physiologischen Akt ein Wohlgefallen, eine Geduld, Haltung und Aufmerksamkeit, wie solches sonst nur bei normalen säugenden Weibchen zu beobachten ist.* Die umstimmte Kraft der weiblichen Pubertätsdrüsen hat aus dem ursprünglichen Männchen im Äußeren und im Wesen ein Weibchen, eine säugende, liebreich sorgende Mutter gemacht. [H. i. O.]«[94]

Mit seiner veranschaulichenden Rhetorik biologisierte Steinach tradierte kulturelle Vorstellungen vermeintlich typisch weiblicher und männlicher Verhaltensweisen. In Form populären Wissens erschienen Steinachs Forschungsergebnisse nun als naturwissenschaftlich gesicherte Fakten und suggerierten Allgemeingültigkeit. Allerdings legte Steinachs experimentelle Manipulation der Geschlechtlichkeit zugleich nahe, dass die anfängliche geschlechtliche Veranlagung eines Organismus nicht unumstößlich determiniert war: »Aus der Gesamtheit meiner Versuche erhellt, daß der Geschlechtscharakter nicht fixiert oder vorausbestimmt ist«[95], konstatierte Steinach.

Diese Vorstellung mag vielen seiner ZeitgenossInnen ungeheuerlich erschienen sein, barg sie doch neben dem rein wissenschaftlichen Erkennt-

90 Steinach, 1913, 723.
91 Steinach, 1913, 720. Vgl. Walch, 2016, 106.
92 Steinach, 1913, 720.
93 Steinach, 1913, 720.
94 Steinach, 1913, 721.
95 Steinach, 1913, 723.

nisgewinn auch weitreichende soziopolitische Implikationen. Steinachs Experimente erfolgten in einer Zeit der emanzipatorischen sowie sexualreformerischen Bewegungen. Diese beeinflussten seine Arbeit ebenso wie sie von ihnen beeinflusst wurden.[96] Das gilt beispielsweise für die Arbeiten des Sexualwissenschaftlers Magnus Hirschfeld, der zunächst noch abseits von Steinachs »Umwandlungsexperimenten« die sogenannte »Zwischenstufenlehre« entwickelte.[97] Dabei prägte er die Vorstellung, dass es einen kontinuierlichen Übergang zwischen den Idealtypen der ›Vollmänner‹ und ›Vollweiber‹ geben sollte.[98] Die meisten Individuen sollten sich jedoch irgendwo zwischen diesen beiden Extremen bewegen und seien somit Mischungen beider Geschlechter. Diese die strikte dichotome Geschlechterordnung erschütternde These Hirschfelds wurde in späteren Arbeiten von Eugen Steinach insofern bestätigt, als es im Laborversuch tatsächlich gelang, solche sexuellen Mischwesen – künstliche »Zwitter« – zu generieren, indem er Tieren ihre eigenen Geschlechtsdrüsen gänzlich entfernte und anschließend sowohl männliche als auch weibliche Drüsen implantierte.[99] Zwar dominierten bei den so erzeugten »Zwittern« die jeweils ihrem ursprünglichen Geschlecht entsprechenden sekundären Merkmale, bezüglich des »psychosexuellen Verhaltens« changierte ihre Partnerpräferenz jedoch zwischen einer längeren Phase männlicher und einer kürzeren »Periode weiblicher Erotisierung«.[100] An dieser Stelle ist es wichtig zu erwähnen, dass Steinach dennoch von einem Antagonismus der Hormone der Geschlechtsdrüsen ausging. Die These eines »Antagonismus der Sexualhormone« ergab sich aus Steinachs Beobachtungen, dass das Vorhandensein der eigenen Keimdrüsen oder auch nur ihrer Reste die Einheilung und Wirkung fremdgeschlechtlicher Keimdrüsen im Organismus verhinderte.[101] Die Ausbildung von fremdgeschlechtlichen körperlichen und psychischen Eigenschaften in den von ihm künstlich erzeugten Zwittern erklärte er sodann mit der »unterschiedliche[n] Menge der jeweils wuchernden Pubertätsdrüsensubstanz«, da die jeweils überwiegenden Sexualhormone eines der Geschlechter die Hormone des anderen im Hinblick auf eine Eigenschaft in

96 Vgl. Walch, 2016, 98–103.

97 Ein Beispiel für Hirschfelds Bezugnahme auf Steinach findet sich etwa in Hirschfeld, 1920, 612–613. Für eine Biographie Hirschfelds siehe Herzer, 2017. Zur Rezeptionsgeschichte von Magnus Hirschfelds Werk siehe Stoff, 2021a.

98 Vgl. Stoff, 2008, [24].

99 Steinach, 1916.

100 Steinach, 1916, 323.

101 Steinach, 1910. Siehe dazu auch in Steinach, 1916, 309.

antagonistischer Weise hemmen würden.[102] So hielt Steinach am Postulat der geschlechtlichen »Spezifität der Pubertätsdrüsenfunktion«[103] zwar fest, ging jedoch angesichts seiner Experimente davon aus, dass ein gleichzeitiges Vorkommen verschiedengeschlechtlicher Pubertätsdrüsenzellen und entsprechender Hormone in *einem* Körper auch ein natürliches Phänomen sein konnte. Dies, so Steinach, entstand »*als Folge einer unvollständigen Differenzierung der Keimstockanlage, während normale eingeschlechtliche Entwicklung durch die vollständig durchgreifende Differenzierung derselben zu einer männlichen oder weiblichen Pubertätsdrüse bedingt ist.* [H. i. O.]«[104] Diese folgenreiche Vermutung setzte Steinach sogleich in gesellschaftspolitischen Kontext und schrieb:

> »Aber die vorliegenden Ergebnisse genügen bereits vollkommen, um mit allem Nachdruck auf die dankbare Aufgabe hinzuweisen, die in medizinischer, soziologischer und juridischer Hinsicht gleich bedeutsame Kasuistik der *sexuellen Varietäten beim Menschen auf Grund der neuen biologischen Tatsachen zu beleuchten* und insbesondere die bezügliche Ätiologie aus ihrer verwickelten und nebelhaften Spur auf die *nunmehr eröffnete Bahn der objektiven Erklärung* zu geleiten. [H. i. O.]«[105]

Homosexualität sowie Hermaphroditismus bei Menschen, so Steinachs Appell, bedurften angesichts seiner Erkenntnisse einer grundlegenden Neuverhandlung, deckten sie sich doch mit Beobachtungen in der Medizin und Psychiatrie, dass als homosexuell eingestufte Personen oft nur zeitweise gleichgeschlechtliche Erotisierungstendenzen aufwiesen.[106] Die Analogie zwischen künstlich erzeugtem und natürlich vorkommendem »Zwittertum« belegte Steinach sodann in einer Publikation von 1920, in der er von »der Auffindung der zwittrigen Pubertätsdrüse« durch histologische Untersuchungen von Drüsengewebe von sich homosexuell verhaltenden Tieren und Menschen berichtete.[107] »Um die Beweiskette zu schließen,« konstatierte Steinach, »war das *Naturexperiment* erwünscht, bzw. die Auffindung der *natürlichen Zwitterdrüse beim homosexuell veranlagten Individuum.*«[108] Homosexualität und

102 Steinach, 1920, 22.
103 Steinach, 1916, 309.
104 Steinach, 1916, 330.
105 Steinach, 1916, 325.
106 Steinach, 1916, 326.
107 Steinach, 1920, 28.
108 Steinach, 1920, 26.

Hermaphroditismus konnten nun – zumindest in der Theorie – entpathologisiert und als seltene aber durchaus natürlich vorkommende und hormonell bedingte Phänomene gedeutet werden. Die nun experimentell nahegelegte Wandelbarkeit der Geschlechter, sowie daran gekoppelte operative Techniken legitimierten dabei zumindest in der Theorie die individuell gewählte Geschlechtsumwandlung im Sinne einer geschlechtlichen Selbstermächtigung. In der Praxis wurden sie allerdings überwiegend als neue ›Heilmethode‹ für die Beseitigung von trans- oder homosexueller Veranlagung eingesetzt, die kaum einer Entstigmatisierung diente, sondern vor allem auf geschlechtsdichotome Normierung ausgerichtet war.[109]

Tier- und Gedankenexperimente: Resonanz der Sexualhormonforschung in den 1920er Jahren

Die grundsätzliche Ambivalenz der wissenschaftlichen Erkenntnisse der Keimdrüsenforschung spiegelte sich auch in ihrer öffentlichen Resonanz wider. Während in sexualreformerischen Kreisen eine Tendenz zur Auflösung dichotomer Geschlechtermodelle begrüßt wurde,[110] dominierte in weiten Bereichen der Gesellschaft das alte Narrativ der sexuellen Abnormität und der Ruf nach einer Wiederherstellung der dichotomen Geschlechternorm.[111] So schrieb auch der seinerzeit vielgelesene Wissenschaftsjournalist und Hormon-Popularisierer Gerhard Venzmer:

> »Wenn die Unsicherheit in der Ausprägung eines eindeutigen Geschlechtscharakters stärker wird, so stellt sich, wie man es bei den hormonal bedingten Formen der Doppelgeschlechtlichkeit erlebt, gar leicht der Eindruck des Krankhaften ein; die Natur will nun einmal keine Halbheiten, denn auf der größtmöglichen Entwicklung vollmännlicher und vollweiblicher Eigenschaften ruht die Sicherheit für die Erhaltung der Art. Eine Tatsache, die dem Volk rein gefühlsmäßig längst bekannt ist, wie jenes alte Wort es besagt: ›Mädchen, die flöten, und Hennen, die krähn, soll man beizeiten die Hälse umdrehn‹. [sic!]«[112]

109 Vgl. Mildenberger, 2002.

110 Vgl. Walch und Stoff, 2019, 100–101.

111 Vgl. Brandes, 1920, 636.

112 Venzmer, 1933, 51.

Abseits von normalisierenden und stigmatisierenden Narrativen wurden die Ergebnisse der Forschung rund um die innere Sekretion der Keimdrüsen auch im Rahmen von Disziplinierungsdiskursen von heteronormativem Sexualverhalten aufgegriffen und popularisiert. Nicht zuletzt wurden dabei auch die Implikationen der Sexualhormonlehre für vermeintliche psychische Geschlechterunterschiede thematisiert und teils kreativ erweitert. Diese Prozesse der Popularisierung – oder mit Fleck gesprochen: die Prozesse der inter- und intrakollektiven Gedankenwanderung – spielten eine entscheidende Rolle bei der Überführung psychoendokrinologischen Wissens in den Bereich allgemein anerkannter Fakten und seiner Vermischung mit Vorstellungen aus soziohistorisch spezifischen populären Wissensbeständen.

Ein recht anschauliches Beispiel dafür liefert ein Vortrag des Wiener Mediziners und Psychoanalytikers Rudolf Urbantschitsch (1879–1964), den er im Mai 1922 »in der philosophischen Gesellschaft der Universität Wiens« hielt und in dem er seinem akademischen Publikum von einer »revolutionären Änderung« des »biologischen Denkens« berichtete.[113] Die Lehre von der inneren Sekretion, deren Faszination längst »den Kreis der Fachleute weit überschritten« und »auch Laien ergriffen« habe, sei für das nicht-medizinische Publikum, zu dem Urbantschitsch sprach, von besonderem Interesse, würden durch ihre neuen Theorien doch »wichtige Kapitel der Philosophie, unter anderen das Problem der Willensfreiheit«, sowie das menschliche »Seelenleben« im Allgemeinen angesprochen und in ein neues Licht gesetzt.[114] Neben einem Überblick über den Stand der Forschung auf diesem Gebiet, bei dem er den Keimdrüsen besonders viel Aufmerksamkeit schenkte, war es Urbantschitsch wichtig, auf »einige Nutzanwendungen« der neuen Lehre von den Hormonen aufmerksam zu machen, wofür er offen zugab »das Gebiet der reinen Spekulation« zu betreten.[115] Konkret ging es Urbantschitsch darum, seinem Publikum einerseits eigene Überlegungen zu den in den 1920er Jahren noch weitgehend unbekannten Wirkmechanismen der Hormone zu unterbreiten. Er begründete dies ganz selbstbewusst mit der »Überzeugung, daß die großen Erkenntnisse der Wissenschaften nur zu oft ihre Entstehung den geheimen Quellen zufälliger Anregung verdanken« würden.[116] Andererseits entwickelte Urbantschitsch aus seinen mechanistischen Überlegungen heraus ganz

113 Urbantschitsch, 1922, 3.
114 Urbantschitsch, 1922, 3.
115 Urbantschitsch, 1922, 32.
116 Urbantschitsch, 1922, 32.

konkrete Empfehlungen für den Umgang mit dem eigenen Hormonhaushalt. Dieser bedurfte angesichts der von ihm erläuterten geschlechtsspezifischen Funktionsweise einer disziplinierten und bewussten Handhabung.

> »Unser ganzer Körper, unser Gehirn mit all seinen ererbten und erworbenen Bahnen, die in ihren zahllosen Verbindungen und Kombinationen die ganze Gedankenrichtung und so die Eigenart des Menschen ausmachen, ist gleichsam eine ungeheuer komplizierte Zellenmaschine, die nicht arbeiten und funktionieren kann ohne Triebstoff, ohne Antrieb und ohne Ölung. Der Triebstoff der Organismen ist die Nahrung, der Antrieb die Nerven, die Ölung (für alle Zellen inklusive Nervenzellen) die Hormone.«[117]

Hormone waren in Urbantschitschs Modell zur Aktivierung von jeglicher Zelltätigkeit notwendige Stoffe. Ihre Menge im Organismus sollte darüber entscheiden, ob ein Mensch lediglich vor sich hin vegetierte oder zu emotionalen Regungen, geistiger Aktivität und schöpferischer Tätigkeit in der Lage war.[118] Als Psychoanalytiker rückte Urbantschitsch die Sexualhormone als Regulatoren des Sexualtriebes in den Mittelpunkt der gesamten Entwicklung eines Menschen und behauptete, »daß nicht nur das Gefühls- und Empfindungsleben, sondern auch künstlerische Neigungen, ethische und ästhetische Einstellungen bloß losgelöste, selbstständig gewordene Glieder des ursprünglichen Sexualtriebes geworden sind«.[119]

> »Je weniger unsere Zellen von Hormonen bespült werden, desto träger, kraftloser, unfähiger zur Arbeit werden sie. So verkümmern die Gehirnzellen, die nicht ausgenützt, die Muskelzellen, die nicht betätigt werden. Je mehr jedoch unsere Zellen durch Hormone belebt werden, desto energischer betätigen sie sich. [...] Das ganze Spiel unserer Gehirnzellenerregungen formt so eine Fülle neuer Gedanken und Ideen.«[120]

In Urbantschitschs metaphorischer Ausführung wird deutlich, wie alte Konzeptionen der Funktionsweise des Organismus in den ersten Dekaden des 20. Jahrhunderts mit der neuen Vorstellung einer chemischen Regulation durch Hormone verflochten wurden. Der Organismus als solidarischer Zellenstaat

117 Urbantschitsch, 1922, 32–33. Vgl. Martynkewicz, 2013, 219–220.

118 Vgl. Urbantschitsch, 1922, 34.

119 Urbantschitsch, 1922, 38.

120 Urbantschitsch, 1922, 33–34.

– eine Metapher und ein physiologisches Konzept, das maßgeblich auf Rudolf Virchow zur Mitte des 19. Jahrhunderts zurückgeht[121] – unterhielt seine Funktionen in diesem Narrativ weiterhin auf dem Wege der Reizübertragung durch die Nerven. Die »Triebstoffe« verwiesen dabei auf die Vorstellung der notwendigen Zuführung von Energie, um die von dem Historiker Philipp Sarasin so anschaulich als »reizbare Maschinen« beschriebenen Körper, nach dem gleichen Prinzip wie auch schon im 18. und 19. Jahrhundert am Leben zu erhalten.[122] Mit den Hormonen – so legt das metaphorische Bild nahe – bekam die verrostete Nervenmaschine des 19. Jahrhunderts allerdings einen neuen Schmierstoff, der ebenso geschmeidigere[123] Betriebsabläufe versprach, wie er eine sorgsame Wartungsarbeit und einen generell disziplinierten Umgang erforderte. So konnte die Hormonproduktion laut Urbantschitsch zwar sowohl künstlich, so beispielsweise »durch Röntgenbestrahlung, [...] Medikamente oder Gifte wie Alkohol«, als auch natürlich, so durch »Farbspiele, Musik, Gerüche« stimuliert werden.[124] Eine Überstimulation führte jedoch unweigerlich zur Abstumpfung und einem anhaltenden »Erschöpfungszustand« der hormonproduzierenden Zellen, was insbesondere im Falle der »hormonalen Sexualnerven und Drüsen« häufig durch maßlose Betätigung erfolgen würde: »Blasiertheit, Langeweile, Lebensüberdruß und Impotenz sind die notwendigen Begleiterscheinungen davon«[125], konstatierte Urbantschitsch.

Urbantschitsch, in der Terminologie Ludwik Flecks kein spezieller, sondern höchstens allgemeiner Fachmann auf dem Gebiet der Psychoendokrinologie, sprach in diesem Vortrag zu einem zwar akademischen, bezüglich der Psychoendokrinologie jedoch lediglich gebildet-dilettantischen Publikum und damit zu Angehörigen des exoterischen Kreises der wissenschaftlichen Denkgemeinschaft. Ungeachtet des in den 1920er Jahren noch sehr beschränkten und experimentell kaum gesicherten Kenntnisstandes bezüglich der Bedeutung der inneren Sekretion für die menschliche Psyche erscheinen die Behauptungen Urbantschitschs hier als längst von umstrittenen Meinungen Einzelner gelöstes allgemeingültiges Wissen und somit als Handbuchwissen

121 Siehe dazu ausführlich in Johach, 2008; Sander, 2012.

122 Vgl. Sarasin, 2001.

123 Unter Hormoneinfluss waren Zellen, so Urbantschitsch, »wie weiches Wachs« Vgl. Urbantschitsch, 1922, 40.

124 Urbantschitsch, 1922, 36–37.

125 Urbantschitsch, 1922, 42.

im Fleck'schen Sinne, das sich in der Phase der Transformation zu populärem Wissen befindet. Dieser Transformationsschritt lässt sich dabei an Urbantschitschs rhetorischer Veranschaulichung der ohnehin als weitgehend gefestigt erscheinenden Aussagen ablesen: Indem er auf bereits bekannte und längst etablierte Konzepte wie das mechanische Reiz-Reaktions-Schema oder die Zellularpathologie zurückgriff und diese um das neue Konzept der Hormone erweiterte, knüpfte er an bereits etablierte populäre Wissensbestände an und verlieh den neuen Komponenten des Wissens eine auch für das Laienpublikum erhellende Veranschaulichung. Die bereits längst in populäres Wissen überführten Vorstellungen vom Gehirn als Entstehungsort geistiger Tätigkeit und emotionaler Empfindungen und zugleich einer störungsanfälligen ›Zellenmaschine‹ bilden den Anschlusspunkt für die Popularisierung neuen Wissens über Hormone. Nicht zuletzt erfolgt hier auch die Verknüpfung der psychoendokrinen Theorie mit ebenfalls im gegebenen soziohistorischen Kontext populären respektive gesellschaftlich tradierten wertgeladenen Vorstellungen, wie der Annahme gesundheitsschädlicher Folgen durch übermäßige Stimulation der Sexualhormonzellen, die auch als Anschluss an die Trope der krankmachenden Masturbation gelesen werden kann. Mit der Terminologie Ludwik Flecks entstammen solche Ideen Urbantschitschs dem populären Wissen oder auch der allgemeinen Weltanschauung, die auf diese Weise auf den esoterischen Kreis der Fachwissenschaft zurückwirkt.

Urbantschitschs Vortrag enthält zudem eine weitere aus wissenshistorischer Sicht interessante Komponente: Abseits des Appels zur maßvollen Reizung der Sexualhormonproduktion erklärte der Arzt und Psychoanalytiker, dass es einen gravierenden geschlechtsspezifischen Unterschied der Hormonproduktionsmechanismen im Kontext des Geschlechtsverkehrs gebe. Während die Sexualhormone bei Männern nach erfolgter Ejakulation zunächst an den Ort »der gesteigerten Ersatzbildung neuer Samenzellen« abgezogen und entsprechend im restlichen Organismus fehlen würden, stimuliere sexuelle Betätigung bei Frauen eine gesteigerte Sexualhormonproduktion.[126] Aus diesem Umstand erkläre sich auch, dass Männer nach dem Geschlechtsakt einer tendenziellen Gleichgültigkeit gegenüber ihrer Partnerin verfallen würden, wohingegen bei Frauen »[d]as wirklich bewußte tiefe Liebesempfinden [...] erst *nach* geschlechtlicher Betätigung [H. i. O.]« eintreten würde »so daß sie als die stärkste Kette der weiblichen Treue zum befriedigenden Erreger ihrer

126 Urbantschitsch, 1922, 41.

Hormone anzusehen« sei.[127] So zeichnet sich an dieser Stelle ab, wie sich das Konzept der ›Liebe‹ im Sinne eines Zugehörigkeitsgefühls und der ›Liebe‹ im Sinne von Erotisierung im Kontext der geschlechtsspezifischen Konstruktion der Sexualhormone auszudifferenzieren begann. Liebe abseits sexueller Erotisierung war in solchen Narrativen ein naturgemäß weibliches Phänomen und steigerte sich mit der Menge an weiblichen Sexualhormonen. Diese sich abzeichnende Differenzierung markiert einen weiteren Schritt in Richtung der Naturalisierung und Hormonisierung einer längst als genuin weiblich definierten Eigenschaft: der Mutterliebe. Eugen Steinach hatte im Rahmen seiner Keimdrüsentransplantationen bereits Mitte der 1910er Jahre berichtet, künstlich verweiblichte Ratten seien nicht nur »weiblich ›erotisiert‹«, sondern bildeten auch Milchdrüsen aus und zeigten »die Neigung, Junge zu säugen und zu betreuen.«[128] Für Steinach selbst war diese Beobachtung lediglich einer von vielen Aspekten, die seine These einer hormonellen Bedingtheit weiblicher physischer wie psychischer Eigenschaften stützten und dem er keine besondere Beachtung schenkte. Der Diskurs um den hormonellen Mutterinstinkt oder auch Mutterliebe entwickelte sich erst gegen Ende der 1920er Jahre und verdichtete sich im Überschneidungsbereich zwischen der sich ausdifferenzierenden und zunehmend tierexperimentell forschenden Gynäkologie, der pharmaindustriellen Verfügbarmachung immer neuer Hormonpräparate und nicht zuletzt der populärwissenschaftlichen Berichterstattung über die Entwicklungen innerhalb der Endokrinologie.

Die biochemische Verfügbarmachung von ›männlichen‹ und ›weiblichen‹ Hormonen

Als Rudolf Virchow, der einflussreiche deutsche Mediziner und Begründer der sogenannten »Zellularpathologie«, Mitte des 19. Jahrhunderts den anschließend vielzitierten Satz formulierte: »*Das Weib ist eben Weib nur durch seine Generationsdrüse* [H. i. O.]«[129], dachte er mit Sicherheit nicht an die Wirkungen von Hormonen, da dieses Konzept damals noch nicht etabliert war. Und doch sprach er ein Dogma aus, das – wie im vorangehenden Kapitel dargelegt wurde – auch die frühen endokrinologischen Diskurse des 20. Jahrhunderts

127 Urbantschitsch, 1922, 43.

128 Boruttau, 1917, 1456.

129 Virchow, 1856, 747. ›Generationsdrüse‹ war die im 19. Jahrhundert gängige Bezeichnung für Keimdrüsen.

bestimmen sollte. Vorstellungen einer an die Keimdrüsen gekoppelten Geschlechterdichotomie durchzogen bereits die medizinischen Diskurse des 18. Jahrhunderts. Mit den Arbeiten Eugen Steinachs und der Vorstellung von je einem geschlechtsspezifischen Sexualhormon konkretisierte sich das binäre Modell der psychophysischen Wirkungen der Keimdrüsen zu Beginn des 20. Jahrhunderts. Der Umstand, dass die Existenz von Zwischengeschlechtern und nicht binärem Sexualverhalten ebenso mit Steinachs Konzepten erklärbar wurde, erfuhr dabei eine Marginalisierung. Mit dieser Konkretisierung eröffneten sich neue Möglichkeiten des intervenierenden und normalisierenden Zugriffs auf das Geschlecht. Als allen anderen übergeordnete Drüsen dominierten die Keimdrüsen in der Logik der Hormonlehre der ersten zwei Dekaden des 20. Jahrhunderts zudem das gesamte psychophysische Geschehen eines Individuums. So schrieb auch der dänische Endokrinologe Knud Sand, der sich ähnlich wie Steinach auf die Erforschung der Keimdrüsen spezialisiert hatte, im Jahr 1923:

> »[...] no one doubts [...] that the gonads as endocrine glands manifest hegemony and have strange power over the organism through their hormones alone. All of the fundamental research on transplantations, experimental hermaphroditism etc., have fully shown this.«[130]

Auch das Bild des ewigen Kampfes der Geschlechter manifestierte sich mit der These eines »Antagonismus der Sexualhormone«[131], wie sie Eugen Steinach in den 1910er Jahren hervorgebracht hatte, zunächst auch auf der chemischen Ebene. Diese Vorstellung von sich gegenseitig ausschließenden und kompetitiv wirkenden ›männlichen‹ und ›weiblichen‹ hormonellen Wirkstoffen untergruben zu Beginn der 1920er Jahre allerdings die Arbeiten des österreichischen Gynäkologen Otfried Fellner, dem es gelungen war, das Wachstum des Uterus kastrierter Weibchen durch Behandlung mit Hodenextrakt zu erzielen.[132] Die endgültige Anerkennung des natürlichen Vorhandenseins von gegengeschlechtlichem Hormon in eindeutig als männlich oder weiblich klassifizierten Individuen erfolgte jedoch erst Mitte der 1930er Jahre, als der deutsch-israelische Gynäkologe Bernhard Zondek große Mengen an Östrogenen – und damit eigentlich ›weiblichen‹ – Hormonen im Urin von Hengsten identifiziert

---

130 Sand, 1923, 299. Siehe auch Rechter, 1997, [viii].

131 Steinach, 1916, 309–310.

132 Vgl. Fellner, 1921, 207.

und diese Ergebnisse in der renommierten Zeitschrift *Nature* publiziert hatte.[133]

Am gesellschaftlichen Festhalten an der hormonellen Geschlechterdichotomie konnte aber auch dies nur geringfügig rütteln. So verfolgte die in den 1920er Jahren anlaufende und stetig wachsende pharmaindustrielle Erforschung der Keimdrüsenwirkstoffe auch weiterhin die Isolierung und Synthese von ›weiblichen‹ und ›männlichen‹ Sexualhormonen.[134] Was dabei herauskam, waren gleich mehrere ›weibliche‹ Hormone, die jeweils unterschiedliche physiologische Wirkungen zeigten und den verschiedenen Phasen des weiblichen Sexualzyklus zugeordnet wurden.[135] Während die Erforschung der nun im Plural zu nennenden ›weiblichen‹ Sexualhormone das Bild der endokrinen Funktionen bei Frauen zunehmend differenzierte und auch die Produktion einer ganzen Reihe pharmazeutischer Präparate ermöglichte, behielt ›*das* männliche Hormon‹ bis 1935 seinen alleinigen Status und widersetzte sich zunächst der pharmaindustriellen Verfügbarmachung. Im Jahr 1934 las man in den Forschungsberichten Fritz Laquers zur inneren Sekretion noch:

> »Über die unmittelbaren Wirkungen, die das reine männliche Sexualhormon entfaltet, ist nichts bekannt. Das bisher zur Verfügung stehende Material reichte für pharmakologische Versuche nicht aus […]. Man ist daher bei der Erforschung der Funktionen, die das männliche Sexualhormon außer der bereits ausführlich besprochenen Aufrechterhaltung der sekundären Geschlechtsmerkmale ausübt, im Wesentlichen [sic!] wieder auf Extirpationsversuche angewiesen.«[136]

Die physiologische Erforschung der Keimdrüsenhormone in den 1920er Jahren und weit in die 1930er Jahre hinein konzentrierte sich somit hauptsächlich auf die ›weiblichen‹ Sexualhormone. Dabei fand die bereits dargelegte asymmetrische Medikalisierung der weiblichen Physis und Psyche auch in der pharmaindustriellen Auseinandersetzung mit den Hormonen der weiblichen Keimdrüsen ihre logische Fortsetzung. Mit verschiedenen Präparaten, wie

133 Vgl. Zondek, 1934. Siehe dazu auch Ratmoko, 2010, 27.

134 Vgl. Ratmoko, 2010, 28.

135 Vgl. Berblinger, 1936, 46.

136 Laquer, 1934, 272.

den Keimdrüsenextrakten *Ago-* und *Sistomensin*[137] (1918), dem *Prokliman*[138] (1927) oder dem synthetischen Hormonpräparat *Ovocyclin*[139] (1937) wurde nun ein breites Feld an Indikationen adressiert. Die Indikationen reichten von Unfruchtbarkeit, über zu starke oder zu schwache Blutungen, bis hin zu klimakterischen Beschwerden und stabilisierten das Bild der fragilen und krankheitsanfälligen Frau.

Die Dichotomie der Geschlechtshormone zeigte also eine enorme Persistenz. Mitte der 1920er Jahre bahnte sich jedoch eine tiefgreifende Verschiebung innerhalb hormoneller Wirkungsmodelle an. Sexualhormone, die bis dahin als übergeordnete Regulationsinstanzen im Organismus betrachtet wurden, mussten ihre regulatorische Vormachtstellung an die Hormone der Hirnanhangdrüse abgeben, womit sich auch neue Implikationen für vergeschlechtlichte Hormon-Psyche-Zusammenhänge ergaben. Allem voran waren es die physiologischen Experimente mit Ovarialextrakten und die Entwicklung einer Schwangerschaftsfrüherkennungsreaktion durch die beiden Gynäkologen Selmar Aschheim und Bernhard Zondek, die diese Verschiebung markierten. Sie bildeten einen fruchtbaren Boden für neue Verknüpfungen im Diskurs um Hormone und Psyche. Mütterlichkeit, die dem naturalisierten weiblichen Geschlechtscharakter des 19. Jahrhunderts bereits immanent war, erhielt in der ersten Hälfte des 20. Jahrhunderts eine hormonelle Entsprechung: Im Hirnanhangdrüsen-Hormon Prolaktin materialisierte sich Mütterlichkeit als hormonell gesteuertes instinktives Verhalten. Als Ausgangspunkt der Hormonisierung des Mutterinstinkts soll in den folgenden Ausführungen zunächst der Eintritt eines Hypophysenvorderlappen-Hormons in Erklärungsmodelle der weiblichen Geschlechtsfunktionen skizziert werden.

Die Hypophyse wird zur »master gland«[140]

Im Juli 1928 erschien in der *Klinischen Wochenschrift* ein Artikel zweier Gynäkologen von der Charité Berlin mit dem Titel »Die Schwangerschaftsdiagnose aus dem Harn durch Nachweis des Hypophysenvorderlappenhormons«. Darin wurde ausführlich beschrieben, wie mit Hilfe einer tierexperimentellen Anordnung eine nahezu fehlerfreie Aussage über eine mögliche Schwangerschaft

137 Vgl. Ratmoko, 2010, 68–90.

138 Vgl. Ratmoko, 2010, 119–141.

139 Vgl. Ratmoko, 2010, 234–240.

140 Kreier und Swaab, 2010, 338.

bereits in den ersten Wochen nach der Befruchtung gemacht werden konnte.[141] Als Hinweis auf das Vorliegen der Gravidität diente ein Hormon, das laut den beiden Autoren im Vorderlappen der Hirnanhangdrüse gebildet und im Urin schwangerer Frauen in großen Mengen vorhanden sein sollte.[142] Die Bestimmung dieser Substanz sollte stets an fünf sexuell unreifen weiblichen Mäusen erfolgen, denen am Morgen gewonnener Urin von Frauen mit Verdacht auf Schwangerschaft injiziert wurde und die nach etwa 100 Stunden getötet und obduziert wurden.[143] Die mikroskopische Untersuchung der Ovarien der Mäuse sollte sodann Aufschluss darüber geben, ob eine Schwangerschaft vorlag, da sie im Falle der Gravidität der Urinspenderin spezifische morphologische Veränderungen zeigten.[144] Die nach den beiden Gynäkologen Selmar Aschheim und Bernhard Zondek benannte Reaktion brachte enorme Vorteile gegenüber den bis dahin existierenden schwangerschaftsdiagnostischen Methoden, die sehr unzuverlässig waren und eine Gravidität erst in fortgeschrittenem Stadium anzuzeigen vermochten.[145]

Wie aber gelangte man zu der Annahme, dass eine in der Hypophyse gebildete Substanz in funktionalem Zusammenhang mit den Ovarien stehen konnte? Hatte man doch in den 1920er Jahren bereits ein direkt durch die Ovarien produziertes Hormon, das man als »Ovarialhormon« oder »Follikulin« bezeichnete, chemisch zu gewinnen gelernt und gezeigt, dass sich damit die Reifung der Sexualorgane von noch jungen Versuchstieren künstlich herbeiführen ließ.[146] Im Rahmen ihrer Untersuchungen zur »sexuellen Frühreife« an Tieren waren Zondek und Aschheim bereits in der ersten Hälfte der 1920er Jahre auf ein für sie erstaunliches Phänomen gestoßen: Die Anwendung des weiblichen Sexualhormons bei geschlechtlich unreifen weiblichen Tieren rief zwar eine künstliche Reifung von Gebärmutter und Vagina hervor, paradoxerweise jedoch nicht der Eierstöcke, woraus die beiden Gynäkologen folgerten,

141 Vgl. Aschheim und Zondek, 1928. Die hier publizierten Ergebnisse wurden von Aschheim und Zondek bereits ein Jahr zuvor bei der 20. Tagung der Deutschen Gesellschaft für Gynäkologie in Bonn vorgestellt. Vgl. Jüttemann, 2020, 39.

142 Später stellte sich allerdings heraus, dass es nicht nur das Hypophysen-Hormon war, das bei Schwangerschaft im Urin nachgewiesen werden konnte, sondern auch ein Hormon, das in der Plazenta gebildet wurde – das sogenannte Choriongonadotropin. Vgl. Jüttemann, 2020, 41.

143 Vgl. Aschheim und Zondek, 1928, 1410.

144 Vgl. Aschheim und Zondek, 1928, 1410.

145 Vgl. Jüttemann, 2020, 36.

146 Vgl. Aschheim und Zondek, 1928, 1405.

»daß nämlich das Ovarialhormon selbst die Funktion des Ovariums nicht in Gang bringen kann.«[147] Diese Feststellung war durchaus folgenreich, legte sie doch nahe, dass das weibliche Sexualhormon nicht die alleinige Kontrolle über die Geschlechtsfunktionen hatte. Es schien, als müsste es seinerseits von einer anderen Instanz aktiviert werden, sodass »der Impuls für das Ovarium [...] außerhalb des Eierstocks gesucht werden« musste.[148] Solch eine Suche nach physiologischen Wirkungen gestaltete sich recht aufwendig und bestand in der systematischen Implantation unterschiedlicher Gewebeteile und Drüsen in zahllose Versuchstiere, in der Hoffnung, die erwünschten Wirkungen erzielen, das sie auslösende Element lokalisieren und bestenfalls isolieren zu können. Im Fall der ovariellen Reifung gelang die physiologische Aktivierung schließlich durch die Transplantation von Hypophysenvorderlappen-Gewebe beliebiger Herkunft: Egal ob das Hirnanhangdrüsen-Gewebe »von Mensch oder Tier, aus einem männlichen oder weiblichen Organismus« stammte, erst die darin enthaltene Substanz oder Substanzen vermochten den Eierstock zur Produktion des Sexualhormons zu bringen, das somit erst »sekundär die Brunstwirkung in Uterus und Scheide« veranlasste.[149]

Obgleich in anderen Publikationen bereits vor Zondek und Aschheim auf gewisse Zusammenhänge zwischen der Hypophyse und dem weiblichen Geschlechtsapparat hingewiesen wurde,[150] hatten die in den 1920er Jahren postulierten Erkenntnisse über den regulierenden Einfluss der Hypophysenvorderlappen-Hormone auf die weiblichen Sexualfunktionen eine weitreichende Transformation des hormonellen Wirkungsmodells zur Folge. Die winzig kleine im Gehirn lokalisierte Hormondrüse und speziell ihr Vorderlappen wurde nun als »Motor des Sexualapparates«[151] definiert, und die Hypophyse übernahm die Rolle der allen anderen Drüsen übergeordneten »master gland«.[152]

147 Aschheim und Zondek, 1928, 1405.

148 Aschheim und Zondek, 1928, 1405.

149 Aschheim und Zondek, 1928, 1405.

150 Vgl. Laquer, 1928, 67–68.

151 Zondek, 1929, 426. Zondek definierte die Hormone des Hypophysenvorderlappens infolge als »*die übergeordneten, allgemeinen geschlechtsunspezifischen Sexualhormone* [H. i. O.]«. Zondek, 1931a, 140. Vgl. Malich, 2017, 153.

152 Vgl. Kreier und Swaab, 2010, 338; Rechter, 1997, 118.

Abb. 1: Populärwissenschaftliche Darstellung der Funktion der Hypophyse »als Anlasser für die Geschlechtshormone«. (Venzmer, 1933, 77)

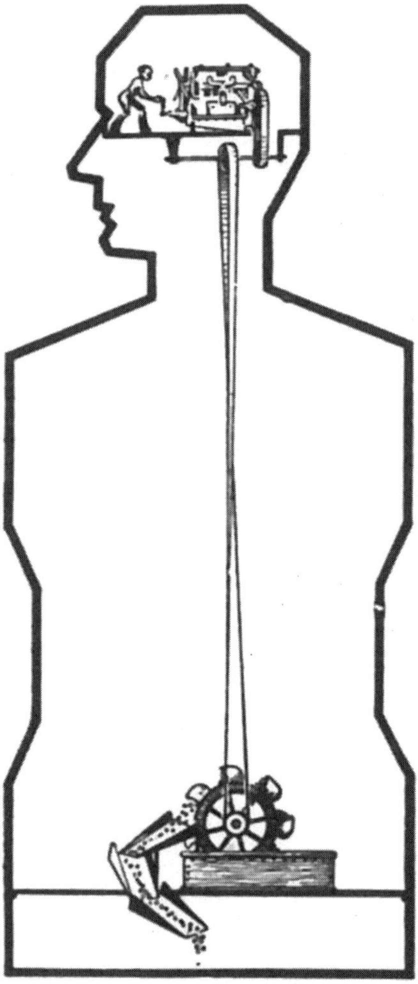

Indirekt wirkten sich die Arbeiten von Aschheim und Zondek auch auf Vorstellungen der hormonellen Beeinflussung psychischer Vorgänge aus – allerdings auf eine etwas überraschende Art und Weise. Der Historikerin

Lisa Malich zufolge blieb die diskursive Hormonisierung im Sinne einer Integration hormoneller Argumentationsmuster in Bezug auf die Psyche von Schwangeren zunächst aus – und das trotz dieser neuen hormonbasierten Technologie und des Umstands, dass die Wirkungen des Hypophysen-Hormons dadurch auch diagnostisch »zu einem zentralen Definitionselement von Schwangerschaft« avancierte.[153] Stattdessen – und dies ist ein Aspekt, der bislang noch nicht wissenshistorisch bearbeitet wurde – bildeten sie die Basis für eine hormonelle Materialisierung des Mutterinstinkts und damit für einen Diskursstrang, der sich zunächst abseits von Schwangerschaftsdiskursen bewegte. Ihre Materialisierung ging aus der an die Arbeiten von Aschheim und Zondek anknüpfenden Erforschung der Wirkungen von Hypophysenvorderlappen-Hormonen hervor. Das Experimentalsystem dieser Forschung war nicht auf die Untersuchung von psychischen Effekten ausgelegt. Vielmehr wurden Aussagen über Hormon-Psyche-Zusammenhänge am Rande der eigentlichen Forschung gemacht. Dabei verbanden sich althergebrachte kulturelle Konstruktionen von Mütterlichkeit als instinktives Gefühls- und Verhaltensmuster von Frauen, ein Trend zur Übertragung tierexperimenteller Verhaltensbeobachtungen auf Menschen mit der sich stark verbreitenden generellen Ansicht, dass Hormone einen enormen regulatorischen Einfluss auf psychische Phänomene und speziell auch reproduktives Verhalten hätten.

Ausgehend von einer Publikation des deutschen Endokrinologen Karl Ehrhardt aus dem Jahr 1929 und ihrer anschließenden populären Rezeption soll in den folgenden Abschnitten gezeigt werden, wie aus einer Bemerkung am Rande einer umfassenden Studie zur Optimierung der Aschheim-Zondek'schen Schwangerschaftsreaktion ein Diskursstrang entstand, der sich über mehrere Jahrzehnte in populärwissenschaftlichen Abhandlungen hielt. Die einmalige Beobachtung einer Interaktion zwischen zwei Versuchstieren, die Ehrhardt als Beispiel für einen hormonell ausgelösten Mutterinstinkt gedeutet und zudem

153 Malich, 2017, 155. Lisa Malich spricht von einem zeitlich versetzten »Einzug der Hormone« in populäre Diskurse um psychische Veränderungen während der Schwangerschaft, in denen zunächst das ältere Konzept nervöser Verstimmung fortbestand, das erst allmählich durch endokrinologisch fundierte Vorstellungen abgelöst wurde. Gründe dafür sieht Malich in der Komplexität polyhormonaler Erklärungsansätze, die für Alltagsdiskurse wenig anschlussfähig waren, sowie die Kopplung der Etablierung von Erklärungsschemata an medizinische Praktiken und Technologien, die im Falle der Schwangerschaft mit wenigen Ausnahmen erst seit den 1950er Jahren breite Anwendung fanden. Malich, 2017, 155.

photographisch festgehalten hatte, sollte den Ausgangspunkt einer Gedankenwanderung bilden, an deren Ende die vermeintlich wissenschaftlich gesicherte Gewissheit über den essenziellen Ursprung von ›Mutterliebe‹ und weiblichem Fürsorgeverhalten in Hormonen stand – eine Gewissheit, die ungeachtet wechselnder hormoneller Erklärungsmodelle auch heutige wissenschaftliche wie alltägliche Diskurse um Mutter-Kind-Beziehungen bestimmt.

2.3 Zur Hormonisierung des Mutterinstinkts

Von Affen und Meerschweinchen I: Karl Ehrhardts Rhesusäffin mit Mutterinstinkt

Enorm zuverlässig und bereits in sehr frühen Stadien der Schwangerschaft einsetzbar, hatte der von Aschheim und Zondek entwickelte Schwangerschaftstest doch einige Unzulänglichkeiten, die ihn für einen breiten Einsatz zunächst ungeeignet machten. Die hohe Anzahl an benötigten Versuchstieren überstieg die Möglichkeiten und das Budget der meisten gynäkologischen Abteilungen. Ebenso erwies sich die Dauer von rund 5 Tagen bis zum Ergebnis des Tests in dringenden Fällen als zu lang. Entsprechend konzentrierte sich die Folgeforschung Ende der 1920er Jahre neben der Überprüfung der neuen diagnostischen Methode auf die Optimierung und Beschleunigung des Testverfahrens.[154]

Eine Reihe ebensolcher Studien wurden auch an der Universitäts-Frauenklinik in Frankfurt a.M. unter der Leitung des Mediziners und Endokrinologen Karl Ehrhardt (1895–1993)[155] unternommen. In der Oktober-Ausgabe der *Kli-*

---

154 Bereits 1929 konnte die Dauer des Schwangerschaftsnachweises durch den Einsatz von Kaninchen als Versuchstiere auf 2 Tage verkürzt werden (Friedmann'sche Reaktion). Später setzte man Krallenfrösche zur Indikation einer Schwangerschaft ein, was den Einsatz der Tests unkomplizierter und kostengünstiger machte und die Reaktion nochmals beschleunigte. Immunologische Schwangerschaftstests, wie sie heute in weiterentwickelter Form eingesetzt werden, verbreiteten sich erst in den 1960er Jahren. Vgl. Jüttemann, 2020, 42–43.

155 Vgl. Czarnowski, 2012, 143. Laut Gabriele Czarnowski war Karl Ehrhardt Mitglied der nationalsozialistischen Partei NSDAP, sowie ihrer Schutzstaffel und kam im Jahr 1939 an die Universitätsfrauenklinik in Graz. In den 1930er und 1940er Jahren missbrauchte Ehrhardt zahlreiche schwangere Frauen, darunter viele Arbeiterinnen aus osteuropäischen Ländern, zu seinen gynäkologischen und endokrinologischen Forschungszwe-

nischen Wochenschrift des Jahres 1929 berichtete er unter anderem von einigen Versuchen, die Schwangerschaftsreaktion nach Aschheim und Zondek zu beschleunigen, indem verschiedenen weiblichen Versuchstieren, an denen anschließend die Urintestungen vorgenommen werden sollten, die Milz, eines der Ovarien oder der Uterus entfernt wurden, um eine hypothetische Hemmungswirkung dieser Organe auf die Reifung des Geschlechtsapparates auszuschließen.[156] Bei diesen, wie auch bei allen anderen von Ehrhardt besprochenen Testreihen konnte jedoch keine Beschleunigung der Schwangerschaftsreaktion erzielt werden.[157] Abseits dieser Abhandlungen fanden sich in der Publikation insgesamt vier Abbildungen, die in keinem direkten Zusammenhang mit dem Haupttext standen und laut Ehrhardt Effekte von sogenanntem ›Prähormon‹ abbilden sollten. Dieses stellte er als pharmaindustriell hergestelltes und am Klinikum in Frankfurt getestetes »biologisch standardisiertes Hypophysen-Vorderlappen-Präparat« vor.[158] Während drei der Abbildungen Veränderungen am Geschlechtsapparat von sezierten Versuchstieren zeigten, fand sich auf der vierten Abbildung (Abb. 2) ein kleiner lebender Affe, der ein weißes Meerschweinchen scheinbar im Arm hielt – mit folgender Erläuterung des Autors:

> »Durch langdauernde Prähormonbehandlung konnte bei Rhesusaffen Vergrößerung des Uterus und der Brustdrüsen erzielt werden. [...] Auffällig war die Beobachtung, daß eine mit Prähormon behandelte Rhesusäffin ein neugeborenes Meerschweinchen, das im gleichen Käfig zur Welt kam, adoptierte, wie zum Säugen anlegte, beständig mit sich herumtrug und gegen alle Angriffe der übrigen Stallgefährten zu schützen wußte. Ob dieser plötzlich erwachte Mutterinstinkt gegenüber einer fremden Tierart, der bei dem Tier vorher nie beobachtet werden konnte, mit den durch die Behandlung ausgelösten Veränderungen (Vergrößerung der Brustdrüsen und des Uterus) in Zusammenhang zu bringen ist, was eine an sich naheliegende Annahme wäre, muß dahingestellt bleiben. Für diese Annahme spricht allerdings die Tatsache, daß das Tier später, nach doppelseitiger Ovarektomie, sich fast nicht mehr um seinen ehemaligen Schützling kümmerte und es schließlich

---

cken. Seine Patientinnen verloren dabei nicht nur ihre Ungeborenen, sondern kamen häufig auch selbst zu Tode. Siehe dazu Czarnowski, 2012, 143–146.

156 Vgl. Ehrhardt, 1929a, 2044–2046.

157 Vgl. Ehrhardt, 1929a, 2044–2046.

158 Ehrhardt, 1929a, 2046.

geschehen ließ, daß derselbe von einem anderen Rhesusaffen getötet wurde.«[159]

Abb. 2: Rhesusäffin mit Meerschweinchen. (Ehrhardt, 1929a, 2045)

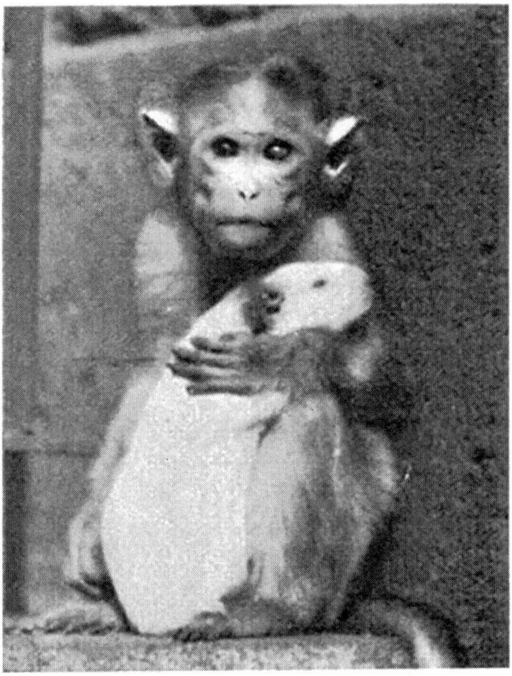

159 Ehrhardt, 1929a, 2045. Aus einer Publikation von 1932 geht hervor, dass Ehrhardt weitere systematische tierexperimentelle Untersuchungen zu den Wirkungen des Hypophysenvorderlappen-Hormons auf den Geschlechtsapparat weiblicher Versuchstiere durchgeführt hatte. Außer an Nagetieren, Schmetterlingen und Vögeln führte Ehrhardt auch monatelange Hormonbehandlungen an weiblichen Rhesusaffen durch. Angesichts der Tatsache, dass Ehrhardt in dieser Publikation erneut den Einzelfall der Rhesusäffin mit vermeintlich hormonell ausgelöstem Mutterinstinkt erwähnte, kann davon ausgegangen werden, dass dieses Phänomen einmalig war und er auch keine systematischen Verhaltensexperimente gemacht hatte. Vgl. Ehrhardt, 1932.

Ehrhardt artikulierte sich hier ganz im Stile der für die Kommunikation innerhalb des esoterischen Kreises der speziellen Fachmänner respektive der für die Fleck'sche Zeitschriftwissenschaft typischen Zurückhaltung und Vorläufigkeit. Die durch Hypophysen-Hormon ausgelösten physiologischen Veränderungen am Sexualapparat des weiblichen Versuchstieres konnten, so seine These, möglicherweise auch mit Veränderungen der Psyche einhergegangen sein und ein Verhalten ausgelöst haben, das er als ›Mutterinstinkt‹ deutete.

War Ehrhardts eigene Forschung auch nicht verhaltensexperimentell ausgerichtet, so existierten in den 1920er Jahren insbesondere in den USA durchaus Studien zur Erforschung von Zusammenhängen zwischen Hormonen und Verhalten bei Tieren. Allerdings steckte diese Forschung vor allem aus methodischen Gründen noch in den Kinderschuhen, expandierte allmählich seit den 1930er Jahren und wurde erst nach den 1950er Jahren zu einem produktiven und angesehenen Forschungszweig.[160] Das Gros der Studien vor den 1930er Jahren machten Untersuchungen zu periodischen Veränderungen des reproduktiven Verhaltens verschiedener Tierarten in Zusammenhang mit zyklischen hormonellen Schwankungen aus, die sich meist auf das Fortpflanzungsverhalten – das sogenannte ›mating behavior‹ – beschränkten. Aber auch das ›*maternal* behavior‹, also das Brutpflegeverhalten von Tieren, spielte in dieser Forschung bereits eine Rolle. Der US-amerikanische Verhaltensforscher Frank Ambrose Beach (1911–1988) wurde in den 1930er Jahren mit einer Arbeit über das angeborene mütterliche Verhalten bei Ratten promoviert, vertiefte diese Forschung anschließend und publizierte im Jahr 1948 ein Übersichtswerk mit dem Titel »Hormones and Behavior«.[161] Darin stellte er zahllose internationale Studien aus diesem Themenbereich zusammen. Bezogen sich auch die meisten Studien auf das Verhalten von Fischen, Vögeln oder niederen Säugetieren, so ergänzten Untersuchungen an höheren Affen und Menschen die Forschungsbemühungen zu einem Gesamtbild, das eine augenfällige Evidenz eines engen Zusammenhangs zwischen Hormonen und Phänomenen nahelegte, die durchaus auch den Bereich menschlicher Psyche und des komplexen menschlichen Sozialverhaltens betrafen.[162] In einem historischen Überblick der Entwicklung der ›behavioral endocrinology‹, den er in den 1980er Jahren veröffentlichte, versuchte Beach die zögerliche Entwicklung

160 Vgl. Beach, 1981, 326; 336.

161 Vgl. Beach, 1948.

162 Vgl. Beach, 1948.

auf diesem Gebiet zu erklären. Dabei nannte er neben methodischen Problemen auch die Expansion und unvergleichbare Popularität von biochemischen Ansätzen in der Endokrinologie der ersten Hälfte des 20 Jahrhunderts. »Any bright young endocrinologist receiving his training around that time could clearly see where his professional future lay so that he would scarcely waste time in experiments on behavior when there was so much to be learned about biochemistry and cellular biology«,[163] so beschrieb Beach die akademische Stimmung der 1930er und 1940er Jahre

Eine andere Entwicklung, die sich in den 1920er Jahren speziell in den USA abzeichnete, war die zunehmende Verbreitung einer verhaltensexperimentell ausgerichteten psychologischen Strömung, die als ›Behaviorismus‹ bezeichnet wurde. Als ihr Begründer gilt der renommierte US-amerikanischen Psychologe John Broadus Watson (1887–1958).[164] Watson vertrat die Meinung, dass die Psychologie sich grundsätzlich nur mit solchen Aspekten der menschlichen Psyche befassen sollte, die sich der experimentellen Zugänglichkeit nicht versperrten und als klar definierte und objektiv erfassbare Einheiten von außen beobachten ließen.[165] Damit fielen psychische Phänomene wie Emotionen, oder Konzepte wie ›Bewusstsein‹, ›Willen‹, sowie die Methode der Introspektion gänzlich aus dem behavioristischen Forschungsprogramm, das sich entsprechend seiner Bezeichnung ausschließlich auf *Verhalten* konzentrierte.[166] In Anlehnung an die Reflexologie des berühmten russischen Physiologen Iwan Pawlow stützte sich die behavioristische Forschung auf ein Reiz-Reaktions-Modell und legitimierte auch das Verhaltensexperiment an Tieren als Basis für Aussagen bezüglich der menschlichen Psyche.[167] Zwar interessierte sich die behavioristische Forschung nicht für die expliziten physiologischen Mechanismen des Verhaltens[168], sie bildete jedoch den diskursiven Rahmen für eine Plausibilisierung des evolutionsbiologisch begründeten Tier-Mensch-Kontinuums auch innerhalb von Experimentalsystemen, in denen die Bedeutung von Hormonen für Verhalten untersucht wurde. Nicht zuletzt hatte auch Eugen Steinach im Rahmen seiner Geschlechtsumwandlungsexperimente in

---

163 Beach, 1981, 336.

164 Zu Watsons Auslegungen des Behaviorismus siehe exemplarisch Watson, 1913; Watson, 1930.

165 Vgl. Watson, 1913.

166 Vgl. Naour, 2009, 5.

167 Vgl. Lück, 2009, 125.

168 Aus Sicht des Behaviorismus war der Organismus eine »black box«, deren *Output* im Mittelpunkt der Forschung stand. Vgl. Lück, 2009, 126.

den 1910er Jahren von der Beobachtung mütterlichen Brutpflegeverhaltens der feminisierten männlichen Nagetiere berichtet, was an früherer Stelle bereits dargelegt wurde. Man muss annehmen, dass die berühmten Publikationen Steinachs auch Karl Ehrhardt bekannt waren.

Vor diesem Hintergrund war Ehrhardts Verweis auf die zufällige Beobachtung an seinen Versuchstieren an sich nicht außergewöhnlich und blieb angesichts der schlüssigen Argumentation und der zurückhaltenden Formulierung bezüglich der Aussagekraft des beobachteten Einzelfalles durchaus im Rahmen wissenschaftlicher Sachlichkeit. Brisanz erlangt Ehrhardts Exkurs erst durch die Feststellung, dass seine Bemerkung am Rande der eigentlichen Versuchsreihe in den darauffolgenden Jahren mehrfach aufgegriffen wurde. Allerdings nicht etwa im Rahmen systematischer experimenteller Untersuchungen zu entsprechenden hormonell ausgelösten Verhaltensreaktionen, sondern in populärwissenschaftlichen Darstellungen im deutschsprachigen Raum. Mit den Begriffen aus Ludwik Flecks Modell zur Transformation von Wissen soll im Folgenden die Gedankenwanderung rund um die Geschichte des Affen und des Meerschweinchens bis in die 1960er Jahre durch verschiedene populärwissenschaftliche Publikationen nachverfolgt werden. Erhardts Erwähnung wurde dabei zu einer Art diskursiver Projektionsfläche für die Transformation und Verfestigung der Vorstellung von der hormonellen Regulation von Mutterliebe.

Von Affen und Meerschweinchen II: Eine Gedankenwanderung

Eine erste populärwissenschaftliche Anknüpfung an Karl Ehrhardts Publikation von 1929 findet sich im fünften und letzten Band der berühmten populärwissenschaftlichen Buchreihe des renommierten Autors Dr. Fritz Kahn mit dem Titel »Das Leben des Menschen« aus dem Jahr 1931. Neben seinen einzigartigen und bis heute sehr beliebten Illustrationen, mit denen er einen neuen Bildstil prägte, zeichnete sich Kahns Werk vor allem durch eine beeindruckende Anschaulichkeit in der Weise aus, wie er komplexe biologische und chemische Vorgänge im menschlichen Körper zu erklären vermochte und dabei enorme Mengen an seinerzeit aktuellen wissenschaftlichen Erkenntnissen verarbeitete.[169] Dank seiner Fähigkeit, »jede Aussage mit einem Bild zu illustrieren, das auch dem begriffsstutzigsten Menschen ein Loch in den Schädel haut«, gelang es Kahn auch das am geringsten naturwissenschaftlich vorgebildete Publikum verständlich und spannend zu

---

169 Vgl. Eilers, 2015.

informieren.[170] Die Veranschaulichung abstrakter Inhalte als zentrales Stilmittel populärwissenschaftlicher Wissensvermittlung gewinnt allerdings an neuer Bedeutung, wenn man sie unter dem Gesichtspunkt der Transformation und Entstehung von neuen Wissensinhalten betrachtet. Am Beispiel der populärwissenschaftlichen Rezeption der Beobachtung des Mediziners Karl Ehrhardt, die im Folgenden ausgehend von Fritz Kahns Werk rekonstruiert wird, soll argumentiert werden, dass Wissensinhalte sich in populären Diskursen transformieren und wissenschaftliche Annahmen dabei zu allgemein anerkannten Fakten verfestigen können – auch abseits von Forschung und streng-wissenschaftlichen Belegen.

Auf über 80 Seiten widmete sich Fritz Kahn im letzten Band seines populären Werks dem Thema der Geschlechtsorgane und berichtete auch ausführlich und reich bebildert über die berühmten Steinach'schen Geschlechtsumwandlungsexperimente durch Verpflanzung von gegengeschlechtlichen Keimdrüsen in Meerschweinchen aus den 1910er Jahren.[171] War die transplantierte Drüse erst eingeheilt, schrieb Kahn, konnte sie sich im fremden Körper »ungehemmt entfalten und durchtränkt[e] das operierte Tier mit ihren Hormonen, ihrer Geschlechtlichkeit«, die in ihm nicht nur enorme physiologische Veränderungen bewirkten, sondern auch Veränderungen auf psychischer Ebene induzierten.[172] In Kahns dramaturgisch perfekt ausgearbeiteten Narrativen wurden die Grenzen zwischen Tier und Mensch gänzlich aufgehoben und so konnte aus einem experimentell »verweiblichten« Meerschweinchen mühelos ein »Mann mit dem Eierstock« werden, dessen »Mutterliebe« ungeahnte Ausmaße angenommen habe.[173] »Mütterlichkeit ist, wie man in der Tierwelt überall beobachten kann, eine hormonale Angelegenheit« behauptete Kahn – ein Umstand, der bereits experimentell gesichert sei und den er am Beispiel von Ehrhardts Beobachtungen illustrierte.[174] Hier übernahm er Ehrhardts Abbildung und kommentierte:

> »Um die in ihr erwachte Mutterliebe zu befriedigen nahm sie einem Meerschweinchen, das in demselben Käfig gehalten wurde, ein Junges fort, trug

---

170 Zitiert nach von Debschitz und von Debschitz, 2013, 25.

171 Vgl. Kahn, 1931, 144–233.

172 Kahn, 1931, 225–226.

173 Kahn, 1931, 227.

174 Kahn, 1931, 226.

> es ständig mit sich herum und schützte es gegen Angriffe der Stallgefährten. Unter dem Übermaß von Hormonen entwickelte dieses Tier eine Mutterliebe, wie sie in diesem Ausmaß an normalen Weibchen nie beobachtet wird. Als man der Äffin beide Eierstöcke nahm, erloschen ihre weiblichen Instinkte. Sie kümmerte sich nicht mehr um ihr Adoptivkind und sah, da das Gefühl in ihr Erloschen war, gelassen zu, wie es von einem anderen Affen getötet wurde.«[175]

Die diskursiven Zusammenhänge, die in Ehrhardts Darstellung durchaus schon angelegt waren und die er als naheliegend aber nicht ausreichend belegt deklariert hatte, wurden bei Kahn durch die Einbettung in eine dramatische Geschichte expliziert: Hormone vermochten Emotionen und Verhalten nahezu mechanisch ein- und auszuschalten. Das Ausmaß an Gefühlen stand dabei in kausalem Zusammenhang zur Menge an Wirkstoffen. Begriffe wie ›Adoptivkind‹ oder auch ›Mutterliebe‹ statt ›Mutterinstinkt‹ verwiesen zudem zweifellos auf die Gültigkeit dieser Aussagen auch im Bereich menschlichen Sozialverhaltens. Abseits der für populärwissenschaftliche Darstellungen typischen stilistischen Mittel der Aufbereitung fachwissenschaftlicher Inhalte zeichnete sich in Kahns Darstellung bereits eine weitgehende Akzeptanz und Plausibilität der Vorstellung ab, komplexe Phänomene des menschlichen Verhaltens als Folge hormoneller Wirkungen zu deuten. In klarem Kontrast zu Ehrhardts offenkundig vorläufigen und ein abschließendes Urteil meidenden – im Sinne Ludwik Flecks – typisch zeitschriftwissenschaftlichen Formulierung, stieß man bei Kahn bereits auf scheinbar gefestigte Tatsachen, populäres Wissen, dessen durchaus ironische Veranschaulichung doch keinen Zweifel an der weitgehenden Gewissheit des Behaupteten ließ. Bei dieser unterhaltsamen Rezeption von Ehrhardts Fallbeispiel durch Fritz Kahn sollte es nicht bleiben.

Bereits ein Jahr später, im Mai 1932 tauchte die Photographie des Affen erneut auf. Diesmal in einer Ausgabe der vielgelesenen populärwissenschaftlichen *Kosmos*-Hefte der Franckh'schen Verlagshandlung in Stuttgart, die auch Kahns »Das Leben des Menschen« verlegte und entsprechend die Rechte an seinen Publikationsinhalten hatte.[176] In der Rubrik »Aus allen Gebieten« fand sich folgender kurzer Bericht mit dem Titel »Mutterinstinkt durch Hormone«:

175 Kahn, 1931, 227.

176 Vgl. Eilers, 2015, 8.

> »Über den engen Zusammenhang in der hormonalen Betätigung der Keimdrüsen und des Hirnanhangs haben wir unseren Lesern bereits im Kosmos-Handweiser 1928, Seite 193, berichtet. Diese Forschungen, die sich an die Namen der Berliner Forscher Zondek und Aschheim sowie des New Yorkers Th. Smith knüpfen, haben inzwischen mannigfaltige Bestätigung erfahren. So gelingt es auch im Tierversuch, die Wirksamkeit des Keimdrüsenhormons durch Zufuhr von Hirnanhang-Vorderlappen-Hormon wachzurufen. Einen derartigen überaus interessanten Fall zeigt unsere Abbildung, die dem vor kurzem erschienenen 5. und abschließenden Bande des Werkes von Dr. Fritz Kahn, ›Das Leben des Menschen‹, entnommen wurde. Die Abbildung stellt eine Rhesusäffin dar, die noch niemals Junge bekommen hatte, aber durch Einspritzung von Vorderlappen-Hormon so stark von Muttergefühlen erfüllt wurde, daß sie, entgegen den Gewohnheiten normaler Affenmütter, ein ihr zufällig erreichbares junges Meerschweinchen adoptierte und – als ob es ihr eigenes Junges wäre – auf Schritt und Tritt mit sich herumführte.«[177]

Typisch für die *Kosmos*-Hefte prägte ein wissenschaftlich sachlicher Ton diesen Beitrag, der mit höchster Wahrscheinlichkeit von dem Mediziner und Wissenschaftsjournalisten Gerhard Venzmer verfasst wurde.[178] Trotz fehlender erzählerischer Dramatik und übermäßiger Veranschaulichung übernahm der Verfasser hier den Begriff der »Muttergefühle«, womit auch er zumindest implizit auf menschliche Mütterlichkeit rekurrierte und deren hormonelle Regulation er folgendermaßen als experimentell gesicherte Tatsache deklarierte: Nach dem Verweis auf den generellen funktionalen Zusammenhang zwischen Hirnanhang und Keimdrüsen nannte er die Arbeiten der Gynäkologen Aschheim und Zondek und behauptete durchaus richtig, diese Arbeiten hätten »mannigfaltige Bestätigung erfahren« – jedoch ohne zu explizieren, welche konkreten Zusammenhänge bestätigt werden konnten. Obwohl die

---

177 Unbekannt, 1932, 182.

178 Es ist anzunehmen, dass der genannte Beitrag von Gerhard Venzmer verfasst wurde, da Venzmer zum einen seit den 1930er Jahren fast alle Beiträge aus dem Themenfeld der Endokrinologie für die *Kosmos*-Hefte verfasst hatte. Zum anderen findet sich das Bild des Affen bereits ein Jahr später auch in einem Sachbuch Venzmers: In »Deine Hormone – Dein Schicksal?« führte er das Fallbeispiel der Rhesusäffin als Beleg dafür an, »[d]aß auch das Gefühl der Mütterlichkeit auf hormonalem Wege geweckt werden kann« und betonte, es seien die durch den Hirnanhang angeregten Sexualhormone, die »[w]ie kein anderer Wirkstoff [...] tiefe Einblicke in die wesenhafte Verknüpfung von Leib und Seele« gewähren würden. Venzmer, 1933, 175.

Arbeiten von Aschheim und Zondek und die daran anknüpfenden Untersuchungen sich ausschließlich auf *physiologische* Wirkungen von Hirnanhang – und Keimdrüsenhormonen bezogen und sie keinerlei Hinweise für entsprechende hormonelle Einflüsse auf die Psyche geliefert hatten, suggerierte die rhetorische Vermischung des Fallbeispiels der Rhesusäffin und der genannten physiologischen Forschungen eine stichfeste wissenschaftliche Evidenz für die hormonelle Bedingtheit von »Muttergefühlen«.

Damit war die Wanderung der Geschichte der Rhesusäffin allerdings noch nicht beendet. Seine Spur zieht sich bis in die 1970er Jahre. Neben einer 1971 erschienen Monographie von Gerhard Venzmer, in der er erneut von der Auslösung von »hochgradige[n] und unhemmbare[n] mütterliche[n] Instinkte[n]«[179] durch Hormongabe berichtete, belegt dies auch das sehr unterhaltsame Beispiel von Helmuth Böttchers populärwissenschaftlichem Band über Hormone aus der Reihe »Forschen und erkennen: Beiträge zum modernen Weltbild« von 1963. Darin schreibt Böttcher über »geistige Kräfte der Liebeshormone«[180] und behauptet:

> »Heute können wir so formulieren: das Keimdrüsenhormon schafft leibliche und seelische Erlebenslagen und läßt sie ineinander verschmelzen. [...] Versuche führen allerdings mitunter zu sonderbaren Ergebnissen. So wurde z.B. jungfräulichen Affenweibchen das gonadotrope – das auf die Geschlechtsdrüsen gerichtete – Hormon des Hypophysenvorderlappens eingespritzt, also jener Wirkstoff, von dem wir wissen, daß er die Eierstöcke zur Produktion von Follikelhormon und Gelbkörperhormon anregt und damit zum Motor der Geschlechtsvorgänge wird. Die Affenmädchen nahmen daraufhin den im gleichen Zwinger gehaltenen Meerschweinchen die Jungen weg, liebkosten sie, trugen sie wie echte Affenmütter mit sich herum, fütterten und schützten sie. Die Mutterliebe stammte hier also ›aus der Retorte‹. Das umgekehrte Experiment zeigt ebenso deutlich die hormonelle Steuerung des tierischen Verhaltens. Als man Affenmüttern ihre Eierstöcke wegoperiert und damit zugleich die Produktion des Keimdrüsenhormons stillgelegt hatte, hörte sofort jegliche Rührung des Muttergefühls bei diesen Tieren auf, deren ›Affenliebe‹ zu ihren Kindern bereits sprichwörtlich geworden war.«[181]

179 Venzmer, 1971, 52.

180 Böttcher, 1963, 576.

181 Böttcher, 1963, 580–581.

Aus Ehrhardts kurioser Einzelbeobachtung aus dem Jahr 1929 wurde bei Böttcher mehr als 30 Jahre später ein Bericht über Verhaltensexperimente an mehreren Affen und Meerschweinchen, die Ehrhardts Beobachtung scheinbar systematisch untersucht und bestätigt hatten – Experimente, für die der Autor allerdings keine Referenzliteratur nannte und für deren Existenz es trotz ausgiebiger Recherchen keinerlei Belege zu geben scheint. Die Vermutung liegt nahe, dass die Evidenz des Behaupteten sich aus einer allgemeinen Gewissheit über den hormonellen Ursprung von Mutterliebe speiste, die scheinbar gar keiner weiteren wissenschaftlichen Überprüfung bedurfte und für deren Veranschaulichung sich die Geschichte mit dem Affen und dem Meerschweinchen besonders gut eignete. Zudem stützte Böttcher seine Behauptungen auf vermeintlich im Alltag beobachtbare ›Tatsachen‹:

> »Ähnliches läßt sich oft auch bei der Menschenmutter beobachten. Manche junge Frau, die zunächst keine Kinder haben möchte, um ihr ›Leben zu genießen‹ oder sich nicht die Figur zu verderben, ändert ihre Einstellung, sobald das Kind dann trotzdem unterwegs ist […]. Das zeigt, daß auch beim Menschen mit Hormonen nicht nur körperliche, sondern auch seelische Zustände reguliert werden können. Die Therapie mit chemischen Wirkstoffen kann damit zu einer echten Seelentherapie werden.«[182]

Ausreichend wissenschaftlich belegt oder nicht, zeichnet sich in der beschriebenen Wanderung der ›Geschichte mit dem Affen und dem Meerschweinchen‹ zwischen Fach- und Populärwissenschaft eine diskursive Verfestigung hormoneller Deutungsmuster in Bezug auf das Konzept von ›Mütterlichkeit‹ ab. ›Mutterliebe‹ erscheint darin als Naturkonstante und wird nicht nur als Emotion, sondern allem voran als instinktives Verhaltensmuster verhandelt, dessen Intensität mit der Menge an Hypophysen-Hormon korreliert. Mit Ludwik Fleck lässt sich an diesem Fallbeispiel somit erneut eindrücklich beobachten, wie experimentell kaum gesichertes, aus Sicht des esoterischen Kreises der speziellen Fachwissenschaft noch sehr vorläufiges Wissen eine Transformation hin zu einer allgemeingültig erscheinenden Theorie des hormonellen Mutterinstinktes bei Menschen erfährt und als vermeintlich naturgegebene Tatsache adressiert wird. Mit den Forschungsarbeiten des US-amerikanischen Biologen Oscar Riddle und seiner Beschreibung des

182 Böttcher, 1963, 581.

Hypophysenvorderlappen-Hormons Prolaktin sollte diese Theorie Mitte der 1930er Jahre eine neuartige Materialisierung erfahren.

Prolaktin: das Hormon der Mütterlichkeit

Während die Hormone des Hypophysen*hinter*lappens bereits in der ersten Dekade des 20. Jahrhunderts intensiv erforscht wurden und Hinterlappen-Präparate – auch wenn in noch unreiner Form – aufgrund ihrer uteruskontraktilen Wirkung schon früh Eingang in die geburtsmedizinische Praxis fanden, war über die wirksamen Substanzen des Vorderlappens der Hirnanhangdrüse auch gegen Ende der 1920er Jahre noch kaum etwas bekannt.[183] Von einem kaum beachteten Teil eines ohnehin viele Fragen aufwerfenden Organs avancierte der Hypophysenvorderlappen als hormonproduzierende Drüse spätestens mit den Forschungen von Selmar Aschheim und Bernhard Zondek zu einem Forschungsobjekt oberster Priorität: das »Hypophysen-Genital-Problem«[184] bestimmte die Sexualhormonforschung der 1930er Jahre. Zugleich eröffneten sich mit der Etablierung einer zuverlässigen Experimentalanordnung zur Bestimmung von Vorderlappenhormon im Urin auch neue Möglichkeiten für die klinische Forschung in dem Bereich der inneren Medizin, der sich mit Fragen der Pathogenese von hypophysär bedingten Erkrankungen auseinandersetzte und auf die Entwicklung hormonsubstitutioneller Therapiemethoden abzielte.[185]

Entsprechend beschleunigte sich auch die Aufklärung der unterschiedlichen Wirkungen und der verschiedenen Sekrete des Hypophysenvorderlappens. Wurde in der Fachliteratur der ausgehenden 1920er Jahre noch meist von *dem* Hypophysenvorderlappen-Hormon gesprochen, so verwiesen die Untersuchungen der Berkeley-ForscherInnen Herbert M. Evans und Miriam E. Simpson,[186] sowie der beiden Gynäkologen Aschheim und Zondek auf das mögliche Vorhandensein von mindestens drei unterschiedlichen Sekreten im Hypophysenvorderlappen: Neben einem allgemeinen Wachstumshormon sollten nach Aschheim und Zondek zwei chemisch sehr nahverwandte gonadotrope – also die Keimdrüsen (Gonaden) stimulierende – Hormone

183 Vgl. Ehrhardt, 1929b, 1605.

184 Vgl. Laquer, 1928, 67.

185 Vgl. Ehrhardt, 1929b, 1602.

186 Vgl. Evans und Simpson, 1931.

existieren, die sie als »Prolan«[187] A und B bezeichneten, deren Trennung jedoch zunächst nicht gelang.[188]

Die rege fachinterne Diskussion darüber, ob und welche der jeweils vermuteten, jedoch noch nicht rein dargestellten und in Experimenten deshalb oft vermischten Sekrete überhaupt existierten, sollte noch lange anhalten. Anfang der 1930er Jahre berichteten der US- amerikanische Biologe Oscar Riddle (1877–1968) und seine Kollegen Bates und Dykshorn von Experimenten, die das Vorhandensein eines weiteren Wirkstoffes des Hypophysenvorderlappens nahelegten.[189] Dieser sollte eine Vergrößerung der Milchdrüsen, sowie die Milchsekretion bei weiblichen Versuchstieren auslösen.[190] Mit der als »Prolactin«[191] (zu Deutsch meist: Prolaktin) bezeichneten Substanz erschien ein neues Hormon auf der Bildfläche, das wenige Jahre später und für viele Jahrzehnte die Rolle als Hormon der Mütterlichkeit einnehmen sollte.

Das Hormon »Prolactin«, so berichtete Riddle im April 1935, konnte im Rahmen von Experimenten mit jungfräulichen Mäusen und Eulen abseits der bereits bekannten physiologischen Veränderungen auch eindeutig mit einem Verhalten der Versuchstiere in Zusammenhang gebracht werden, das Riddle als »maternal instinct« bezeichnete.[192] »[T]he convenient word ›instinct‹ is used here to indicate an elaborated response – not a simple reflex – which can occur without previous learning, conditioning or habit formation« erklärte der Biologe.[193] Auch wenn den physiologischen und den psychologischen Effekten wohl unterschiedliche Mechanismen zugrunde liegen würden, richteten sie sich doch beide auf die Jungenaufzucht und ließen sich auch abseits der unter natürlichen Bedingungen regelmäßig auftretenden Brutpflege-Prozesse

187 Bei dem Begriff »Prolan« handelte es sich um einen Handelsnamen für ein Hypophysen-Präparat der I.G. Farbenindustrie. Während Zondek und auch andere AutorInnen diesen Handelsnamen oft auch zur Benennung des natürlichen Wirkstoffes sowie anderweitig hergestellter Extrakte übernahm, lehnten andere eine solche Benennung ab. Vgl. Ehrhardt, 1929b, 1603.

188 Vgl. Zondek, 1930. Ausführlich zum Stand der Erforschung von Hypophysenvorderlappen-Hormonen gegen Mitte der 1930er Jahre siehe exemplarisch in Reiss, 1934, 74–116.

189 Vgl. Riddle, Bates, und Dykshorn, 1933.

190 Vgl. Riddle, Bates, und Dykshorn, 1933, 215.

191 Riddle, Bates, und Dykshorn, 1933, 215.

192 Riddle, 1935, 521.

193 Riddle, 1935, 522.

eindeutig auch künstlich durch Prolaktin-Injektionen induzieren.[194] Seine volle Wirksamkeit entfaltete Prolaktin laut Riddle jedoch nur dann, wenn das Versuchstier entweder über eigene bereits funktionsfähige Keimdrüsen und damit Sexualhormone verfügte, oder wenn diese bei noch unreifen Tieren künstlich appliziert wurden. »Mütterliches Verhalten«, so folgerte Riddle, war ein Phänomen, das erst im Stadium des Erwachsenseins eine Rolle spielte und das entsprechend erst mit der Reifung des Geschlechtsapparates aktiviert werden konnte.[195] Herausragend waren diese Erkenntnisse laut Riddles eigener Einschätzung deshalb, weil man mit ihnen zum ersten Mal einen klaren Zusammenhang zwischen einer Hormon-Wirkungskette und nicht-pathologischen psychischen Phänomenen ausgemacht hatte.[196] Prolaktin vermochte in einem adulten Organismus, so Riddle, »ein neues Bewusstseinselement« zu etablieren, da es ein recht komplexes Verhalten induzierte, welches das betroffene Lebewesen vorher noch nicht kannte.[197]

Bedeutsam war aber auch die Art des experimentellen Erkenntnisgewinns in den Experimenten mit Prolaktin. Bis dahin war man auf der Suche nach hormonellen Wirkungen meist den Weg über das Pathologische gegangen. Der Erkenntnisgewinn der Physiologie resultierte überwiegend aus der systematischen Erzeugung von Störungen endokriner Organe und der Betrachtung der damit einhergehenden Ausfallerscheinungen. Dabei lieferte der Tierversuch kaum Erkenntnisse, die direkt auf die menschliche Psyche übertragbar waren. Ebenso hatte sich die Psychiatrie auf die Suche nach Parallelen zwischen psychiatrischen und endokrinen Krankheitssymptomen konzentriert. Das Verhaltensexperiment, wie Riddle und seine Kollegen es demonstriert hatten, eröffnete mit dem Fokus auf ein relativ klar eingrenzbares Verhalten, anstatt auf komplexe und schwer greifbare psychische Phänomene, neue Forschungsperspektiven. Zudem markieren diese Arbeiten eine diskursive Loslösung vergeschlechtlichter Verhaltensweisen von den unmittelbaren Wirkungen der Keimdrüsenhormone und dem engen Rahmen der Sexualität. Hormonell regulierte ›Liebe‹ war nun nicht mehr beschränkt auf den Akt der Fortpflanzung, sondern umfasste auch Aspekte wie Pflege, Fürsorge und Zuneigung, die sich nicht an einen Sexualpartner richteten, sondern auf den Nachwuchs und sogar artfremde Individuen. Dass es sich

194 Vgl. Riddle, 1935, 522.
195 Riddle, 1935, 523.
196 Vgl. Riddle, 1935, 523.
197 Riddle, 1935, 524.

hierbei um das Brutpflegeverhalten von Mäusen und Eulen handelte, hinderte nicht daran, dass der Zusammenhang zwischen dem Hormon Prolaktin und dem Phänomen der ›Mütterlichkeit‹ Ende der 1940er Jahre explizit in Zusammenhang mit Menschen im Rahmen der Psychiatrie aufgegriffen wurde. Die pathologische ›Vermütterlichung‹ von Männern wurde als Folge krankhafter Überproduktion von Prolaktin gedeutet und psychosomatisch erklärt.

Der ›vermütterlichte‹ Mann: Zur Pathologisierung des Mutterinstinkts

Im Sommer 1949 berichtete der Arzt und Psychiater Edwin Blickenstorfer (1919–1988) von der Psychiatrischen Klinik Burghölzli in Zürich von einem Fall krankhafter psychischer »Vermütterlichung« bei einem Polizeibeamten mittleren Alters.[198] Nach einer klinisch weitgehend unauffälligen Entwicklung in der Kindheit und einer Pubertät, in der sich ein »ungewöhnlich starker Geschlechtstrieb« eingestellt habe, soll der mit allen Attributen stereotyper Männlichkeit ausgestattete Mann zunächst eine erfolgreiche Karriere bei der Armee und anschließend in der Polizei bestritten und geheiratet haben.[199] Mit Anfang dreißig hätten sich bei ihm zunehmend Symptome einer Akromegalie – also einer meist tumorbedingten pathologischen Überfunktion der Hirnanhangdrüse – bemerkbar gemacht. Diese sollten sich im Falle des Polizeibeamten neben einer für die Akromegalie typischen »Verplumpung«[200] von Körperteilen, in der Entstehung eines weiteren, sehr seltenen Symptoms geäußert haben: Bei dem ansonsten überdurchschnittlich maskulinen Patient, so Blickenstorfer, »spritzte Milch aus beiden Brustwarzen«.[201] Schon kurze Zeit später soll der Betroffene auch tiefgehende Veränderungen auf psychischem Gebiet entwickelt haben. Laut Blickenstorfers Fallbericht büßte der Patient seine vormals »hart zu nennende Männlichkeit« sowohl auf charakterlicher als auch auf Ebene des Sexualtriebes und der Fortpflanzungsfähigkeit ein, wurde »*weicher* und *weiblicher* [H. i. O.]«.[202] Zudem las der

---

198 Blickenstorfer, 1949, 541. Für eine Kurzbiographie und Publikationsliste von Edwin Blickenstorfer siehe Condrau, 1988, 222–225.

199 Blickenstorfer, 1949, 538.

200 »Verplumpung« beschreibt die im Zusammenhang mit dem Krankheitsbild der Akromegalie häufig auftretenden Vergrößerungen und das grob-Werden der Extremitäten, sowie von Gesichtspartien, aber auch der inneren Organe. Vgl. Zondek, 1923, 175–200.

201 Blickenstorfer, 1949, 538.

202 Blickenstorfer, 1949, 539.

Polizist plötzlich Haushaltsbücher, beteiligte sich mit Freude an der Hausarbeit und sehnte sich so sehr nach Kindern, dass er »entgegen dem Wunsch seiner Frau« zunächst zwei fremde Kleinkinder zur Pflege aufnahm, bevor ihm schlussendlich dank Sexualhormontherapie ein eigenes Kind zu zeugen gelang, um das er sich »in ›fraulich-mütterlicher Art‹« kümmerte und das er »sogar selber« trockenlegte, berichtete Blickenstorfer.[203] Dank intensiver Behandlungen mit Röntgenbestrahlung und Sexualhormonen seien die physischen Symptome der Akromegalie verschwunden und auch die Libido des Patienten habe sich wieder eingestellt. Die psychologische ›Vermütterlichung‹ des Patienten sei jedoch geblieben, was in der Scheidung seiner Ehe und einer Abkehr von dem vormals angestrebten beruflichen Aufstieg bei der Polizei gemündet haben soll.[204] Zum scheinbaren Widerspruch zwischen dem Wiedererlangen des männlichen Sexualtriebes und des weiterhin manifestierten »Mutterinstinkts« hielt Blickenstorfer fest: »Er trennt scharf zwischen ›dem Sexuellen‹ und ›der Mütterlichkeit‹, welche letztere etwas ganz anderes sei.«[205]

Der im Tierexperiment ermittelte Zusammenhang zwischen dem Laktationshormon Prolaktin und dem »Mutterschaftsinstinkt« sei bis dahin nicht gesondert bei Menschen untersucht worden, konstatierte Blickenstorfer, da man »weibliche Sexualität und Mütterlichkeit als etwas von vornherein Zusammengehöriges zu betrachten« gepflegt hatte.[206] Der Fall des Polizisten deutete aus Sicht des Psychiaters jedoch darauf hin, »*daß auch bei Menschen – unabhängig vom Geschlecht – das Prolactin und die übrigen für die Lactation bedeutungsvollen Hormone bei der Entstehung der Mutterschaftstriebe und der mütterlichen Einstellung eine Rolle zu spielen scheinen*. [H. i. O.]«[207] Fürsorgeverhalten gegenüber Kindern war in dieser Logik ein hormonell induzierbares Phänomen, das sich explizit abseits männlicher oder weiblicher Sexualität bewegte und nicht erst durch den Stillvorgang aktiviert wurde, sondern sich gewissermaßen als psychische Parallelerscheinung zur physischen Milchbildung manifestierte. Trotz der Feststellung, dass das als »weiblich-mütterlich« bezeichnete Verhalten auch bei Männern vorkommen und selbst nach Abklingen sonstiger klinischer Symptome der hypophysären Erkrankungen anhalten kann, zeigte

203 Blickenstorfer, 1949, 539–540.

204 Vgl. Blickenstorfer, 1949, 540.

205 Blickenstorfer, 1949, 540.

206 Blickenstorfer, 1949, 536.

207 Blickenstorfer, 1949, 541.

sich kein Hinterfragen von tradierten Zuschreibungen der Geschlechtscharaktere und entsprechender Verhaltensweisen im Sprachgebrauch. Ein sanfter Charakter, Häuslichkeit und Kinderliebe blieben in diesen Narrativen genuin und unverrückbar ›mütterliche‹ und nicht etwa ›väterliche‹ Attribute. Sie konnten, wie auch schon im Rahmen der Diskurse um die ›Vermännlichung‹ von Frauen durch das ›fremdgeschlechtliche‹ Sexualhormon, auch im Falle des Hormons Prolaktin scheinbar nur als »*Folgeerscheinung weiblich-mütterlicher Hormonverhältnisse* [H. i. O.]« bei Männern verstanden werden.[208]

In den Folgejahren vertiefte Edwin Blickenstorfer seine Untersuchungen zum hormonellen Mutterinstinkt und publizierte im Jahr 1952 einen ausführlichen Bericht zu diesem Thema. Darin stellte er weitere Fälle von pathologischer ›Vermütterlichung‹ der Psyche in Zusammenhang mit hypophysären Erkrankungen und dem Auftreten von Milchproduktion eines Mannes und nun auch mehrerer Patientinnen ohne vorangehende Schwangerschaft vor. Besonders auffällig ist dabei das erneut die geschlechtsdichotome Charakterveränderung betonende Narrativ der ›Vermütterlichung‹ eines vormaligen ›Vollmannes‹, der bis zu seiner Erkrankung als »typische Tell-Figur« und »ideales Frontschwein« nicht nur ein sehr maskulines Erscheinungsbild gehabt haben soll, sondern sich auch durch »grob-männliche Aktivität« wie Rauflust und Übermut, zugleich aber auch außerordentlichen Geschäftssinn und beruflichen Erfolg profiliert haben soll.[209] War der hormonelle Erklärungsansatz für das komplexe Phänomen der ›Mütterlichkeit‹ bei Menschen an sich auch neu, so stellte er lediglich eine biochemische Erklärungsebene dar, die längst tradierten Geschlechterrollenbildern hinzugefügt wurde. Jedwede sich aus den geschlechtsunspezifischen Wirkungen der Keimdrüsenhormone und nun auch des Hypophysen-Hormons Prolaktin ergebende Ambiguität wurde stets zugunsten der Aufrechterhaltung und Naturalisierung der heteronormativen Dichotomie ausgeblendet.[210] So sucht man auch in Blickenstorfers Publikationen Begriffe wie ›Väterlichkeit‹ oder gar ›Verväterlichung‹ vergeblich.

Dennoch lassen sich seine Arbeiten nur bedingt in einer konservativen psychiatrischen Deutungstradition verorten. Nicht nur konstatierte er immer wieder, dass der hormonelle Faktor kaum die einzige Ursache der

208 Blickenstorfer, 1952, 329.

209 Blickenstorfer, 1952, 328.

210 Zur anhaltenden Durchsetzung von binärer Geschlechtlichkeit in historischer Perspektive siehe exemplarisch Voß, 2014.

›Vermütterlichung‹ sein konnte und dass auch »rein psychologische« Faktoren eine Rolle spielen mussten.[211] Blickenstorfer sprach sich auch für einen psychosomatischen Erklärungsansatz aus. Die Entstehung der spezifischen endokrinen Störung der Hirnanhangdrüse assoziierte er mit dem Mangel an elterlicher und insbesondere mütterlicher Zuwendung in der Kindheit der Betroffenen und deutete die damit einhergehende psychische Veränderung als psychosomatischen Mechanismus der »Selbsthilfe«:

> »Die Einflüsse weiblicher Hormone – insbesondere des Prolaktins – führten P. K. [den Patienten] in jene Welt, die das Schicksal ihm zeit seines Lebens in traumartig-unerreichbarer Ferne gelassen hatte, nämlich das Reich des Umsorgens, der Liebe zwischen Kind und Mutter, der Weichheit und Wärme.«[212]

Blickenstorfers Verbindung zwischen endokrinologischen und psychosomatischen Ansätzen war dabei kein Einzelfall. Auch der deutsch-schweizerische Psychoanalytiker Heinrich Meng (1887–1972) suchte nach einer fruchtbaren Synthese zwischen den Erkenntnissen der Endokrinologie und speziell der Sexualhormonforschung mit der Freud'schen Psychoanalyse.[213] Als wissenschaftlicher Assistent des Schweizer Psychiaters Manfred Bleuler (1903–1994),[214] müssen Blickenstorfers Arbeiten aber vor allem im Kontext von Bleulers Forderungen nach der Etablierung einer Disziplin der sogenannten ›endokrinologischen Psychiatrie‹ betrachtet werden – Forderungen, die erst nach einem tiefgreifenden Wandel innerhalb des endokrinologischen Denkens, sowie der Entwicklung neuartiger Forschungsmethoden und damit erst einige Jahrzehnte später allmählich eingelöst wurden. Der letzte Abschnitt dieses Kapitels beleuchtet Versuche, das anwachsende Wissen der endokrinologischen Forschung der ersten Hälfte des 20. Jahrhunderts im Rahmen der Psychiatrie fruchtbar zu machen und dabei explizit auch an die Ergebnisse der tierexperimentellen Verhaltensforschung in den USA anzuknüpfen.

211 Blickenstorfer, 1952, 322.

212 Blickenstorfer, 1952, 332.

213 Vgl. Meng, 1944.

214 Zur Biographie von Manfred Bleuler siehe Holsboer und Weber, 1995.

Manfred Bleuler und der Versuch der Etablierung einer ›Endokrinologischen Psychiatrie‹

Manfred Bleulers Vater, der renommierte Psychiater Eugen Bleuler (1857–1939), prägte den Begriff der Schizophrenie und schlug mit der »Gruppe der Schizophrenien« eine Differenzierung der vormals unter der Krankheitseinheit der »Dementia praecox« zusammengefassten psychischen Symptome vor.[215] Ebenso begründete er in Zürich zu Beginn des 20. Jahrhunderts eine eigene psychiatrische Schule. Diese wird als pluridimensionale Psychiatrie bezeichnet, da sie auf eine Integration psychiatrischer und psychotherapeutischer Perspektiven und Methoden zielte und sowohl psychoanalytische Ideen aufgriff als auch psychopathologische und biologische Ansätze zu verbinden suchte.[216] Bleulers Sohn Manfred, promovierter Mediziner und angehender Chirurg, musste seine chirurgisch-medizinische Laufbahn im Jahr 1932 unfallbedingt abbrechen, weshalb auch er in den Bereich der Psychiatrie wechselte.[217]

In den 1940er Jahren kritisierte Manfred Bleuler zunehmend den Mangel an fruchtbaren Überschneidungen zwischen Endokrinologie und Psychiatrie. Der Endokrinologie warf er vor, ihr Rückgriff auf psychiatrische Krankheitsbilder und diagnostischen Methoden sei »stümperhaft und oberflächlich«.[218] Für die Psychiatrie hielt Bleuler wiederum fest, ihre endokrinologischen Untersuchungen wären aufgrund schlechter oder nicht vorhandener Laborausstattungen ebenfalls von mangelhafter Qualität und Aussagekraft.[219] Dieser ernüchternden Diagnose stellte er die hochtrabenden Versprechen endokriner Ursachenfindung von mannigfaltigen Geisteskrankheiten der ersten Dekaden des 20. Jahrhunderts gegenüber – Versprechen, die selbst von prominenten Psychiatern wie Sigmund Freud und Emil Kraepelin verbreitet worden seien – und verwies auf »zahllose ›wilde‹, völlig mangelhaft begründete Behandlungsversuche« mittels dubioser Drüsenpräparate.[220] Seine Kritik reflektierte dabei die

215 Bleuler, 1911.

216 Vgl. Schott und Tölle, 2006, 134–41. Gemeinsam mit Sigmund Freud und Emil Kraepelin soll Eugen Bleuler die Basis der modernen Psychiatrie erarbeitet haben. Vgl. Schott und Tölle, 2006,134.

217 Vgl. Holsboer und Weber, 1995, 2.

218 Bleuler, 1948, 272.

219 Vgl. Bleuler, 1954, 15.

220 Bleuler, 1954, 3.

enorme Reichweite der Hormoneuphorie der ersten Hälfte des 20. Jahrhunderts, die auch die Vorstellung einer willkürlichen hormonellen Manipulation der Psyche umfasste und teils zur Ablehnung der Endokrinologie von Seiten der Psychiatrie geführt haben soll:

> »Auf äußerst schwankenden Grundlagen versuchte man auch, beeindruckt vom Schlagwort von der endokrinologischen ›Charakterapotheke‹, den Gesunden zu beeinflussen. Derartigen Versuchungen gegenüber haben Ärzte und Wissenschaftler in den letzten Jahrzehnten wieder die nötige Vorsicht und Skepsis gewonnen, die sogar oft zu Mißtrauen jeder endokrinologisch-psychiatrischen Erkenntnis gegenüber auszuarten drohten.«[221]

Im Kampf gegen den Bau immer neuer Luftschlösser in Bezug auf die Bedeutung der Endokrinologie für die Psychiatrie konzentrierte sich Bleuler im Jahr 1954 sodann auf »[d]ie Bloßstellung von *falschen Zielsetzungen* [H. i. O.]«.[222] In seinem Lehrbuch der »endokrinologische[n] Psychiatrie«[223] bemühte er sich um eine zwar nicht erschöpfende aber doch sehr umfassende systematische Zusammenführung und kritische Diskussion zahlreicher, meist voneinander unabhängig erarbeiteter, internationaler Forschungsbeiträge aus dem Überschneidungsbereich zwischen Hormonforschung und Psychiatrie, die als Grundlage einer sachlichen Beurteilung und Zusammenführung beider Gebiete dienen sollte. Darin verwies er gleich eingangs auf ein Übersichtswerk des bereits erwähnten US-amerikanischen Verhaltensbiologen Frank Ambrose Beach zum Thema Hormone und Verhalten und erklärte die »tierexperimentelle Forschung« zum wichtigsten Orientierungspunkt der neuen Disziplin.[224] Manfred Bleulers Lehrbuch war dabei keineswegs eine bloße Übersichtsdarstellung der Forschung Anderer, sondern beinhaltete auch seine eigenen Theorieansätze und klinischen Erfahrungen. Neben dem Spezialgebiet seines Vaters, der Schizophrenie, mit dem auch Manfred Bleuler sich befasste und das er auf Zusammenhänge mit endokrinen Faktoren hin zu explorieren versuchte,[225] arbeitete er an der Konzeption eines sogenannten

221 Bleuler, 1954, 4.
222 Bleuler, 1954, 5.
223 Bleuler, 1954, 5.
224 Bleuler, 1954, 2.
225 Vgl. Bleuler, 1943.

»endokrinen Psychosyndroms«,[226] für dessen Einführung in die Klinik er auch in seinem Lehrbuch plädierte.

Knapp ein Jahrzehnt später sollte Bleuler in einem Beitrag mit dem Titel »Psychiatrie und Endokrinologie: Geschichte ihrer Beziehungen in den letzten dreissig Jahren« ein recht ernüchterndes Fazit bezüglich der Zusammenführung von Endokrinologie und Psychiatrie ziehen. »Zur Ursachenlehre der meisten Schizophrenien hat die Endokrinologie bisher nichts beitragen können«,[227] konstatierte Bleuler. Des Weiteren schrieb er:

> »Gesamthaft ergab sich in den letzten Jahren, dass endokrine Behandlungsverfahren an psychiatrischen Kranken und umgekehrt psychiatrische Behandlungsverfahren an endokrin Kranken gewiss keine der übersteigerten Erwartungen erfüllen, die vor Jahrzehnten naiverweise an sie geknüpft wurden. Es zeigt sich aber doch, dass sich einige eng umgrenzte Indikationen auf diesem Gebiet ergeben, die manchem Kranken von Nutzen sind.«[228]

Auch Mitte der 1960er Jahre war der Wunsch danach, Wissen über das endokrine System für die Behandlung psychischer Leiden fruchtbar zu machen, nur sehr bedingt wahr geworden. Weniger ein wegweisender Meilenstein in Richtung einer neuen Disziplin,[229] sondern vielmehr aussagekräftiges Zeugnis sei-

---

226 Bleuler, 1954, 33.

227 Bleuler, 1965, 413. Eine auf hormonellen Substanzen basierende Behandlungsmethode, die in der Psychiatrie zwischen den späten 1930er und den 1960er Jahren auch zur Behandlung von Schizophrenie eingesetzt wurde, war die Insulinkur oder auch »Deep insulin coma therapy«. Dabei wurden PatientInnen durch die Gabe von großen Mengen an Insulin in einen Schockzustand versetzt, der nach etwa 15 Minuten wieder aufgehoben wurde. Das Hormon Insulin wurde hier jedoch nur zur künstlichen Erzeugung des allgemeinen Schockzustandes eingesetzt und nicht als für die Entstehung von Schizophrenien relevanter physiologischer Faktor verhandelt. Entsprechend löste der kostengünstigere Elektroschock das Insulin seit den 1940er Jahren ab. Für eine ausführliche Darstellung siehe Grychtol, 2007.

228 Bleuler, 1965, 418.

229 Dafür spricht, dass Manfred Bleulers Name, sowie die Disziplin der ›Endokrinologischen Psychiatrie‹ kaum mehr Erwähnung in heutigen Fachbüchern der Biologischen Psychologie – und damit des Fachbereiches, in dem Zusammenhänge zwischen Hormonen und der menschlichen Psyche erforscht werden – findet. Auch sein Lehrbuch von 1954 wurde nur noch ein Mal im Jahr 1964 aufgelegt und ist nicht Teil des Standardbestandes universitärer Fachbereichsbibliotheken der Psychologie oder Medizin. Eine andere Einschätzung findet sich in einem Artikel von Himmerich und Steinberg in

ner Zeit, spiegelte sich in Bleulers umfassendem Übersichtswerk von 1954 die anhaltende Problematik wider, die Adolf Oswald in seinem in Kapitel 1 des vorliegenden Buches ausführlich besprochenen Aufsatz über »Die Beziehungen der Inneren Sekretion zu psychischen Störungen und Psychosen« im Jahr 1928 bereits genauso festgestellt hatte: Einer schier endlosen Zahl an Beobachtungen des parallelen Auftretens von psychischen Alterationen und endokrinen Veränderungen stand die Problematik gegenüber, klare und allgemeingültige Kausalitäten zu ermitteln. Auch für den Bereich der Sexualhormone, denen man schon seit den frühesten Stunden der Endokrinologie eine enorme Wirkmacht in Bezug auf psychische Phänomene zugesprochen hatte, hielt Bleuler fest:

> »Die Gründe, weshalb die Spezifität der Beziehungen zwischen Sexualhormonen und psychischen Funktionen so wenig deutlich ist, sind dieselben, wie wenn andere Hormone im Spiele sind: ein Hormon ist kaum je allein an einer Störung beteiligt, vielmehr ist immer ein ganzes hormonales Gleichgewicht im Spiele; in verschiedenen Stadien der Entwicklung ist die Reaktion auf eine Noxe überaus verschieden; hormonale Einflüsse bekommen ihre psychische Bedeutung erst danach, wie sie persönlich verarbeitet werden.«[230]

Letzteres verwies auf den zweiten problematischen Punkt, den Bleuler auch in seinem historischen Rückblick nochmals eindrücklich zusammenfasste: »Endokrine Einflüsse werden höchst persönlich von der Persönlichkeit verarbeitet und umgekehrt ist das Echo des Endokrinums auf die Emotionalität wieder

---

Fortschritte der Neurologie und Psychologie. Die Autoren schreiben hier: »Manfred Bleuler verdankt die Psychiatrie eine systematische Beforschung und Zusammenstellung des Wissens über die Zusammenhänge zwischen hormonellen Veränderungen und psychischen Erkrankungen. Er ist der Nestor dieses Wissenschaftszweiges«. Himmerich und Steinberg, 2011, 392. Den Fortgang der Übernahme von endokrinologischen und generell biologischen Ansätzen innerhalb der Psychiatrie in der zweiten Hälfte des 20. Jahrhunderts zu analysieren und die Bedeutung der Arbeiten Manfred Bleulers, sowie anderer seiner ZeitgenossInnen, die sich um die Etablierung einer endokrinologischen Psychiatrie oder auch Psychoendokrinologie in den 1950er Jahren bemühten, für die heutige biologische Psychologie und Psychoneuroendokrinologie zu eruieren, bleibt ein Forschungsvorhaben, das meines Wissens nach noch nicht realisiert wurde. Es würde sich als ein spannendes Anschlussprojekt für die vorliegende Untersuchung anbieten.

230 Bleuler, 1954, 257.

ein höchst persönliches.«[231] Die Zusammenführung von Endokrinologie und Psychiatrie schien allem voran an der Individualität jedes einzelnen Falles und damit einer realen und in ihrer psychophysischen Beschaffenheit einzigartigen Person zu scheitern. Genau diesen Aspekt in den Mittelpunkt zu rücken, war das dezidierte Ziel einer anderen Denkrichtung und wissenschaftlichen Lehre, die in der ersten Hälfte des 20. Jahrhunderts enorme Popularität erlangt hatte: die Konstitutionslehre. Auch in ihrem Rahmen konfigurierte sich Wissen um die Bedeutung von Hormonen für die menschliche Psyche und speziell seines *Charakters* bzw. der *Persönlichkeit*.

Die Konstitutionslehre und speziell die Diskurse um Hormon-Psyche-Zusammenhänge darin sind Gegenstand des vierten Kapitels dieser Arbeit. Zuvor soll jedoch ein zeitlicher Sprung zurück zur Jahrhundertwende zum 20. Jahrhundert erfolgen. Dabei sollen wichtige Rekonfigurationsbewegungen innerhalb der Psychologie des 19. Jahrhunderts nachgezeichnet werden, da sie die Grundlage für die Plausibilität einer Zusammenführung zwischen der Psychiatrie und Endokrinologie im 20. Jahrhundert bildeten. Denn die zuletzt geschilderten Entwicklungen innerhalb der Psychiatrie setzten eine Übernahme naturwissenschaftlichen Denkens und speziell die Konzeption der Psyche als im Körper verankertes und dort auch zu behandelndes Teilphänomen einer psychophysischen Gesamtheit voraus. Diese Übernahme ging mit der Loslösung der Psychologie von der Philosophie und ihrer zunehmenden Orientierung an den Naturwissenschaften im 19. Jahrhundert einher. Der Prozess der Vernaturwissenschaftlichung und Experimentalisierung der Psychologie bildet den Ausgangspunkt für das nächste Kapitel. Nachdem der Aspekt des hormonell regulierten *Verhaltens* im Mittelpunkt der bisherigen Betrachtungen stand, bilden Zusammenhänge zwischen Hormonen und *Emotionen* den roten Faden der nun folgenden Abschnitte.

---

231 Bleuler, 1965, 416.

3 EMOTIONEN und Hormone

Die Physiologie der Emotionen

3.1 Einleitung: »Nemo psychologus, nisi physiologus«

»Nemo psychologus, nisi physiologus« – »kein Psychologe, sondern Physiologe«, so die wegweisende These des damals erst 21-jährigen und später sehr einflussreichen deutschen Anatomen und Physiologen Johannes Müller (1801–1858) bei der Abschlussprüfung seiner Promotion im Jahr 1823.[1] »Dem Verfasser ist die Seele nur eine besondere Form des Lebens unter den mannigfachen Lebensformen, welche Gegenstand der physiologischen Untersuchungen sind; er hegt daher die Überzeugung, daß die physiologische Untersuchung in ihren letzten Resultaten selbst psychologisch seyn [sic!] müsse«, explizierte Müller wenige Jahre später.[2] Mit einer solchen Sichtweise stand der junge Wissenschaftler seinerzeit nicht alleine. Vielmehr waren seine Aussagen Ausdruck eines einschneidenden Wandels sowohl der Konzeptionen von Physis und Psyche innerhalb der Naturwissenschaften als auch in Teilen der sich ihnen annähernden und sich in der zweiten Hälfte des 19. Jahrhunderts erstmalig als selbstständige akademische Wissenschaft etablierenden Psychologie.[3] Sie betraf aber auch Praktiken wissenschaftlichen Erkenntnisgewinns generell. Einige bedeutende wissenschaftliche Ereignisse der ersten Hälfte des 19. Jahrhunderts rückten den Menschen in den Fokus einer rational-naturwissenschaftlichen Sichtweise und stellten frühere mechanistische Konzepte, aber insbesondere die strikte Unterscheidung von belebter und

1 Zitiert nach Hagner, 1997, 238.

2 Ebenfalls zitiert nach Hagner, 1997, 238.

3 Vgl. Fahrenberg, 2015, 199.

unbelebter Materie in Frage.[4] Wichtig dafür war etwa die erfolgreiche in vitro Synthese von organischem Harnstoff aus anorganischen Ammoniumcyanat durch den deutschen Chemiker Friedrich Wöhler (1800–1882) im Jahr 1828.[5] Im Anschluss an die Formulierung des Energieerhaltungssatzes und seine Anwendung auf lebende Organismen wurde deren chemisch-physikalische »Naturkausalität« als »weder durch einen genuin seelischen Faktor noch durch eine besondere Lebenskraft« beeinflussbar definiert.[6] Auch die Entwicklung der Zelltheorie durch Matthias Schleiden und Theodor Schwann Ende der 1830er Jahre, sowie die in Charles Darwins epochalem Werk »On the Origin of the Species« 1859 dargelegte Evolutionstheorie trugen zur Einreihung der Wissenschaften vom Leben in eine kausal-materialistisch argumentierende naturwissenschaftliche Methodik bei.[7] Das Primat der Messbarkeit und Objektivität stand nun an vorderster Stelle bei Fragen zu physiologischen Erscheinungen, womit das Experimentieren im Labor rapide an Bedeutung gegenüber klassischen Methoden der Wissensgenerierung innerhalb der Medizin und Biologie gewann.[8]

Die experimentelle Methode setzte sich dabei nicht nur in den naturwissenschaftlichen Disziplinen und der Medizin durch. Sie manifestierte sich gegen Ende des 19. Jahrhunderts auch in Form von psychophysiologischer Laborforschung innerhalb der Psychologie.[9] Dabei wurde auch der Bereich der Emotionen allmählich zum Gegenstand empirischer Untersuchungen und theoretischer Überlegungen. Was auch immer dabei jeweils unter ›Emotionen‹ verstanden wurde, Einigkeit bestand darüber, diese am Körper zu studieren.[10] »Dieser Körper« wiederum, so der Historiker Otniel Dror, »war das Produkt der Physiologie und ihrer Teilgebiete«[11] – und damit einer Disziplin, die im 19. und frühen 20. Jahrhundert wohl so progressiv war und sich so rapide veränderte wie kaum eine andere. Entsprechend erfuhr die Konzeption des physio-

---

4 Meyer, 2005, 18–20. Zu den Auseinandersetzungen zwischen AnhängerInnen des Mechanismus und des Vitalismus um die Jahrhundertwende zum 20. Jahrhundert siehe Wolff, 1902. Mechanistische Körperbilder existierten im Übrigen schon seit dem 17. Jahrhundert. Vgl. Wieser, 2010, 4.

5 Vgl. Meyer, 2005, 19.

6 Meyer, 2005, 19.

7 Vgl. Meyer, 2005, 19–20.

8 Vgl. Vague, 2000, 2682.

9 Vgl. Stern, 1900a, 338.

10 Vgl. Dror, 2019, 74.

11 Dror, 2019, 74

logischen Körpers in diesem Zeitraum einige Transformationen. Das dominierende mechanistische Konzept einer durch das Nervensystem bestimmten Physiologie, das gerade erst die bis in das 18. Jahrhundert anhaltende »Humoraltheorie durch eine ›trockene‹ mechanische Auffassung vom Körper als Feststoffaggregat verdrängt«[12] hatte, wurde bereits in den letzten Dekaden des 19. Jahrhunderts abermals irritiert. Mit dem Aufkommen der Vorstellung einer chemischen Regulation körperlicher Vorgänge bahnte sich eine »Wiederverflüssigung des Körperkonzepts«[13] an. Diese konnte sich zunächst nur schwer durchsetzen. Schon bald dominierte sie jedoch die physiologische Forschung. Auch physiologische Deutungsansätze in Bezug auf die Entstehung von Emotionen waren im 20. Jahrhundert zunehmend von der Frage nach der Bedeutung chemischer Agentien und speziell der endokrinen Organe und ihrer Substanzen bestimmt. Mit der Hormonisierung der Physiologie, wie sie im letzten Kapitel dargelegt wurde, und damit auch derjenigen Bereiche der Psychologie, die sich an der Physiologie orientierten, wurden Hormonwirkungen zunehmend auch Gegenstand von Emotionsdiskursen.

Als zweite Facette des vielschichtigen Begriffes der ›Psyche‹ soll im vorliegenden Kapitel das Feld der *Emotionen* und seine Aneignung seitens der Physiologie und der physiologischen Psychologie im ausgehenden 19. Jahrhundert sowie in der ersten Hälfte des 20. Jahrhunderts analysiert werden. Während die Physiologie sich in diesem Zeitraum darum bemühte, die ›Natur der Emotionen‹ zu ergründen, brachte sie ein Emotionskonzept hervor, das auf einer höchst artifiziellen Grenzziehung basierte: die »*physiologische* Emotion [H. i. O.]« in Abgrenzung zur »*psychologische[n]* Emotion [H. i. O.]«.[14] Entsprechend den disziplinären Gepflogenheiten, die man mit Ludwik Fleck auch als spezifischen Denkstil des Denkkollektivs der Physiologie fassen kann, wurden subjektive und sich der Messbarkeit entziehende – also genuin psychologische – Aspekte von Emotionen aus dieser Forschung ausgeklammert und ein rein physiologisches Wissensobjekt generiert, das laborexperimentell beforscht werden konnte. Auch die Psychologie, die sich zunehmend als naturwissenschaftliche Disziplin verstand und dabei physiologische Forschungsmethoden übernahm, befasste sich mit der Frage nach den physiologischen Grundlagen von Emotionen. Im Überschneidungsbereich zwischen Physiologie, Psychologie und Medizin entstanden in den 1910er und 1920er Jahren erste neuro-

12 Tanner, 1998, 135.

13 Tanner, 1998, 136.

14 Dror, 2014a, 129.

endokrine Theorien, die Hormone als wichtige Faktoren für physiologische Emotionsreaktionen definierten und in deren Rahmen neue diskursive Verknüpfungen zwischen Hormonen und der Psyche gemacht wurden. Letztlich war es die Erforschung der Wirkungen des Hormons Adrenalin an Menschen, die aufs Deutlichste zeigte, dass das, was im physiologischen Labor als Emotionen bezeichnet und erforscht wurde und das, was Menschen als ›echte‹ Emotionen empfanden, weit auseinander liegen konnte. Emotionen ließen sich zwar weder auf die Funktionen des Nerven- oder des Hormonsystems, noch auf andere rein physiologische Mechanismen reduzieren, sie erfuhren jedoch eine enge diskursive Kopplung an physiologische und speziell auch hormonelle Vorgänge, die bis heute bestimmend ist. Dass die Hormonisierung von Emotionen in den 1920er Jahren ein internationales Phänomen war, verdeutlicht die Theorie der sogenannten ›emotiogenen Hormone‹ des sowjetrussischen Psychiaters Wladimir Nikolajewitsch Speranski aus den 1920er Jahren. Konnte die westliche Physiologie subjektive und genuin psychologische Aspekte aus ihrer Emotionsforschung ausklammern und diesen Bereich der klassischen Psychologie überlassen, so bestand in der Sowjetunion der ideologische Druck einer gänzlichen Ablösung der Psychologie durch die Reflexologie – eine Lehre, die psychische Vorgänge ausschließlich objektiv erfasste und radikal auf die Funktionen des Nervensystems reduzierte. In der Beleuchtung und Gegenüberstellung der divergierenden diskursiven Entwicklungen der hormonphysiologischen Emotionsdiskurse in den 1920er Jahren verdeutlichen sich die Dynamiken des Wissenstransfers zwischen teils sehr unterschiedlichen Denkkollektiven und über ideologische Grenzen hinweg. In allen Bereichen lässt sich eine sukzessive Physiologisierung des Emotionalen und eine Integration endokriner Aspekte in vormals streng neuronale Erklärungsansätze beobachten. Angesichts der Beharrungstendenz des ideologisch geprägten Wissenssystems der jungen Sowjetunion entstand dort jedoch eine diskursive Verknüpfung von Hormonen und Emotionen, die sich stark von den westlichen Diskursen unterschied.

3.2 Psychologie, Physiologie und Emotionen im 19. und frühen 20. Jahrhundert

Die Anfänge der physiologischen Psychologie und der ›Psychophysische Parallelismus‹

Eine erste vielbeachtete Übertragung des experimentellen Prinzips explizit auf die Psychologie und auf den Menschen als Versuchsperson erfolgte durch den Mediziner, Physiologen und Philosophen Wilhelm Wundt (1832–1920).[15] Im Jahr 1874 legte er mit der Veröffentlichung seiner »Grundzüge der Physiologischen Psychologie« den Grundstein für – wie er es selbst bezeichnete – »ein neues Gebiet der Wissenschaft«[16]. Diese Episode wird in der fachinternen Historiographie sowie den meisten wissenschaftshistorischen Abhandlungen mit der Gründung der akademischen Psychologie überhaupt gleichgesetzt.[17] Kurze Zeit später gelang es Wundt ein weltweit erstes Institut für experimentelle Psychologie in Leipzig zu eröffnen.[18] Gerade aufgrund seiner langjährigen Erfahrung im Bereich der experimentellen Physiologie, so Jochen Fahrenberg, mag Wundt »der Kontrast [der um Objektivität, Exaktheit und Naturwissenschaftlichkeit bemühten experimentellen Physiologie] zur verbreiteten spekulativen Psychologie in der Mitte des 19. Jahrhunderts sehr deutlich [gewesen] sein«.[19] Wundt verfolgte das Ziel, naturwissenschaftliche Methoden für Phänomene des Psychischen betreffende Fragestellungen fruchtbar zu machen. Er entwickelte ein Forschungsprogramm, das inhaltlich an die ›Psychophysik‹ des deutschen Mediziners und Physikers Gustav Theodor Fechner (1801–1887) anknüpfte.[20] Fechners Untersuchungen zu den Beziehungen

---

15 Wilhelm Wundts wissenschaftliches Werk ist nicht zuletzt, weil er in seiner akademischen Laufbahn zwischen verschiedenen Disziplinen changierte, sehr vielseitig, umfassend und hochgradig komplex. Ausführlich zu seinem Werk und Wirken siehe exemplarisch Fahrenberg, 2011.

16 Wundt, 1874, III.

17 Siehe exemplarisch Birbaumer und Schmidt, 2010, 4.

18 Vgl. Lück, 2009, 59. Zu Wundts doppelter Zugehörigkeit zur Philosophie und Psychologie und den bereits angesprochenen Abspaltungsprozessen beider Disziplinen siehe Ash, 1980, 75–86.

19 Fahrenberg, 2015, 199.

20 Vgl. Fahrenberg, 2011, 50. Wundt verstand die Psychologie allerdings keineswegs als eine Naturwissenschaft (S. 143), sondern betonte im Gegenteil ihre Nähe zur Philosophie und betrachtete sich selbst als Philosoph. Vgl. Wegener, 2009, 300.

zwischen systematisch applizierten Sinnesreizen und den daraufhin eintretenden Empfindungen hatten in der ersten Hälfte des 19. Jahrhunderts eine Basis für experimentelle Zugriffe auf Phänomene der menschlichen Sinneswahrnehmung geschaffen.[21] Dies beabsichtigte Wundt zu vertiefen und auf andere Bereiche der Psyche auszuweiten.[22]

Grundlegend für Wundts psychologischen Zugang war die Absicht, »das Bewusstsein in nicht weiter aufteilbare Bestandteile zu zerlegen«, um daraus generalisierte Aussagen über Bewusstseinsvorgänge ableiten zu können.[23] In praktischer Hinsicht stand er allerdings vor dem Problem, dass er abseits physiologischer Messverfahren und standardisierter Reizapplikationen nicht umhinkam, in seinen Experimenten auch eine Form der Selbstbeobachtung einzusetzen. Da Wundt davon überzeugt war, dass unkontrollierte »introspektive Auskünfte« der Versuchspersonen, wie die »alte« spekulative Psychologie sie zu erheben pflegte, nicht dazu geeignet waren, stichhaltige Erkenntnisse über psychische Vorgänge zu gewinnen, setzte er in seinen Experimenten Anleitungen zu einer möglichst standardisierten Selbstbeobachtung ein.[24] Trotz aller Bemühungen um Standardisierung der Experimente ließen sich die psychischen Reaktionen der ProbandInnen nur schwer auswerten. Dazu schrieb Thomas Kussmann:

> »Die Psychophysik und die physiologische Psychologie scheiterten […] an der Schwierigkeit, dass ›objektiv gleichen Reizen‹ nur in den seltensten Fällen ›objektiv gleiche Reaktionen‹ entsprechen. *Johannes Müller, Hermann Helmholtz, Wilhelm Wundt* fanden dafür verschiedene Erklärungen, die schliesslich [sic!] in die Annahme mehr oder weniger parallel wirksamer ›psychischer‹ und ›physischer‹ Gegebenheiten mündeten. [H. i. O.]«[25]

Eine solche theoretische Haltung bezüglich der Relation zwischen dem Körper und psychischen Phänomenen wurde als ›psychophysiologischer‹ oder auch ›psychophysischer Parallelismus‹ bezeichnet. Er wurde insbesondere im Zeitraum zwischen 1850 und 1900 nicht nur über nahezu alle wissenschaftlichen

21 Ausführlich zu Fechner siehe Heidelberger, 2000. Für eine Zusammenfassung und Kritik seiner Arbeiten durch einen Zeitgenossen siehe Stern, 1900a, 341–344.

22 Vgl. Fahrenberg, 2011, 59.

23 Lück, 2009, 60.

24 Fahrenberg, 2011, 50–51.

25 Kussmann, 1974, 31.

Disziplinen hinweg, sondern auch in der Öffentlichkeit intensiv diskutiert.[26] Die These des Parallelismus revidierte die bis dahin dominierende Annahme eines Dualismus zwischen Körper und Seele und mit ihr auch die Konzeption des Gehirns als ›Seelenorgan‹.[27] In einer Vortragsreihe über die »psychologische Arbeit des 19. Jahrhunderts« vor der Psychologischen Gesellschaft in Breslau brachte der einflussreiche deutsche Psychologe William Stern das »Princip [sic!] des *psychophysiologischen Parallelismus* [H. i. O.]« im Jahr 1899 auf folgende Formel: »[Z]u jedem psychischen Phänomen wird eine körperliche Correlaterscheinung [sic!] vorausgesetzt; das Problem ist, sie im Einzelnen festzustellen.«[28] Diese sehr weit gefasste Formulierung verdeutlicht bereits, dass der »psychophysische Parallelismus« eine Art Banner war, unter dem sich im Detail sehr divergierende Auslegungen dieser Grundannahme versammeln konnten und wie Mai Wegener betont, es auch taten: »Die Figur [des psychophysischen Parallelismus] eröffnete den Raum, in dem sich die Positionen treffen konnten, bevor von verschiedenen Seiten Präzisierungen vorgenommen wurden, die dann nicht mehr miteinander vereinbar waren.«[29] Der Konsens bestand in der Absage an einen metaphysischen Zugang zum Seelischen und dessen Ablösung durch Theorien und Methoden der Physiologie. Während das Gehirn dabei zunächst weiterhin eine zentrale Rolle spielte, wurde es nun als Teil eines nervlichen Gesamtmechanismus verstanden und entsprechend auch als ›Seelenapparat‹ konzipiert, in dessen physiologischen Abläufen sich seelische Phänomene als Parallelerscheinungen abbilden sollten.[30]

Unter dem Vorzeichen einer »Physikalisierung des Lebens«[31] war das späte 19. Jahrhundert geprägt von Grabenkämpfen und Neuverhandlungen der Gegenstandsbereiche ebenso der Physiologie wie der Psychologie, die sich aus verschiedenen Richtungen psychischen Phänomenen annäherten und dabei mehr oder weniger ineinander übergingen. Emotionen blieben von diesen naturwissenschaftlich fundierten Vorstößen in den Bereich des Psychischen jedoch zunächst weitgehend unberührt. So bemängelte auch der renommierte US-amerikanische Philosoph und Psychologe William James im Jahr 1884

26 Vgl. Wegener, 2009, 278.

27 Vgl. Wegener, 2009, 281. Ausführlich dazu siehe in Hagner, 1997.

28 Stern, 1900b, 417.

29 Wegener, 2009, 280.

30 Vgl. Wegener, 2009, 280–281.

31 Wegener, 2009, 279.

in der philosophischen Fachzeitschrift *Mind*, dass die seinerzeit doch so »eifrig die Funktionen des Gehirns erforschende« Physiologie die »ästhetischen Sphären des Geistes«, und damit auch Emotionen, in ihren Untersuchungen kläglich vernachlässigt habe.[32] James hatte mit seiner Beobachtung insofern Recht, als dass Wahrnehmungs- und Lernprozesse bis dahin im Fokus psychophysiologischer Forschung gestanden hatten.[33] Dieser Umstand änderte sich in den Folgejahren jedoch grundlegend. Seit Ende des 19. Jahrhunderts wurde der Frage danach, was Emotionen sind, mit einem stetig wachsenden Arsenal an experimentellen Apparaturen begegnet. Erste Schritte auf diesem Gebiet machte der italienische Physiologe Angelo Mosso (1846–1910), dessen Publikationen zu physiologischen Untersuchungen von Angstzuständen den Beginn der »physiologisch-experimentellen Wissenschaft der Emotionen« markieren.[34]

Wegweisend auch für heutige psychophysiologische Experimentalpraktiken erforschte Mosso den Zusammenhang zwischen geistiger Aktivität und der Durchblutung des Gehirns, indem er Versuchspersonen mit Verletzungen des Schädels Berechnungen anstellen ließ und für deren Dauer Volumenschwankungen des Gehirns mittels eines Plethysmographen maß.[35] Daraufhin erarbeitete er Methoden, die ihm erlaubten, auch die Veränderungen des zerebralen Blutflusses bei Personen ohne Kopfverletzungen zu messen, und entwickelte zahlreiche Apparaturen zur Messung physiologischer Veränderungen des Blutdrucks und der Muskulatur.[36] Mosso vertiefte seine Untersuchungen zur Durchblutung des Gehirns, indem er neben kognitiven Leistungen respektive »intellektueller Arbeit«, auch die Auswirkungen verschiedener Emotionen einbezog.[37] Im Jahr 1880 erschien eine ausführliche Monographie Mossos mit dem Titel »Sulla circulazione del sangue nel cervello dell'uomo« – »Über den Blutkreislauf im menschlichen Gehirn« –, die neben

32 James, 1884, 188.

33 Man kann jedoch nicht behaupten, Emotionen wären vor Mitte der 1880er Jahre seitens der Physiologie bzw. physiologischen Psychologie gänzlich ignoriert worden. Auf einige der Vorläufer wird im Folgenden eingegangen. Für eine ausführlichere Darstellung siehe Dror, 2014b, 13–14.

34 Dror, 2019, 75.

35 Vgl. Sandrone et al., 2012, 2514. Zu Mossos Methode der Plethysmographie siehe Zago et al., 2009.

36 Vgl. Sandrone et al., 2012, 2514.

37 Mosso, 1880, 34.

ausführlichen Erklärungen seiner Messverfahren und zahlreichen Abbildungen von Messkurven auch ein Kapitel zum Thema »la circolazione del sangue nel cervello durante l'attività del pensiero e le emozioni«, also über »die Blutzirkulation im Gehirn bei Gedankentätigkeit und Emotionen« beinhaltete. Darin berichtete er, seine Messungen hätten unter anderem ergeben, dass die Durchblutung des Gehirns bei »moralischen Emotionen« besonders intensiv gesteigert wurde.[38]

Um die Jahrhundertwende zum 20. Jahrhundert griff sodann auch Wilhelm Wundt das Thema der Emotionen auf und diskutierte eine hochkomplexe »Theorie der Gefühle« in der von ihm selbst herausgegebenen Zeitschrift *Philosophische Studien*, wobei verschiedene Emotionen »mit je charakteristischen Änderungen physiologischer Parameter, nämlich Änderungen in Amplitude sowie Frequenz von Pulsschlag und Atmung« korreliert wurden.[39] Die Arbeiten Wundts stehen exemplarisch für eine transformative Phase in wissenschaftlichen Diskursen, in der es diesseits wie jenseits des Atlantiks immer selbstverständlicher wurde, Emotionen physiologisch zu erklären und zu erforschen.[40] Diese Phase, die sich etwa über die Jahrhundertwende bis in die 1910er respektive 1920er Jahre erstreckte, charakterisierte sich zudem durch eine zeitweise Verlagerung der Aufmerksamkeit weg vom Gehirn, hin zum gesamten Körper und zu den inneren Organen als Ort der Entstehung von Emotionen, was sich in neuartigen Emotionstheorien manifestierte. In der neuen Logik wurden Emotionen als Produkt von durch äußere oder innere Reize ausgelösten viszeralen Veränderungen angesehen.

»Wir haben Angst, weil wir zittern«[41]: Die viszerale Emotionstheorie von William James

Einer der prominentesten und einflussreichsten Vertreter einer viszeralen Emotionstheorie war der bereits erwähnte US-amerikanische Psychologe und Philosoph William James (1842–1910). In seinem Aufsatz »What is an emotion?« aus dem Jahr 1884 hatte James dafür plädiert, sogenannte »*standard*

---

38 Mosso, 1880, 34. Mosso führt hier allerdings nicht aus, was genau er unter »moralischen Emotionen« versteht.

39 Kochinka, 2004, 181.

40 Vgl. Dror, 2019, 75.

41 James, 1884, 190. Im Original lautet das Zitat: »[...] we feel sorry because we cry, angry because we strike, afraid because we tremble, and not that we cry, strike, or tremble, because we are sorry, angry or fearful, as the case may be.« James, 1884, 190.

emotions [H. i. O.]« als Begleiterscheinungen von reflexartigen Reaktionen innerer Organe anzusehen, die ohne die Beteiligung höherer Funktionen des Gehirns zustande kommen sollten.[42]

> »Our natural way of thinking about these standard emotions is that the mental perception of some fact excites the mental affection called the emotion, and that this latter state of mind gives rise to the bodily expression. My thesis on the contrary is that *the bodily changes follow directly the* perception *of the exciting fact, and that our feeling of the same changes as they occur* is *the emotion.* [H. i. O.]«[43]

Ein zentraler Punkt in James' Theorie war die Annahme, dass jeder basalen Emotion ein spezifisches, komplexes viszerales Reaktionsmuster zugrunde liegen sollte.[44] Zu den »Standardemotionen« zählte James »Überraschung, Neugier, Verzückung, Angst, Wut, Lust, Gier und dergleichen«.[45] Nach seiner Theorie sollten äußere oder innere Reize von Sinnesorganen detektiert und seitens der Hirnrinde zunächst lediglich wahrgenommen werden, ohne jedoch direkt eine emotionale Färbung zu erhalten. Diese sollte sich erst durch die Weiterleitung der Impulse an Eingeweide und Muskeln und deren spezifische Reaktion darauf sowie deren Rückmeldung an das Gehirn ergeben. Rationale Bewertung und generell jegliche intellektuelle Verarbeitung der basalen Emotionen waren diesem Prozess aus James' Sicht nachgeschaltet.

Einen unumstößlichen Beweis für diese These sah James in der Alltagserfahrung, dass Emotionen stets mit klaren körperlichen Empfindungen einhergingen, die bewusst wahrnehmbar, oft lokalisierbar und teilweise gar sichtbar waren.[46] Sollten Versuchspersonen sich eine Emotion dagegen nur *vorstellen*, so blieben die Empfindungen weitgehend inhaltsleer und »kalt«, da ihnen die körperliche Reaktion fehlte.[47]

---

42 James, 1884, 189. Zur bis heute anhaltenden Debatte darüber, was Emotionen eigentlich sind, siehe Frevert, 2011, 22–23. Die Emotionshistorikerin Ute Frevert beschreibt hier das allmähliche Abhandenkommen komplexer Definitionen, welche die verschiedenen Facetten von Emotionsphänomenen zu erfassen versuchen, und mit ihnen das Schwinden der vielfältigen Emotionsbegriffe im 20. Jahrhundert.

43 James, 1884, 189.

44 James, 1884, 189.

45 James, 1884, 189.

46 Vgl. James, 1884, 192.

47 James, 1884, 193.

»If we fancy some strong emotion, and then try to abstract from our consciousness of it all the feelings of its characteristic bodily symptoms, we find we have nothing left behind, no ›mind-stuff‹ out of which the emotion can be constituted, and that a cold and neutral state of intellectual perception is all that remains.«[48]

Auch der dänische Physiologe Carl Lange sprach sich 1885 unabhängig von James für eine ähnliche Sichtweise aus, weshalb diese Theorie in Folge als James-Lange-Theorie bezeichnet wurde.[49] In ihrer Argumentationsweise wurde dem Gehirn nicht nur ein Teil seiner Autorität als ›Sitz der Seele‹ abgesprochen. James betonte auch, dass die physiologische Entstehung von Emotionen wesentlich komplexer ablaufen musste als man es bis dahin angenommen hatte und lehnte die Bemühung um ihre konkrete Lokalisierung in Teilen des Gehirns ab.[50]

Anfang des 20. Jahrhunderts erfuhr die viszerale Emotionstheorie sodann eine entscheidende Differenzierung: Mit der Etablierung der Vorstellung von einem sogenannten »vegetativen« oder auch »autonomen Nervensystem« Ende des 19. Jahrhunderts[51], das auf die unwillkürlich ablaufende Regulation der inneren Organe spezialisiert sein sollte und dessen Konzeption eine funktionelle Zweiteilung des Nervensystems nahelegte, wurde der Bereich der Emotionen grob in zwei Gruppen unterteilt.[52] Als dem überwiegend aktivitätssteigernden Teil des autonomen Nervensystems wurden dem sogenannten Sympathikus starke Emotionen wie Angst, Wut, Aufregung und Aggression zugeordnet. Wohingegen sein meist antagonistisch wirkender und damit die zugehörigen Nervenimpulse hemmender Gegenpart – der sogenannte Parasympathikus – mit »weicheren Emotionen, wie der Mutterliebe« oder anderen positiv konnotierten Gefühlen in Zusammenhang gebracht wurde.[53] Erstere,

48 James, 1884, 193.

49 Im Gegensatz zu James, der die Beteiligung aller inneren Organe und Muskeln bei der Entstehung der basalen Emotionen postulierte, beschränkte sich Lange in seinen Überlegungen auf Reaktionen der Blutgefäßnerven. Vgl. Fahrenberg, 1967, 51.

50 Vgl. James, 1884, 188.

51 Vgl. Dror, 2019, 76. Die Idee einer Unterteilung des Nervensystems ist allerdings wesentlich älter als die Konzeption des ›autonomen Nervensystems‹ durch die britischen Physiologen John Newport Langley und Walter Holbrook Gaskell Ende des 19. Jahrhunderts. Siehe dazu Akert, 1967, 59–63.

52 Vgl. Dror, 2014b, 16; 2019, 76–77.

53 Dror, 2019, 77.

so Otniel Dror, dominierten die Diskurse der physiologischen Emotionsforschung,[54] und so waren es auch die starken und meist negativ konnotierten Emotionen, die in der ersten Hälfte des 20. Jahrhunderts erstmals in Zusammenhang mit Hormonen gebracht wurden. Konkret war es die Emotion der Angst, die ein beliebtes Forschungsthema darstellte und bald mit den Wirkungen des Hormons Adrenalin assoziiert wurde. Diese Forschung knüpft sich an den Namen des US-amerikanischen Physiologen Walter B. Cannon. Dieser stellte eine Verbindung zwischen Endokrinologie und physiologischer Emotionsforschung her und brachte dabei die James-Lange Theorie deutlich ins Wanken.

Walter B. Cannon und die Wiederaufwertung des Gehirns

»Practically without an exception, every elementary text in psychology used in the american university today includes a chapter on ›Emotion and the Affective States«[55], konstatierte der US-amerikanische Psychologe Carney Landis im Jahr 1930. Wiederkehrende Themen seien dabei stets eine kritische Diskussion der James-Lange-Theorie, die Darstellung der Emotionstheorie von Walter B. Cannon, sowie Abhandlungen zur Bedeutung von Hormondrüsen in Zusammenhang mit Emotionen und nicht zuletzt ein Ausblick auf Möglichkeiten der »sozialen Kontrolle« und des »Emotionstrainings« durch Konditionierung.[56] »Of all this, Cannon's work is most pertinent and offers the most substantial evidence for all our psychologizing on the subject of emotion«[57], fügte er hinzu. Worin aber unterschied sich Cannons Emotionstheorie, die als Cannon-Bard-Theorie bezeichnet wurde, von der viszeralen Theorie von William James und Carl Lange und welche Rolle spielte Cannon in der Geschichte der Hormonforschung und speziell der Diskurse um Hormone und Emotionen?

»*Total separation of viscera from the central nervous system does not alter emotional behavior* [H. i. O.]«[58] – so lautete ein brisantes Forschungsergebnis Cannons, das die James-Lange-Theorie grundlegend in Frage stellte. Während James

54 Dror, 2019, 77.

55 Landis, 1930, 527. Carney Landis schrieb dies im Rahmen einer Rezension der Neuauflage von Cannons berühmter Monographie »Bodily Changes in Pain, Hunger, Fear and Rage«, die im Jahr 1915 erstmals erschienen war und 1929 um ganze 5 Kapitel erweitert wurde.

56 Landis, 1930, 527

57 Landis, 1930, 527

58 Cannon, 1927, 108.

seine These zur Entstehung von Emotionen noch ganz im Stile der ›alten‹ Psychologie des 19. Jahrhunderts aus alltäglichen Erfahrungen und theoretischen Überlegungen heraus aufgestellt und nicht experimentell belegt hatte, entstammte Cannons Emotionstheorie dem neuen Modus des Erkenntnisgewinns. Er unterzog die von William James und Carl Lange angestellten Überlegungen einer experimentellen Überprüfung an nicht-menschlichen Modellorganismen und argumentierte auf dieser Basis nun gegen ihre Behauptungen:

> »Both [William James and Carl Lange] affirmed that if these organic sensations are removed *imaginatively* from an emotional experience nothing is left. Sherrington and Cannon and his collaborators varied this procedure by removing the sensations *surgically*. […] The possibility of return impulses by these channels […] were likewise abolished. […] According to James's statement of the theory the felt emotion should have very largely disappeared […]. The animals *acted*, however, insofar as nervous connections permitted, with no lessening of the intensity of emotional display. In other words, operations which, in terms of the theory, largely or completely destroy emotional feeling, nevertheless leave the animals behaving as angrily, as joyfully, as fearfully as ever. [H. i. O.]«[59]

Nicht nur die Katzen, an denen Cannon seine Experimente durchführte, sollten nach operativer Destruktion der vegetativen Erregungsbahnen zwischen Gehirn und restlichem Körper weiterhin die gleichen äußerlichen Emotionsreaktionen gezeigt haben wie vor dem grausamen Eingriff. Cannon verwies auch auf eine Reihe von Studien anderer AutorInnen, die der Annahme James', das Gehirn weise keinen auf die Verarbeitung von Emotionen spezialisierten Abschnitt auf, widersprachen.[60] Für eine Lokalisierung der Emotionsentstehung im Gehirn sprachen zudem weitere experimentelle Beobachtungen Cannons. Er berichtete, dass die Aufhebung der kortikalen Funktion durch operative Entfernung oder örtliche Betäubung der Hirnrinde weder bei Tieren noch bei Menschen einen Ausfall emotionaler Verhaltensreaktionen auslöste. Die Entfernung des Thalamus dagegen habe zum Ausfall solcher Verhaltensreaktionen geführt, was die Annahme nahelegen würde, dass der Thalamus den Ort der Aktivierung dieser Prozesse darstellte.[61] Vom Thalamus als Ort der

59 Cannon, 1927, 109.

60 Vgl. Cannon, 1927, 115–118.

61 Vgl. Cannon, 1931, 283.

Aufnahme von sensorischen Reizen sollten zwei parallel und *unabhängig* voneinander ablaufende Impulsreaktionen ausgehen, konstatierte Cannon. Zum einen würde ein neuronaler Impuls an die Großhirnrinde gesandt. Dort sollte auch die subjektive Empfindung einer Emotion entstehen. Zum anderen sollten Nervenimpulse zu den inneren Organen und Muskeln geleitet werden und physiologische Effekte, sowie Verhaltensweisen auslösen.[62] Während die physiologischen Reaktionen sich der willentlichen Kontrolle entziehen würden, könne das zunächst instinktiv ausgelöste Verhalten jedoch »überprüft« und gegebenenfalls »rasch gestoppt« werden, betonte Cannon.[63] Die viszeralen Veränderungen waren in dieser Logik nicht mehr die *Ursache* von subjektiven Emotionserfahrungen, sondern beide Prozesse liefen zeitgleich ab und wurden durch die Thalamus-Region des Gehirns reguliert.

Auch Cannons Theorie – oder korrekter: die Cannon-Bard Theorie, benannt nach ihm und seinem Doktoranden in Harvard, Philip Bard – sollte stets umstritten bleiben[64] und wurde spätestens mit der »kognitiven Revolution« der 1960er abgelöst.[65] Weniger ein richtiger Paradigmenwechsel, markierte sie doch den Beginn einer nachhaltigen Verschiebung innerhalb der psychophysiologischen Diskurse zur Emotionsentstehung: die Verschiebung des Fokus weg von den inneren Organen und die erneute Aufwertung des Gehirns als Ort der Entstehung und Verarbeitung von Emotionen.[66] Von besonderem Interesse für die vorliegende Analyse ist der letzte Punkt in Cannons Argumentation zur Zurückweisung der viszeralen Emotionstheorie nach James und Lange, da er behauptete: »Artificial induction of the visceral changes typical of strong emotions does not produce them«.[67] Wie ließen sich solche physiologischen Reaktionsmuster im Labor induzieren? Die Antwort auf diese Frage ergab sich zum einen aus der tierexperimentellen Forschung Cannons zu den physiologischen Veränderungen im Rahmen von »Wut, Hunger, Angst und Schmerz«[68], und zum anderen aus den Untersuchungen des

62 Vgl. Morgan, 1943, 356.

63 Cannon, 1922, 16.

64 Für einen Einblick in den wissenschaftlichen Schlagabtausch siehe exemplarisch den kritischen Artikel von Newman, Perkins, und Wheeler, 1930. Für Cannons Antwort darauf siehe Cannon, 1931.

65 Friedman, 2010, 386.

66 Vgl. Dror, 2019, 81–83.

67 Cannon, 1927, 113.

68 So lautet auch der Titel seiner Monographie, die erstmals 1915, in einer erweiterten Auflage im Jahr 1929 erschien und 1975 auf Deutsch übersetzt wurde. Vgl. Cannon, 1975.

spanischen Arztes Gregorio Marañón Posadillo (1887–1960) an Menschen.[69] Auf unterschiedlichen Wegen kamen beide zur der Annahme, dass das Hormon Adrenalin – ein Hormon, das in der Marksubstanz der Nebennieren produziert wurde und das erste Hormon war, das isoliert und synthetisch hergestellt werden konnte – eine zentrale Rolle bei intensiven emotionalen Reaktionen spielte. Es schien als würden sich Emotionen in dem Hormon Adrenalin erstmals materialisieren und künstlich induzieren lassen.

3.3 Adrenalin und Emotionen: What is a ›real‹ emotion?

Walter B. Cannon: Adrenalin und Emotionen ohne Psyche

Emotionen rückten zunächst als unangenehme Störfaktoren in Cannons forscherisches Blickfeld. Im Jahr 1897, als er seine ersten Erfahrungen in der medizinischen Forschung machte und die Funktionsweise des Verdauungssystems mittels der damals ganz neuen Technologie der Röntgenstrahlung an Katzen untersuchen wollte, machte er die für ihn zunächst ärgerliche Beobachtung, dass die Magen- und Darmperistaltik eingestellt wurde, sobald die Versuchstiere sich bedroht fühlten und sich aggressiv oder ängstlich verhielten. Diese Beobachtung ließ sich anschließend auch an anderen Tierarten, sowie bei Menschen machen.[70] Die daraus resultierende Frage nach den physiologischen Reaktionen, die im Organismus in Zusammenhang mit den Emotionen von Angst und Wut abliefen, stellte bereits sehr früh in Cannons akademischer Laufbahn die Weichen für seine weitere Karriere.

In den folgenden drei Jahrzehnten ergaben die Experimente Cannons und zahlreicher anderer WissenschaftlerInnen ein immer detaillierteres Bild der physiologischen Vorgänge während starker negativer Emotionen. Im Jahr 1930 fasste Cannon sie folgendermaßen zusammen:

> »[...] erhöhte Herzfrequenz, Kontraktion der Blutgefäße, Erweiterung der Bronchien, erhöhter Blutzuckerspiegel, erhöhtes Blutbild der roten und weißen Blutkörperchen, sowie die Wiederherstellung müder Muskeln, die

69 Vgl. Cornelius, 1991, 65.

70 Cannon, 2020, 121–122.

Beschleunigung der Blutgerinnung und möglicherweise auch die Beschleunigung der Oxidationsprozesse im Körper [...]«.[71]

Diese Reaktionen waren allesamt Vorgänge, die der Steuerung des autonomen Nervensystems unterstellt wurden, da die betroffenen Organe durch entsprechende Nervenfasern innerviert waren. Erstaunlich erschien Cannon bei der Lektüre einer Publikation zweier Physiologen die Beobachtung, dass solche physiologischen Reaktionen – und in diesem konkreten Fall die »Hemmung der Magensaftproduktion« von Hunden, die man durch den Kontakt mit Katzen in Zustände der Wut versetzt hatte – auch einige Zeit anhielten, obwohl die Katzen und damit der Stimulus bereits entfernt worden war.[72] Eine solche Reaktion weit über die tatsächliche Reizdauer hinaus konnte kaum durch nervliche Impulse bedingt sein und musste eine andere Ursache haben, so Cannons Überzeugung.[73]

Die Vermutung, das Hormon Adrenalin könnte für diese verlängerte Reaktionsdauer verantwortlich sein, lag insofern nahe, als Cannon nicht zuletzt auch aus eigener Forschung wusste, dass man mit künstlich appliziertem Adrenalin bestimmte physiologische Effekte an inneren Organen hervorrufen konnte, die mit den Reaktionen im Rahmen von stark-emotionalen Zuständen übereinstimmten, so beispielsweise Muskelzuckungen. Die anschließende experimentelle Überprüfung dieser Hypothese sprach für ihre Richtigkeit. Nicht nur ließen sich mit Nierenvenen-Blut aus emotional stimulierten Tieren charakteristische Muskelzuckungen an Organpräparaten evozieren oder eine Hemmung der sonst vorhandenen Kontraktionen von Verdauungsorganen auslösen wie man es vergleichbar auch mit dem Hormon Adrenalin evozieren konnte.[74] Auch Experimente an Katzen, deren Herzen operativ vom Nervensystem abgekoppelt wurden ohne dass die Tiere dabei starben, sprachen für die Annahme, dass das Hormon der Nebennieren die Funktion des autonomen Nervensystems verlängern und in der artifiziellen Laborsituation

71 Cannon, 2020, 144. Eigene Übersetzung aus dem Französischen. Zitat im Original: »[...] augmentation de fréquence du cœur, contraction des vaisseaux sanguins, dilatation des bronchioles, élévation du taux de sucre sanguin, élévation du nombre de globules rouges et blancs, aussi bien que le rétablissement des muscles fatigués, l'accélération de la coagulation du sang, et peut-être aussi l'accélération des processus d'oxydation dans l'organisme [...].«

72 Cannon, 1975, 21.

73 Cannon, 1975, 21.

74 Cannon, 1975, 24–26.

sogar ersetzen konnte: Wurden Katzen einem aggressiven Hund ausgesetzt, konnten neben aggressiven Verhaltensreaktionen auch eine deutliche und für diese Situation typische Erhöhung des Herzrhythmus registriert werden, obwohl das Herz zuvor »entnervt« wurde und damit keinesfalls mehr durch Impulse des Sympathikus hätte dazu veranlasst werden können.[75] Das an das Blut abgegebene Adrenalin, so Cannons Folgerung, musste demnach direkt an den Organen wirken. Die Erhöhung des Herzrhythmus blieb jedoch aus, wenn die Nebennieren – als Entstehungsort von Adrenalin – bei derselben Katze ebenfalls entfernt oder ihre Innervation zerstört wurde.[76]

Diese Ergebnisse stützten Cannons Annahme, die hormonelle Aktivität der Nebennieren würde eine dem sympathischen Nervensystem ähnliche Funktion übernehmen und sie in Abwesenheit nervlicher Impulse gar ersetzen können. Für die physiologische Emotionsforschung und speziell die experimentelle Psychologie waren sie in zweifacher Hinsicht interessant: Einerseits hatte man erstmals Einblicke in die ›natürliche‹ physiologische Funktion von Adrenalin erhalten. Andererseits lieferte das Adrenalin-Modell ein vielversprechendes Experimentalsetting für die systematische Erforschung zumindest einiger Emotionen im Labor.[77] Es sollte sich jedoch schnell zeigen, dass das, was man im Labor mittels Adrenalin induzieren konnte, zwar die für ›starke Emotionen‹ typischen physiologischen Veränderungen hervorrief, den Kern der Emotionen jedoch verfehlte. Menschen, denen Adrenalin injiziert wurde, berichteten über Empfindungen, die sie an Emotionen wie Angst oder Trauer erinnerten, die sie jedoch als »kalte« »als-ob-Gefühle« und nicht als vollwertige »echte« Emotionen erlebten.[78] Diese Beobachtungen ergaben sich im Rahmen der Untersuchungen des in Madrid tätigen Arztes und Endokrinologen Gregorio Marañón (1887–1960), dessen Untersuchungen zu Adrenalin im Folgenden beleuchtet werden sollen.

Gregorio Marañón: Adrenalin und Emotionen – »emoción sin emoción«[79]

»[P]rácticamente no hay medico que no tenga una considerable experiencia en esta droga« – »Es gibt kaum einen Arzt, der über keine beträchtliche Erfahrung

75 Vgl. Cannon, 1975, 30–31.
76 Vgl. Cannon, 1975, 31.
77 Vgl. Marañón, 1985, 78, 88.
78 Marañón, 1985, 78.
79 Marañón, 1921, 17.

mit diesem Medikament verfügt« –, schrieb Gregorio Marañón in einer endokrinologischen Fachzeitschrift im Jahr 1924 über das Hormon Adrenalin.[80] Das enorme Interesse an Adrenalin in den ersten drei Dekaden des 20. Jahrhunderts bestand nicht nur seitens der experimentellen Physiologie, sondern auch seitens der Medizin und ergab sich nicht zuletzt aus der Tatsache, dass Adrenalin eine der wenigen hormonellen Substanzen war, die man bereits im Jahr 1900 rein dargestellt und seit der Jahrhundertwende in immer besserer Qualität und in großen Mengen pharmaindustriell herstellen konnte.[81] Zudem hatte man dank frühen Experimenten mit Organextrakten der Nebennieren schon seit den letzten Dekaden des 19. Jahrhunderts gewusst, dass das Sekret des Nebennierenmarks physiologische Wirkungen evozierte, die vielfältige medizinische Einsatzmöglichkeiten in Aussicht stellten.[82] So versuchte man sich beispielsweise die vasokonstriktive (Blutgefäß-verengende) Wirkung von Adrenalin zur Verminderung von Blutungen im Rahmen von Operationen zunutze zu machen.[83]

Auch Marañón blickte Mitte der 1920er Jahre auf eine beträchtliche Reihe von klinischen und experimentellen Untersuchungen zurück, in denen er physiologische Wirkungen von künstlich applizierten Adrenalinpräparaten erforscht hatte. Trotz der extensiven internationalen Auseinandersetzung mit dem Hormon der Nebennierenrinde, erhielt ein aus seiner Sicht besonders spannender Aspekt kaum Aufmerksamkeit seitens der Forschung: die Feststellung, dass sich nach Injektionen von Adrenalin neben objektiv beobachtbaren und messbaren physiologischen Effekten auch ausschließlich subjektiv wahrnehmbare Effekte einstellten, die man im weitesten Sinne als emotionale Empfindungen klassifizieren konnte.[84] Marañón war nicht der Einzige, dem auffiel, dass manche Versuchspersonen nach Adrenalingabe von »Nervosität«, »Unwohlsein« oder gar Angstgefühlen berichteten.[85] Er war jedoch der Erste,

---

80 Marañón, 1985, 75.

81 Vgl. Ball und Featherstone, 2017a, 279.

82 Vgl. Ball und Featherstone, 2017b, 531–533.

83 Vgl. Ball und Featherstone, 2017a, 279.

84 Vgl. Marañón, 1985, 78. Bei dieser im Folgenden häufig zitierten Quelle handelt es sich um eine Übersetzung des französischen Originalartikels aus dem Jahr 1924 mit dem Titel »Contribution a l'étude de l'áction emotive de l´adrenaline«, in *Revue francaise d'Endocrinologie*, 5, 301–325.

85 Marañón, 1985, 77. Gregorio Marañón verweist hier unter anderem auf die Arbeiten der US-amerikanischen Physiologen Emil Goetsch, Francis W. Peabody und Joseph T. Wearn, sowie die des argentinischen Arztes Pedro Escudero.

der diese Effekte gezielt und an einer großen Zahl von über 200 gesunden sowie kranken Versuchspersonen näher untersucht hatte. Das Ergebnis dieser Untersuchungen war ebenso erhellend wie es neue Fragen aufwarf. Die Gruppe der Personen, die über emotionale Erfahrungen nach der Injektion berichtete, musste, so Marañón, in zwei Untergruppen unterteilt werden. Der größere Teil der Untersuchten soll von den bereits erwähnten »kalten« Emotionen gesprochen haben, was sich laut Marañón in Aussagen wie »Siento como si tuviera miedo« – »Ich fühle mich als hätte ich Angst« – oder »como si fuera a llorar sin saber por qué« – »als müsste ich weinen, ohne zu wissen, weshalb« – verdeutlichte.[86] Diese Reaktionen fasste der Arzt als »Reaktionen ersten Grades«[87] und bezeichnete sie als Ausdruck einer »emoción vegetativa« – also einer physiologischen Emotion, der die psychische Komponente, die er als »la emoción psíquica« bezeichnete, zur ihrer Vollständigkeit fehlen würde.[88]

Erinnert man sich an das Argument von William James, Emotionen, die rein intellektuell imaginiert würden und der entsprechenden viszeralen Veränderungen entbehrten, seien »kalt« und nicht mit echten Emotionen identisch, woraus James den Schluss zog, dass physiologische Veränderungen den Kern von emotionalen Empfindungen bilden mussten,[89] so war man nun mit der Feststellung konfrontiert, dass die physiologische Reaktion alleine ebenfalls nur »kalte« Emotionen hervorzubringen vermochte.[90] Erst die Kombination von Adrenalin in Verbindung mit psychischen Stimuli, wie beispielsweise Erinnerungen an verstorbene Familienmitglieder, vermochten bei den wenigen Versuchspersonen Marañóns, die der zweiten Gruppe angehörten, Emotionen hervorzurufen, die sie als »echt« beschrieben. Dieses Phänomen bezeichnete Marañón als »Reaktion zweiten Grades« und erklärte ihr Zustandekommen folgendermaßen:

> »[D]as [mit einer Adrenalininjektion] behandelte Subjekt nimmt nicht nur die vegetativen somatischen Modifikationen der Emotion wahr, sondern fühlt auch allmählich oder abrupt, wie sein Geist vom emotionalen Fluss überflutet wird; die ›psychische Emotion‹ wird der ›vegetativen Emotion‹ überlagert und verwandelt sie in einen vollständigen affektiven Zustand,

86 Marañón, 1985, 78.
87 Marañón, 1985, 85.
88 Marañón, 1985, 78.
89 James, 1884, 193.
90 Marañón, 1985, 78.

> im Allgemeinen vom Typ Angst, reichlich Tränen, Schluchzen und Seufzen.«[91]

Genau wie Cannons Forschung zeigte auch diejenige Marañóns, dass Hormone und Emotionen in enger Verbindung standen und dass das Hormon Adrenalin eine zentrale Rolle bei der Entstehung von intensiven Emotionen spielte. Rein neuronale Erklärungsansätze wie sie im 19. Jahrhundert dominant waren, wurden somit obsolet und von der Vorstellung eines komplexen Wechselspiels zwischen dem Nerven- und dem endokrinen System abgelöst.[92] Dieses »neuro-humorale« oder auch »endokrin-vegetative System« bezeichnete Marañón als das »Emotionsorgan«[93] und formulierte eine neuro-humorale Emotionstheorie, die er im Jahr 1921 bei einer Konferenz an der Universität in Valencia ausführlich darlegte. Bei genügender Reizung emotionaler Zentren im Gehirn wurden rasche Nervenimpulse an endokrine Drüsen ausgesendet, deren Abgabe von Hormonen in den Blutkreislauf erst die sonstigen viszeralen Veränderungen auslösten, so Marañón.[94] Neben dem Adrenalin wäre insbesondere das Hormon der Schilddrüse an der Emotionsreaktion beteiligt, weshalb »das organische Moment der Emotion an einen ›vorübergehenden Zustand der Überfunktion der Schilddrüse und der Nebennieren‹ erinnern würde.[95] Diese Behauptung begründete Marañón mit dem Verweis auf die für das Krankheitsbild der Hyperthyreose typische gesteigerte Reizbarkeit und Emotionalität der Betroffenen. Trotz des noch sehr beschränkten Wissens bezüglich dieser komplexen psychophysiologischen Vorgänge war Marañón überzeugt:

---

91 Marañón, 1985, 79. Eigene Übersetzung aus dem Spanischen. Zitat im Original: »[E]l sujeto inyectado percibe no sólo las modificaciones somáticas vegetativas de la emoción, sino, además, gradual o bruscamente, siente su ánimo invadido por el flujo emocional; ›la emoción psíquica‹ se superpone a ›la emoción vegetativa‹ y la transforma en un estado afectivo completo, generalmente del tipo de la angustia, lágrimas abundantes, sollozos y suspiros.«

92 Vgl. Marañón, 1921, 22.

93 Marañón, 1921, 10–11.

94 Vgl. Marañón, 1921, 12–13.

95 Marañón, 1921, 13. Gregorio Marañón vertrat zudem die These, dass ein leichter Überschuss an Schilddrüsenhormonen Adrenalin-induzierte Emotionen steigerte bzw. überhaupt erst möglich machte. Vgl. Marañón, 1921, 17–19. Diese These blieb jedoch umstritten. Zu einer systematischen experimentellen Überprüfung und Widerlegung dieser These siehe beispielsweise Landis und Hunt, 1932.

»Diese neurohumorale Reaktion ist also der Berührungspunkt zwischen dem Psychischen und dem Organischen; die bis vor kurzem noch geheimnisvolle Ebene, auf der die Phänomene der Seele sich auf die Maschine unseres Körpers stützen, indem ihre immaterielle Energie in greifbare Störungen umgewandelt wird, die nicht nur funktionell, sondern sogar anatomisch und manchmal sehr tiefgehend sind.«[96]

Obgleich die psychophysiologischen Experimente mit Adrenalin also eine enge Kopplung zwischen Nerven, Hormonen und Emotionen nahelegten, zeigte Marañóns Forschung auch, dass die Physiologie alleine nicht ausreichte, um das zu erklären, was Menschen als ›echte‹ Emotionen empfanden. Dieser Umstand hatte für die unterschiedlichen Disziplinen und damit verschiedenen Denkkollektive im Sinne Ludwik Flecks, denen Cannon und Marañón angehörten, ungleiche Konsequenzen. So konnte der rein tierexperimentell forschende Physiologe Cannon sich auf den physiologischen Aspekt des Emotionalen beschränken und das subjektive Erleben der Emotion ausklammern, ohne diese Unterscheidung begrifflich fassen zu müssen.[97] Diese Möglichkeit ergab sich gewissermaßen ganz selbstverständlich aus seiner Stellung als Physiologe und des spezifischen Denkstils in diesem Forschungsbereich. Mit Aussagen wie »A physiologist doesn't concern himself with psychic affairs«[98] wurde sie von Cannon auch ganz bewusst unterstrichen. Trotz dieser radikalen Grenzziehung Cannons zur Psychologie hatte die rein physiologische Emotionsforschung, deren zentraler aber keineswegs einziger Protagonist der Harvard-Professor Walter B. Cannon war, deutlichen Einfluss auf die Entwicklung der Psychologie. Es waren Cannon und sein Mitarbeiter, der Physiologe Philip Bard, deren Emotionstheorie die in der Psychologie lange dominierende James-Lange Theorie attackierte, obwohl die beiden Physiologen James'

96 Marañón, 1921, 22. Eigene Übersetzung aus dem Spanischen. Zitat im Original: »Esta conmoción neuro-humoral es, pues, el pùnto de contacto entre lo psíquico y el orgánico; el plano, hasta hace poco misterioso, mediante el cual los fenómenos del alma se apoyan en la máquina de nuestro cuerpo, transformando su energía inmaterial en perturbaciones tangibles no sólo funcionales, sino aún anatómicas, y a veces bien profundas.«

97 Dabei schloss er nicht nur die subjektive Komponente emotionaler Reaktionen aus, sondern erschuf laut dem Historiker Otniel Dror gar eine gänzlich artifizielle und speziell an das Experimentalsetting mit Adrenalin gekoppeltes Emotionskonzept des »excitement«. Siehe dazu Dror, 2014a.

98 Heuer und Andrus, 1934, 748. Vgl. Dror, 2014b, 15.

berühmte Frage »What is an emotion?« nicht vollständig beantworten konnten und ihr nur einen alternativen und ebenfalls rein physiologischen Mechanismus entgegenhielten. Dabei behaupteten sie nicht, die Physiologie könne das gesamte Phänomen der Emotionen erklären – die nicht-physiologische Komponente überließen sie schlichtweg anderen Disziplinen.

Eine solche Auslassung und Engführung der Perspektive galt jedoch nicht für die Arbeit des Mediziners Marañón. Dieser richtete seinen Blick ganz explizit auf die subjektive »Erfahrung« von als »echt« empfundenen Emotionen und suchte nach einer Theorie, die das Entstehen des subjektiven emotionalen Erlebens und die hormonell aktivierten physiologischen Reaktionen vereinte. Ausgehend von weiterführenden Experimenten, in denen er seine Versuchspersonen entweder vor oder nach der Adrenalingabe dazu anhielt, über bestimmte persönliche emotionale Erlebnisse aus der Vergangenheit zu sprechen, entwickelte er seine »Zwei-Faktor-Theorie der Emotionen«.[99] Diese Theorie besagte, dass eine subjektiv als authentisch empfundene Emotion sich aus einer physischen und einer psychischen Komponente zusammensetzte. Die psychische Komponente stellte dabei eine notwendige Bedingung dafür dar, dass eine diffuse körperliche Erregung in einen konkreten Kontext gesetzt und so als eine bestimmte Emotion empfunden werden konnte. Auch wenn Marañón den Begriff der Kognition noch nicht verwendete, hatte er damit in den 1920er Jahren eine Emotionstheorie formuliert, wie sie in einer im Kern sehr ähnlichen Form und ebenfalls auf Basis von Experimenten mit Adrenalin von zwei US-amerikanischen Psychologen in den 1960er Jahren aufgestellt wurde und zeitweise große Anerkennung in der Psychologie fand.[100] Diese Parallele wird in der Historiographie der Emotionstheorien jedoch kaum thematisiert, so der US-Amerikanische Psychologe Randolph R. Cornelius.[101] Weshalb aber bekam Marañóns Emotionstheorie scheinbar keine große Aufmerksamkeit innerhalb der Psychologie, obwohl er als sehr vielseitiger Mediziner und später auch als Philosoph und Autor historischer Abhandlungen sehr renommiert war und heute keineswegs vergessen ist, wohingegen Cannons offenkundig rein physiologische Arbeiten innerhalb der Psychologie so stark rezipiert wurden? Einen entscheidenden Grund dafür sieht Cornelius insbesondere darin, dass »[...] at that time it was published, there existed no more general theoretical context

99 Vgl. Cornelius, 1991, 67.

100 Vgl. Schachter und Singer, 1962.

101 Vgl. Cornelius, 1991, 68.

within which it could be mentioned.«[102] Marañón richtete den Blick demnach gewissermaßen auf etwas, das sich in den 1920er Jahren einerseits außerhalb der Messbarkeit einer experimentell agierenden physiologischen Psychologie bewegte und für das es andererseits zu dieser Zeit keine größere Rahmentheorie innerhalb der Psychologie gegeben hat, vor deren Hintergrund die Frage nach der psychischen Komponente von Emotionen hätte diskutiert werden können.[103]

Mochte die Zeit also noch nicht reif gewesen sein, um die Vorstellung einer ›psychischen Komponente‹ abseits metaphysischer Vorstellungen zu konkretisieren, wurde in den 1920er Jahren doch eines ausgeschlossen: die Gleichsetzung des komplexen Phänomens der Emotionen mit physiologischen Reaktionen und mit ihr auch eine vollständige Zurückführung des Phänomens der Emotionen auf Hormonwirkungen. Dass dies jedoch nicht für sämtliche wissenschaftliche Diskurse der Zwischenkriegszeit behauptet werden kann, lässt sich an dem Beispiel der sogenannten ›Hormono-Reflexologie‹ illustrieren. Diese Theorie wurde in den 1920er Jahren in der Sowjetunion entwickelt und stellte eine Art neuro-humorale Neuauflage der James-Lange-Theorie dar. Mit Ludwik Fleck lässt sich an diesem Fallbeispiel auch eine Denkstil-spezifische Umformung psychoendokrinologischer Theorien beobachten, die sich der Wahrnehmungs- und Erkenntnislogik des Denkkollektivs der sowjetischen PhysiologInnen der 1920er Jahre fügten und dabei zu einem neuartigen Gedankenkonstrukt transformiert wurden. Der Verfasser dieser Theorie postulierte eine vollständige Somatisierung von Emotionen und verband dabei Erkenntnisse aus der Hormonforschung mit den Grundprinzipien der sogenannten Reflexologie, die psychische Phänomene vollständig zu objektivieren und mit Reiz-Reaktions-Modellen zu erfassen versuchte.

3.4 Wladimir N. Speranski und die »Hormono-Reflexologie« in der Sowjetunion der 1920er Jahre

Psychologie und Reflexologie in der jungen Sowjetunion

Als die Monographie »Innere Sekretion und psychische Prozesse« des russischen Psychiaters Wladimir Nikolajewitsch Speranski (1884–1942) im Jahr 1929

102 Cornelius, 1991, 68.

103 Vgl. Cornelius, 1991, 68.

in deutscher Übersetzung erschien, war der ihm zugrundeliegende theoretische Entwurf der sogenannten »Hormono-Reflexologie« bereits 6 Jahre alt und dem russischsprachigen Fachpublikum in mehreren Aufsätzen präsentiert worden.[104] Nicht zu verwechseln mit dem wesentlich bekannteren Chirurgen und experimentellen Neuropathologen Alexei Dmitrijewitsch Speranski (1887–1961), war die Laufbahn von Wladimir Nikolajewitsch Speranski eine überwiegend klinische. Nach einem Studium an der medizinischen Fakultät in Moskau, das er im Jahr 1911 abschloss, arbeitete er am Kreiskrankenhaus in Vilnius, leistete Militärdienst in den Jahren 1914–1917 und arbeitete bis zu seinem frühen Tod im Zuge einer Evakuation im Jahr 1942 überwiegend im Bereich der Psychiatrie und Neuropathologie.[105] Mit etwa 20 Publikationen, die überwiegend in der Ärztezeitung erschienen,[106] stand die wissenschaftliche Tätigkeit nicht im Mittelpunkt seiner Arbeit und so muss der Einfluss, den er seinerzeit in fachwissenschaftlichen Diskursen zur Physiologie psychischer Prozesse in der Sowjetunion hatte, als gering eingeschätzt werden. Dennoch verdienen seine Monographie und die darin dargelegte hormonelle Emotionstheorie Beachtung, da sich in ihr verdeutlicht, wie omnipräsent Hormone in psychophysiologischen Diskursen der 1920er Jahre waren und wie weit verbreitet die Gewissheit über ihre zentrale Bedeutung für psychische Phänomene und speziell auch für Emotionen in dieser bereits war.

Während Hormone als Regulatoren psychischer Phänomene in westlichen fach- und populärwissenschaftlichen Diskursen der ersten drei Dekaden des 20. Jahrhunderts bereits als absolut naheliegende Vorstellung kursierten, bot das ideologische Klima der jungen Sowjetunion keinen fruchtbaren Boden für solche Vorstellungen. Ähnlich wie der Behaviorismus in den USA der 1920er Jahre, waren psychologische Ansätze, die auf eine möglichst weitreichende Objektivierung abzielten und allem voran das Verhalten als ihren Untersuchungsgegenstand definierten,[107] auch in der Sowjetunion dieser Zeit sehr populär. Im Gegensatz zu den USA wurde die sowjetische Psychologie allerdings offenkundig in den Dienst der tiefgreifenden Umgestaltung des Landes und der Erschaffung einer neuen sozialistischen Gesellschaft

104 Vgl. Vorwort in Speranski, 1929.

105 Vgl. Archangel'skij, 2011, 213–214.

106 Vgl. Archangel'skij, 2011, 213–214.

107 Vgl. Engmann, 2020, 245. Zum Verhältnis zwischen dem Behaviorismus und der Reflexlehre Iwan P. Pawlows siehe ausführlich in Kussmann, 1974, 457–493.

entlang marxistischer Leitlinien gestellt.[108] Entsprechend bewegte sich die Psychologie in einem engen ideologischen Rahmen, der ihren Theorien und Methoden gewisse Schranken setzte.[109] Besondere Prominenz genoss in den ersten Jahren nach der Revolution von 1917 die sogenannte Reflexologie – eine neurophysiologisch argumentierende Lehre, die keinerlei subjektive Aspekte des Psychischen zuließ und das komplexe menschliche Verhalten als Verkettung reflexartiger Reaktionen auf Umweltreize verstand.[110] Begründet wurde die Reflexlehre von den beiden russischen Physiologen Iwan Michailowitsch Setschenow (1829–1905) und Iwan Petrowitsch Pawlow (1849–1936).[111] Letzterer erlangte mit seiner Theorie der »bedingten Reflexe« und den berühmten Konditionierungs-Experimenten an Hunden enorme internationale Reputation.[112] Während Pawlow sich der Auseinandersetzung mit der Psyche bis in die 1920er Jahre jedoch explizit versperrt hatte und sich erst sehr spät in seiner Karriere dazu entschloss – wie Torsten Rüting es formuliert hatte – »von der Verdauungsphysiologie zur Physiologie psychischer Prozesse zu konvertieren«[113], hatte der russische Neurologe Wladimir Michailowitsch von Bechterew (1857–1927) bereits im ersten Jahrzehnt des 20. Jahrhunderts eine explizit die Psyche betreffende Reflexologie ausgearbeitet und umfassende experimentelle Forschung an Menschen betrieben.[114] Beide entwarfen ein psychologisches Modell, das sich in das marxistische Prinzip des dialektischen Materialismus – der Vorstellung von einer Bedingtheit des Bewusstseins durch das Sein – fügte. »Sowjetischen Philosophen schienen *Pavlovs* [sic!] Lehren wiederholt geeignet, die ›*Determiniertheit der psychischen Tätigkeit*‹ durch ›rein materielle Wechselwirkungen zwischen Gehirn und Umwelt‹ erschöpfend zu erklären [H. i. O.]«[115], so beschrieb es Thomas Kussmann. Das Postulat der Formbarkeit der Psyche durch bestimmte Reize im Sinne einer Konditionierung und psychotechnischen Einwirkung auf das Individuum plausibilisierte und legitimierte tiefgehende ideologisch motivierte

108 Vgl. Kussmann, 1974, 19.

109 Ausführlich zur ideologischen Überformung der Psychologie in der Stalinzeit siehe Umrichin, 1991.

110 Vgl. Schott und Tölle, 2006, 84.

111 Vgl. Schott und Tölle, 2006, 84.

112 Vgl. Engmann, 2020, 242.

113 Rüting, 2002, 107.

114 Vgl. Kozulin, 1984, 57–58.

115 Kussmann, 1974, 22.

Eingriffe in die Intimsphäre der sowjetischen Gesellschaft.[116] Angesichts dieser Ausklammerung subjektiver Faktoren und des Fokus auf das Gehirn und Nervensystem respektive Reiz-Reaktions-Modelle, waren weder Emotionen noch Hormone Gegenstand der hegemonialen reflexologischen Diskurse der sowjetischen Psychologie.

Zwar vertrat auch Speranski in seiner Monographie »Innere Sekretion und psychische Prozesse« die Ansicht, dass subjektive Strömungen der Psychologie einer gänzlich objektiven und naturwissenschaftlich fundierten Perspektive weichen mussten. Die Reflexologie, mit ihrer radikalen Priorisierung der Funktionen des Nervensystems im Hinblick auf sämtliche körperliche und psychische Erscheinungen oder mit Speranskis Worten – den »Aufbau der Persönlichkeit« – griff aus seiner Sicht jedoch zu kurz, wenn sie die Erkenntnisse der Endokrinologie ignorierte.[117] Erst eine Verbindung beider, sich bis dahin wenig überschneidender Wissenschaftsrichtungen zu einer »vereinten Wissenschaft – der »Hormono-Reflexologie« stellte einen adäquaten Ersatz sowohl für die »›Psychologie‹« (bei ihm stets in Anführungszeichen) als auch die »Psychopathologie« dar, so Speranski.[118] Die Notwendigkeit einer solchen Zusammenführung untermauerte er mit einer ebenso beeindruckend detailliert durchdachten wie kaum experimentell belegten Theorie, die sämtliche Emotionen physiologisch deutete.

Wladimir N. Speranskis Theorie der ›Em-Hormone‹

In Anschluss an die eingangs erläuterte viszerale Emotionstheorie von William James und Carl Lange ging Speranski davon aus, Emotionen würden infolge einer durch entsprechende Reize ausgelösten reflexartigen physiologischen Veränderung der inneren Organe und ihrer durch Nerven vermittelten Einflussnahme auf bestimmte »Hirnzellen« entstehen.[119] Die Endokrinologie lieferte allerdings Hinweise dafür, betonte Speranski, dass eine Reizübertragung zum Gehirn auch durch Hormone über den Blutstrom möglich war, sodass neben der »›neurogenen‹« auch eine chemische Auslösung emotionaler Empfindun-

116 Zur Verschränkung zwischen Wissenschaft und Kunst im Kontext der Psychotechnik siehe Vöhringer, 2007.

117 Speranski, 1929, 1.

118 Speranski, 1929, 2.

119 Speranski, 1929, 3–4.

gen angenommen werden musste.[120] Emotionale Empfindungen würden jedoch nicht durch Substanzen ausgelöst, die man im herkömmlichen Sinne als Hormone definieren würde, sondern durch ihre »Derivate«, für die Speranski den Begriff »emotiogene Hormone« oder kurz »Em-Hormone« vorschlug.[121] Solche von der Struktur der bekannten Hormone abweichenden Substanzen entstünden dank eines Ungleichgewichts bei der Stimulation endokriner Organe durch sympathische und parasympathische Nerven. Während die parasympathische Reizung eine Drosselung der zellulären Vorgänge bewirke, habe die sympathische Reizung den gegenläufigen Effekt und steigere diese. Entsprechend würden bei Dominanz einer der beiden Reizungen auch die hormonellen Substanzen von den klassischen Hormonen abweichende Formen annehmen. »Wenn diese übermäßig oder ungenügend gespaltenen Hormone in das Blut eintreten, erzeugen sie, auf bestimmte Hirnzellen einwirkend, in ihnen eine psychische Reaktion, die in unserem Bewußtsein [sic!] als Emotion empfunden wird«[122], so Speranski. Durch die beiden Derivate eines Hormons bedingte emotionale Empfindungen stünden sich dabei diametral gegenüber.[123]

Neben Em-Hormon-produzierenden Organen würden im Rahmen einer Emotionsreaktion auch eine Reihe anderer Organe, so allerlei innere Organe, Muskeln oder exokrine Drüsen stimuliert, die sodann als situativ gemeinsam reagierende »emotiogene Organsysteme« zu betrachten seien.[124] Damit ging Speranski genau wie William James von der Annahme aus, einer jeden Emotion liege ein je spezifisches viszerales Reaktionsmuster zugrunde. Die spezifische Reizung verschiedener Organgruppen sollte dabei von übergeordneten »motorischen emotionalen Zentren« kommen und von dort aus in den sogenannten »absteigenden Teil des Reflexbogens« zu diesen Organgruppen geleitet werden.[125] Als eine Art ›Feedback-Mechanismus‹, wie man es heute bezeichnen würde, sollte von den derart stimulierten Organen sogleich eine Antwortreaktion zurück zum Gehirn erfolgen, die Speranski als »*reflektorisch hormonale Rückwelle* [H. i. O.]«[126] bezeichnete. »Die absteigende

120 Speranski, 1929, 4.
121 Speranski, 1929, 5.
122 Speranski, 1929, 5.
123 Vgl. Speranski, 1929, 6.
124 Speranski, 1929, 11.
125 Speranski, 1929, 12.
126 Speranski, 1929, 11.

reflektorische Welle erzeugt, wenn sie sich zu höheren rein motorischen Zentren richtet, diese oder jene Bewegungen (Handlungen), wenn sie sich aber zu den ›emotionalen motorischen Zentren‹ richtet, ruft sie Emotionen nach sich«[127], konstatierte Speranski. Veränderungen des Charakters, des Verhaltens und der »Lebensanschauung«, sei es in Zusammenhang mit speziellen Lebensphasen wie Pubertät und Alter, oder in Form psychischer Abnormitäten ergaben sich laut Speranski aus Veränderungen insbesondere der hämatogenen Mechanismen, einer »Umgruppierung in dem System der hormonbildenden Organe im Sinne ihrer Koordinationszusammenhänge und ihrer prävalierenden Bedeutung«.[128] Da eine weitere physiologische Funktion der ›Em-Hormone‹ neben der Aktivierung darin liege, »die Regelmäßigkeit in den Ernährungsprozessen« der für sie sensitiven Hirnzellen zu gewährleisten, ziehe ihre Störung degenerative Veränderungen von Gehirnsubtanz nach sich, was sich in Form psychischer Erkrankungen äußern würde.[129]

Seine Theorie der EM-Hormone versuchte Speranski auch mit Cannons Beobachtung einer Adrenalinausschüttung im Rahmen von starken Emotionen zu verbinden und argumentierte, dass künstlich verabreichtes Adrenalin nur eine unspezifische Emotionsreaktion evozieren würde, da zur Entstehung einer bestimmten Emotion die bei natürlichen Emotionsreaktionen mit-ausgeschütteten »emotiogenen Derivate dieses Hormons« notwendig seien.[130]

Die Tränendrüse als ›Emotions-Hormondrüse‹

Um die Theorie der Em-Hormone zu illustrieren, griff Speranski auf die Tränendrüse zurück und stellte die These auf, dass sie neben der Abgabe von Tränensekret nach außen auch innersekretorisch tätig war und dabei in zweifacher Weise das »Gefühl der Trauer« auszulösen vermochte. Zum einen postulierte er hier eine »neurogene« Stimulation des Gehirns im Sinne eines klassischen Reflexbogens: Beginnend mit einem entsprechenden sensorischen Reiz sollte die Produktion von Tränenflüssigkeit und der daraus resultierende mechanische Druck innerhalb der Drüse eine »Reizung der Endigungen beson-

---

127 Speranski, 1929, 28.

128 Speranski, 1929, 44.

129 Speranski, 1929, 125. Eine Ähnliche Theorie der Ernährung von Gehirnzellen durch Hormone wurde bereits in Kapitel 2 in Zusammenhang mit Rudolf Urbantschitsch vorgestellt.

130 Speranski, 1929, 7.

derer in der Kapsel enthaltenen sensiblen Nerven [sic!]« auslösen.[131] Diese Stimulation würde anschließend an Nervenzellen im Gehirn weitergeleitet, die eine Traueremotion entstehen ließen. Zum anderen sah Speranski auch die Möglichkeit einer parallel ablaufenden, hormonell bedingten Emotionsstimulation, die er aus der Alltagserfahrung ableitete, dass Weinen »das Trauergefühl« zu lindern vermochte.[132] Diese Linderung, so Speranskis physiologische Deutung dieses Phänomens, ergab sich womöglich durch das teilweise Ausspülen von Em-Hormonen der Tränendrüse mit der Tränenflüssigkeit, sodass eine geringere Menge der emotiogenen Derivate das Gehirn erreichte und die emotionale Reaktion entsprechend milder ausfiel. Die Trauer von Personen, die nicht zum Weinen veranlagt wären, habe meist einen schwereren Verlauf als bei Menschen, die ihren Gefühlen in Tränen freien Lauf lassen würden. Speranski war überzeugt: Hielt man Tränen gewaltsam zurück, so verstärkte sich die Stimulation der »Traueremotion« im Gehirn sowohl auf neurogenem als auch auf hämatogenem Wege, da nicht nur die Ansammlung von Tränenflüssigkeit zu einer verstärkten mechanischen nervlichen Reizung führte, sondern auch die volle Menge an emotiogenen Derivaten in das Blut gelangte.

Nicht nur ging Speranski davon aus, dass hormonell wirkende Substanzen an Orten im Körper gebildet wurden, die bis dahin nicht als Teil des endokrinen Apparates galten – so seine Theorie der Tränendrüse als Ort der Produktion von äußeren (=Tränen) und inneren Sekreten (=Em-Hormone). Seine neuro-endokrine Emotionstheorie setzte vor allem auch die hypothetische Existenz von noch unbekannten hormonellen Substanzen voraus, die sich abseits der seinerzeit gängigen Nomenklatur der Endokrinologie bewegten. Emotionen wurden laut seiner hormono-reflexologischen Theorie nicht durch das hervorgerufen, was man in den 1920er Jahren als Hormone klassifizierte, sondern durch Derivate dieser Substanzen, also durch chemisch abgewandelte Verbindungen, die aus den ›gängigen‹ Hormonen abgespalten werden sollten und eine Art Unterkategorie der Hormone bildeten. Solche Ausweitungen der chemischen Klassifikationen waren angesichts der sich im Fluss befindenden wissenschaftlichen Erschließung immer neuer körpereigener Substanzen keineswegs außergewöhnlich. Zudem begründete Speranski seine Annahme, die emotionsevozierenden Stoffe seien explizit nicht die bekannten Hormone, sondern aus ihnen abgespaltene chemische Verbindungen, mit einem Verweis auf Experimente der beiden Physiologen

131 Speranski, 1929, 7.

132 Speranski, 1929, 8.

Noel Paton und Frederick S. Hammett.[133] Diese sollten in Zusammenhang mit Angstreaktionen eine Anreicherung des körpereigenen Toxins Methyl-Guanidin im Blut von Versuchstieren nachgewiesen haben – eine lebensgefährdende Autointoxikation, die durch das Hormon der Nebenschilddrüse jedoch auf natürliche Weise neutralisiert werden könnte.[134] Dafür spreche, dass das operative Entfernen der Nebenschilddrüse im Tierexperiment häufig eine tödliche Anreicherung des körpereigenen Toxins zur Folge gehabt haben soll. Zwar war das Methyl-Guanidin an sich aller Wahrscheinlichkeit nach kein EM-Hormon, es konnte jedoch ein Abbauprodukt eines emotionsauslösenden Hormons sein, dessen Bildungsort ein »Antagonist der Parathyreoidea« war und dessen Vorliegen im Blut als indirekter Nachweis des psychoendokrinen Vorganges der Angstemotion betrachtet werden konnte, konstatierte Speranski.[135] Krankhafte Formen von Angst, so seine ätiologische Schlussfolgerung, waren Folge einer Vergiftung durch körpereigene chemische Substanzen.

Hormone und das Motiv der Vergiftung

Eine Parallelziehung zwischen pathologischen Angstzuständen und Vergiftungsreaktionen war in den 1920er Jahren keine neue Vorstellung. So hatte beispielsweise Sigmund Freud Ende des 19. Jahrhunderts auf Parallelen zwischen Neurosen und Endotoxikosen hingewiesen und schrieb in seiner »Selbstdarstellung« – einer Art Autobiographie respektive Rückblick auf die Entwicklung seiner Theorien:

> »So wurde ich dazu geführt, die Neurosen ganz allgemein als Störung der Sexualfunktion zu erkennen, und zwar die sogenannten Aktualneurosen als direkten toxischen Ausdruck dieser Störungen. Mein ärztliches Gewissen fühlte sich durch diese Aufstellung befriedigt. Ich hoffte, eine Lücke in der Medizin ausgefüllt zu haben, die bei einer biologisch so wichtigen Funktion keine anderen Schädigungen als durch Infektion oder grobe anatomische Läsion in Betracht ziehen wollte. Außerdem kam der ärztlichen Auffassung zugute, daß die Sexualität ja keine bloß psychische Sache war. Sie hatte auch ihre somatische Seite, man durfte ihr einen besonderen

133 Vgl. Speranski, 1929, 7. In der deutschen Übersetzung von »Innere Sekretion und psychische Prozesse« wird der Name Hammet allerdings fälschlicherweise aus dem Russischen als »Gammet« übersetzt.

134 Vgl. Speranski, 1929, 7.

135 Speranski, 1929, 7.

> Chemismus zuschreiben und die Sexualerregung von der Anwesenheit bestimmter, wenn auch unbekannter Stoffe ableiten. Es mußte auch seinen Grund haben, daß die echten, spontanen Neurosen mit keiner anderen Krankheitsgruppe so viel Ähnlichkeit zeigen wie mit den Intoxikations- und Abstinenzerscheinungen, hervorgerufen durch die Einführung und die Entbehrung gewisser toxisch wirkender Stoffe oder mit dem M. Basedowii, dessen Abhängigkeit vom Produkt der Schilddrüse bekannt ist.«[136]

Im Rahmen der sich zunehmend differenzierenden Lehre von der inneren Sekretion konnte diese Vorstellung in den ersten Dekaden des 20. Jahrhunderts in eine moderne wissenschaftliche Theorie integriert werden, in der pathologische Angst als Folge einer Endotoxikose-ähnlichen Fehlfunktion der hormonbildenden Organe gedeutet wurde.[137] So findet sich die soeben zitierte Argumentation Freuds in einem Vortrag des an den Wechselwirkungen zwischen Hormonen und der Psyche interessierten deutsch-schweizerischen Psychoanalytikers Heinrich Meng aus dem Jahr 1931, der neben den Überlegungen von Sigmund Freud auch Speranskis Verweis auf die Experimente von Paton und Hammett zitierte. Anders als Speranski, der die Selbstvergiftung durch Methyl-Guanidin vor allem ins Feld führte, um sein Konzept der EM-Hormon-Derivate zu untermauern, ging es Meng darum, auf die therapeutischen Interventionsmöglichkeiten zu verweisen, die eine chemische Materialisierung von Angstemotionen in Aussicht stellte. Im Rahmen des ärztlichen Kongresses für Psychotherapie verwies Meng deshalb auf die Bedeutung der physiologischen Erforschung von Emotionen und speziell der Angst für die Psychotherapie:

> »Die Untersuchungen und Beobachtungen, mit bestimmten Arzneistoffen *Angst hervorzurufen* und *Angst zu bekämpfen*, lassen es durchaus möglich erscheinen, daß bei gründlicher Kenntnis der chemischen Vorgänge, die die Angst erregen, begleiten und fixieren, später eine *somatische* Angsttherapie ausgebaut werden kann. [H. i. O.]«[138]

---

136 Zitiert nach Meng, 1932, 224.

137 Vgl. Meng,1932, 225. Original in Freud, 1999, 56–57. Ebenso wurde in der ersten Hälfte des 20. Jahrhunderts »der Topos der hormonellen Vergiftung« im Rahmen der Konstruktion von Pubertät aufgegriffen. Stoff, 2021b, 199. »Mit der eleganten Verbindung physiologischer und psychischer Erscheinungen, wie sie die entstehende Endokrinologie ermöglichte«, so Heiko Stoff, wurde die argumentative Figur der Vergiftung »eben jene Nähe zum Wahnsinn, die schon im 19. Jahrhundert mit der Pubertät assoziiert worden war« erneuert. Stoff, 2021b, 199.

138 Meng, 1932, 224.

Als Psychoanalytiker und Vertreter der psychosomatischen Medizin war Meng kein Befürworter einer rein physiologischen Konzeption der Psyche wie Speranski es war, sondern verstand Soma und Psyche als eng miteinander wechselwirkende Teile eines Ganzen.[139] Dennoch schürte auch er die Hoffnung, die somatische Repräsentation destruktiver Emotionen würde schon in naher Zukunft für therapeutische Zugriffe im Rahmen der Psychiatrie erschlossen werden.[140]

Die in diesem Kapitel vorgestellten Fallbeispiele aus den ersten drei Dekaden des 20. Jahrhunderts bilden markante Knotenpunkte eines Diskursstranges, innerhalb dessen Hormonen eine wichtige Funktion im Hinblick auf die Entstehung von Emotionen zugeschrieben wurde. Allem voran wurde das Nebennierenmark-Hormon Adrenalin zu einem zentralen physiologischen Forschungsobjekt und prominenten Protagonisten in Zusammenhang mit starken Emotionen wie Angst und Wut in wissenschaftlichen Emotionsdiskursen. Dass ›Emotion‹ nicht gleich ›Emotion‹ ist, sondern dass es sich hierbei um ein vielschichtiges und nicht rein physiologisches Phänomen handelt, zeigte die experimentelle Anwendung von Adrenalin an Menschen. Das Hormon vermochte zwar eine auch für Angstzustände typische physiologische Reaktion auszulösen, was die Versuchspersonen jedoch empfanden, war in ihrer subjektiven Wahrnehmung lediglich eine ›als-ob‹ Angst, der eine schwer greifbare psychische Komponente zu ihrer Vollständigkeit fehlte. Obgleich also die vollständige Reduktion von Emotionen auf physiologische Faktoren – wie sie als theoretische Position um die Jahrhundertwende zum 20. Jahrhundert viel diskutiert wurde – scheiterte, etablierte sich doch die Annahme einer engen Verwobenheit von hormonellen Wirkungen und Emotionsreaktionen, die sich auch in einer Annäherung und teilweisen Verschmelzung von Physiologie, Psychologie und Medizin manifestierte.

In populärwissenschaftlichen Darstellungen der ersten Hälfte des 20 Jahrhundert wurden Hormone allerdings nur selten explizit in Zusammenhang mit Emotionen thematisiert. Vielmehr ergab sich aus einer systematischen Durchsicht von populärwissenschaftlichen Beiträgen in den *Kosmos*-Heften der Franckh'schen Verlagshandlung die Feststellung einer Beharrlichkeitstendenz von gehirn- und nervenzentrierten Narrativen in Zusammenhang mit Emotionen respektive affektiven Störungen. Hier dominierten auch in den

---

139 Vgl. Stoff, 2019, 92.

140 Vgl. Meng, 1932, 231.

1920er Jahren noch Diagnosen einer »allgemeinen Nervosität«[141] in Anschluss an die Neurasthenie-Diskurse des 19. Jahrhunderts und Berichte wie der fünfseitige Beitrag eines Dr. Lilienstein im Jahr 1927 mit dem Titel »Seelenbegriff und die neuere Gehirnforschung«. Darin wurde »die Seele« als »differenzierteste Funktion« der »Tätigkeit des Gesamtorganismus« definiert,[142] die vermeintlich neuen Ergebnisse der »Gehirnforschung« beschränkten sich jedoch weitgehend auf Erkenntnisse aus dem späten 19. Jahrhundert und die Bedeutung des endokrinen Systems wurde lediglich im Schlussteil des Artikels erwähnt:

> »In neuerer Zeit hat man ferner erkannt, daß eine große Bedeutung für das psychische Gleichgewicht der sog. *endokrinen* (inneren) *Sekretion* zukommt. [...] Nicht nur einfachere und schwere Depressionen, Erregungszustände usw. können durch den Ausfall oder die abnorme Steigerung der inneren Sekretion hervorgerufen werden, sondern auch Hemmungen und vollständige geistige Verkümmerungen (Kretinismus) können auf dieser Grundlage beruhen. [H. i. O.]«[143]

Zur Verbreitung von Theorien über Zusammenhänge zwischen Hormonen und Emotionen im Untersuchungszeitraum bleibt festzuhalten: Während Hormone als Regulatoren von vergeschlechtlichten psychischen Eigenschaften, Sexualverhalten und dem Mutterinstinkt in der ersten Hälfte des 20. Jahrhunderts sowohl in akademischen als auch in öffentlichen Diskursen enorme Aufmerksamkeit bekamen, beschränkte sich ihre Konstruktion als Regulatoren von Emotionen in dieser Zeit noch weitgehend auf fachwissenschaftliche Kreise. Dennoch zeichnen sich beide Diskursstränge durch die in der ersten Hälfte des 20. Jahrhunderts in Europa ebenso wie in den USA und der Sowjetunion weit verbreitete Überzeugung aus, dass Hormone eine wichtige Rolle im Zusammenhang mit psychischen Phänomenen spielen. So wundert es nicht, dass Hormone auch im Rahmen der sogenannten Konstitutionslehre aufgegriffen wurden. Dieser in der ersten Hälfte des 20. Jahrhunderts sehr populären Lehre, die mehr Weltanschauung als wissenschaftliche Theorie war und in deren Rahmen Hormone mit dem menschlichen Charakter respektive

---

141 Berger, 1925, 411.

142 Lilienstein, 1927, 219.

143 Lilienstein, 1927, 219.

der Persönlichkeit verknüpft wurden, widmet sich das nächste Kapitel dieser Arbeit.

4 PERSÖNLICHKEIT, CHARAKTER und Hormone

Die Konstitutionslehre

4.1 Einleitung: Vom Systematisieren des Einzigartigen

Im Jahr 1921 verfasste der österreichische Internist Julius Bauer (1887–1979) eine 12-teilige Vorlesungsreihe für Studierende und Ärzte.[1] Darin gab er einen umfassenden Einblick in Begriffe, theoretische Grundlagen und Methoden einer Forschungsrichtung, die zweifellos zu einem der populärsten Forschungsfelder der 1920er Jahre zählte – die Konstitutionslehre.[2] Mit einer Synthese aus proklamierter Naturwissenschaftlichkeit auf der einen und der »Rückkehr zur Individualität« auf der anderen Seite stellte die sich selbst als ›modern‹ bezeichnende Konstitutionslehre seit den 1910er Jahren eine Alternative zur Pathologie dar, die zu dieser Zeit durch die Bakteriologie und einen generellen Fokus auf äußere Krankheitsauslöser dominiert war,[3] und in der laborwissenschaftliche Untersuchungsmethoden immer größere Bedeutung erlangt hatten.[4]

»Was der junge Arzt während seiner Studienzeit kennen gelernt hat und gelernt haben kann,« konstatierte Bauer in seiner ersten Vorlesung »sind ›Krankheiten‹ und Krankheiten sind Abstraktionen beobachteter Vorgänge, sind sogenannte Fiktionen, d.h. zweckmäßige Denkgebilde ohne reale Grundlage; womit es aber der Arzt später zu tun bekommt, sind Kranke, sind Menschen, an denen sich die Lebensvorgänge in einer von der Norm

1 Vgl. Bauer, 1921.

2 Vgl. Timmermann, 2001, 722. Für eine ausführliche Darstellung der Geschichte der Konstitutionslehre siehe exemplarisch die Dissertation von Johannes Probst an der Universität Freiburg. Probst, 1982.

3 Metzger, 2016, 212.

4 Vgl. Metzger, 2019, 60.

abweichenden, für das betreffende Individuum schädlichen oder gefährlichen Weise abspielen.«[5] Die Symptome, in denen sich solche Normabweichungen abzeichnen würden, fügten sich in der Realität nur bedingt in ein vollkommenes »System von Krankheiten«,[6] so Bauer. So individuell ein jeder Organismus in seiner Morphologie und Funktionsweise sei, so unterschiedlich und oft atypisch fielen auch die Reaktionen aus, die eine »Betriebsstörung« im jeweiligen Organismus hervorriefe.[7] Eine Miteinbeziehung individueller Faktoren sei zum Verständnis der Entstehung von Krankheiten unabdingbar.[8] Die Frage nach der Ursache von Erkrankungen konnte aus Sicht der Konstitutionslehre somit niemals allein durch exogene Einflüsse wie Mikroorganismen oder Gifte beantwortet werden.[9] Stattdessen plädierten ihre VertreterInnen für eine multidimensionale Betrachtung eines Faktorenkomplexes, in dem ein exogener Einfluss zwar eine »obligate Bedingung«[10] darstellte, jedoch erst in Kombination mit einer Fülle individueller Bedingungen bestimmte Symptomatiken verursachte. »Die Kenntnis der vielfachen individuellen Differenzen im Bau, in der Organisation, Funktionsfähigkeit und Reaktionsweise des Körpers«, betonte Bauer, »ist für den Arzt von größter Wichtigkeit, da diese Differenzen die Symptomatologie krankhafter Betriebsstörungen und deren Verlauf wesentlich beeinflussen, ihnen somit für Diagnose, Prognose und Therapie eine nicht zu unterschätzende Bedeutung zukommt.«[11] Und genau das sei es, was eine an der Konstitutionslehre orientierte Pathologie als wichtige medizinische Teildisziplin zu leisten vermochte.

Wie aber sollte dies geschehen? Wie konnte eine endlose Zahl an Variablen respektive die Einzigartigkeit eines jeden Organismus in ein System überführt werden, das zugleich flexibel genug war, um das Individuelle zu sehen, und doch so weit verallgemeinert, dass es generalisierende Aussagen zuließ? An dieser Frage offenbart sich bereits die grundlegende Problematik der praktischen Umsetzung des konstitutionellen Gedankens. Dieser Problematik wurde innerhalb der Konstitutionsforschung vor allem rhetorisch begegnet, ohne sie jedoch auflösen zu können.[12] Methodisch konzentrierte sich die Konstitu-

5 Bauer, 1921, 1.
6 Bauer, 1921, 1.
7 Bauer, 1921, 2.
8 Vgl. Bauer, 1921, 2.
9 Vgl. Bauer, 1921, 4.
10 Bauer, 1921, 4.
11 Bauer, 1921, 3.
12 Vgl. Metzger, 2017, 301.

tionsforschung zunächst auf die Erfassung biometrischer Daten und ihre statistische Auswertung.[13] Die Paradoxie, Einzigartigkeit statistisch fassen und Individualität durch »Klassifikation und Systembildung«[14] standardisieren zu wollen, wurde seitens der Konstitutionsforschung durchaus reflektiert. So erinnerte auch Bauer in seiner Vorlesung an die Aussage Richard Kochs: »Nicht erkennbar ist die Individualität, denn dieser Begriff schließt die Erkennbarkeit aus. Erkennbar ist nur, was sich wiederholt. Die Individualität wiederholt sich aber überhaupt nicht.«[15] Nichtsdestotrotz bildeten anthropometrische Untersuchungen und daraus abgeleitete statistische Normwerte die Basis für die Erfassung der individuellen Konstitution. »Die Ganzheit eines Individuums wurde in Bausteine zerlegt, die Bedeutung jedes einzelnen Teils für das Ganze untersucht und so wurden die zentralen medizinischen Begriffe wie Gesundheit und Krankheit, Normal und Pathologisch zahlenmäßig und inhaltlich faßbarer«,[16] so beschrieb Johannes Probst das Vorgehen. Äußerliche Körpermerkmale, die Beschaffenheit und Funktion innerer Organe und bald auch psychische Faktoren wurden zum Gegenstand von Vermessung und statistischer Erfassung im Rahmen der Konstitutionsforschung.[17]

Was aber genau unter dem Begriff der Konstitution zu verstehen war, wurde von den verschiedenen Schulen und Denkrichtungen innerhalb der Konstitutionslehre teils unterschiedlich definiert.[18] Während viele den Ursprung der individuellen Konstitution in der ›biologischen Erbmasse‹ sahen und davon überzeugt waren, diese sei weitestgehend unveränderlich, plädierten andere für einen Konstitutionsbegriff, der Umweltfaktoren und damit die phänotypische Wandelbarkeit ins Zentrum rückte.[19] Weder die Uneinigkeit bezüglich grundlegender Definitionen, noch die Fragwürdigkeit einer Standardisie-

13 Zur Geschichte der Bio- und Anthropometrie seit dem 17. Jahrhundert und ihrer Bedeutung im Rahmen der konstitutionellen Medizin siehe Albrizio, 2007.

14 Bauer, 1921, 3.

15 Bauer, 1921, 2.

16 Probst, 1982, 37.

17 Vgl. Albrizio, 2007, 112.

18 Vgl. Pfaundler, 1922, 817. Siehe diesbezüglich auch die einleitenden Worte von Carl Hart in der Festschrift zum 70. Geburtstag von Dr. Friedrich Martius, dem wohl prominentesten Vertreter der Konstitutionslehre. Hart verweist sogleich auf die »Meinungsverschiedenheit über den Konstitutionsbegriff« zwischen ihm und Martius und fasst die Unterschiede der verschiedenen Denkschulen zusammen. Hart, 1920, 71–72. Siehe dazu auch Bauer, 1917, 4.

19 Vgl. Probst, 1982, 6–27.

rung von Individualität schienen die Popularität der sich als modern bezeichnenden Konstitutionslehre in der ersten Hälfte des 20. Jahrhunderts zu beeinträchtigen.[20] Im Gegenteil: Ihre flexiblen Deutungsansätze steigerten nur ihre Anschlussfähigkeit für eine Vielzahl an naturwissenschaftlichen Disziplinen, die der expandierenden Konstitutionsforschung als Behelfswissenschaften dienten und die ihrerseits teils auf konstitutionstheoretische Überlegungen zurückgriffen, wo eigene Erklärungsansätze fehlten.[21]

Die Konstitutionslehre war dabei mehr als nur eine ganzheitlich denkende Medizin, die den Menschen in seiner Einzigartigkeit wieder in ihr Zentrum rücken wollte – sie war gewissermaßen eine Weltanschauung. So entstanden in den 1910er und 1920er Jahren nicht nur verschiedene Konstitutionsbewertungsschemata und – indizes, die es ermöglichen sollten, den Einzelfall im Abgleich zu einer statistisch ermittelten Norm zu beurteilen und dadurch Zusammenhänge zwischen der individuellen Veranlagung und der Entstehung sowie dem Verlauf von Erkrankungen herzustellen. Über das Pathologische hinaus wurden auch Versuche einer systematischen und sowohl physische als auch psychische Merkmale umfassenden Typisierung aller Menschen unternommen. Diese sollten sodann als Richtwert dafür gelten, wie jedes einzelne Individuum »sich in das soziale System einfügt«.[22] Solche Totaltypologien existierten bereits in der Antike. Die bis heute wohl bekannteste ist die Temperamentenlehre mit den vier Typen des Sanguinikers, des Cholerikers, des Melancholikers und des Phlegmatikers.[23] Mit der Etablierung der Hormonlehre und ihrer Integration in konstitutionstheoretische Überlegungen erlebte diese auf humoralpathologischen Prinzipien basierende Typologie in den 1920er Jahren eine Art Renaissance.

Konstitutionslehre und Endokrinologie: Polyglanduläre Erklärungsansätze

Mit der allmählichen Etablierung des chemischen Regulationsmodells des Organismus fand das Konzept der inneren Sekretion spätestens seit Beginn 1920er Jahre auch in der Konstitutionsforschung immer mehr Beachtung.

20 Vgl. Metzger, 2016, 236.

21 Vgl. Metzger, 2017, 300.

22 Bieler, 1933, 1333.

23 Für einen systematischen Überblick verschiedener Typologien seit der Antike bis in das 20. Jahrhundert siehe Albonico, 1970.

Selbst Produkt der individuellen Erbanlage, fungierte das endokrine System aus Sicht der Konstitutionslehre zugleich als ihr ausführendes Organ und sollte den Organismus »wie kein anderes Organ oder Organsystem beeinflussen und ihm ein bestimmtes Gepräge geben.«[24] Etwa parallel dazu gerieten auch psychische Faktoren immer mehr in den Fokus der Konstitutionslehre.[25] Aus der Annahme, dass »auch die psychischen Funktionen [...] sich nicht von der Organisation des Körpers loslösen lassen«[26] wurde gefolgert, dass auch die Psyche der gestalterischen Kraft der Hormone unterliegen musste. Im Rahmen dieser holistischen Argumentation konnten Hormone respektive die sie produzierenden Drüsen in Zusammenhang mit der individuellen Psyche gebracht werden, ohne als ihre genuine Ursache identifiziert werden zu müssen. Vielmehr wurde beides – Hormone und Psyche – als Teile eines großen Ganzen betrachtet und ihre Störungen galten als interdependente »Teilerscheinung[en] einer allgemeinen Minderwertigkeit«[27], die auf einer krankhaften erblichen Veranlagung basieren sollte. Entsprechend wurde der Standpunkt vertreten, dass Störungen der inneren Sekretion kaum isoliert – also eine einzige Hormondrüse betreffend – auftreten konnten, sondern auch hier eine Interdependenz der Drüsen untereinander vorliege und man es deshalb meist mit pluri- oder polyglandulären Veränderungen zu tun habe.[28] Während also die physiologisch ausgerichtete Endokrinologie sich zur gleichen Zeit um die Aufstellung klarer kausaler Wirkungsmodelle durch experimentelle Forschung bemühte, konnte im Rahmen der Konstitutionslehre ein argumentativer Einbezug des hormonellen Systems abseits der Frage nach konkreten Wirkungszusammenhängen zwischen einzelnen Hormondrüsen und spezifischen psychischen Phänomenen und auch abseits einer experimentellen Beweisführung erfolgen.

Die polyglanduläre Sichtweise war in den 1920er Jahren keineswegs auf die Konstitutionslehre beschränkt und beschäftigte auch die nicht-konstitutionelle Medizin und die experimentelle Physiologie. Bereits die seit dem 19. Jahrhundert bekannten funktionellen und morphologischen Veränderungen, die eine Extirpation der Schilddrüse an anderen Drüsen mit innerer Sekretion

24 Hart, 1920, 73.

25 Vgl. Probst, 1982, 46.

26 Hart, 1920, 73.

27 Hart, 1920, 78.

28 Vgl. Hart, 1920, 78.

bewirkte, verwiesen auf ihren funktionellen Zusammenhang.[29] Weitere Wechselwirkungen wurden in den ersten Dekaden des 20. Jahrhunderts beispielsweise für Adrenalin und das Hormon der Schilddrüse oder für die Hormone der Hypophyse und der Keimdrüsen beschrieben.[30] Dabei entstanden erste Vorstellungen von wechselseitiger »Hemmung« oder »Förderung«,[31] deren exaktere Erforschung die Physiologie jedoch vor noch unüberwindbare methodische Schwierigkeiten stellte. Dass es lange Zeit kaum experimentell belegte Aussagen über solche Wechselwirkungsmechanismen gab, war jedoch für viele MedizinerInnen und speziell für VertreterInnen der Konstitutionslehre kein Grund, sich nicht auf polyglanduläre Wirkungszusammenhänge zu berufen. In einem Kapitel zum Thema »Wechselwirkungen der Blutdrüsen« diskutierte der österreichische Mediziner Wilhelm Falta im Jahr 1913 in einer medizinischen Monographie den Forschungsstand in dieser Frage und schrieb:

> »Eine große Reihe von Arbeiten hat sich in jüngster Zeit mit dem Studium derselben [Wechselwirkungen der Blutdrüsen] beschäftigt; Hypothesen und Spekulationen sind üppig auf diesem Boden gewachsen. Es ist richtig, daß wir bisher über den näheren Vorgang bei diesen Wechselwirkungen eigentlich nichts Genaues wissen, aber in klinischer Beziehung drängen sich solche Korrelationen dem Beobachter förmlich auf; ihre Kenntnis erleichtert die Analyse der oft komplizierten Krankheitsbilder ungemein.«[32]

Die klinische Medizin gestand demnach zwar ein, dass die Wechselwirkungsmechanismen von Hormondrüsen kaum erforscht waren, die bloße Beobachtung ihrer Existenz reichte aus ihrer Sicht jedoch aus, um sie im Rahmen der Diagnostik fruchtbar zu machen. Daraus wird ersichtlich, dass die Methode der Intuition trotz aller Bemühungen um naturwissenschaftliche Exaktheit auch in der ersten Hälfte des 20. Jahrhunderts eine in der Klinik teilweise noch anerkannte Methode des Erkenntnisgewinns blieb und innerhalb der Konstitutionslehre teilweise besonders verteidigt und aufgewertet wurde. Argumentationen wie die von Wilhelm Falta mussten den sich an naturwissenschaftlichen Methoden orientierenden ÄrztInnen und noch mehr den PhysiologInnen, deren Arbeit sich um die experimentelle Beweisführung klarer kausaler Wirkungszusammenhänge drehte, allerdings wie die

---

29 Vgl. Ascher, 1920, 1057.

30 Vgl. Falta, 1913, 5–9.

31 Falta, 1913, 5.

32 Falta, 1913, 5.

Ausgeburt einer hilflosen Medizin vorgekommen sein, die ihre Unfähigkeit, konkrete Aussagen über die Ätiologie und Pathogenese einzelner Krankheiten zu machen, mit dem Verweis auf die komplexe Verstrickung polyorganischer Ursachen zu überspielen versuchte.

Eine ähnliche Haltung brachte der britische Physiologe Thomas Swale Vincent in seinem Artikel mit dem Titel »Current Views on ›Internal Secretion‹« aus dem Jahr 1927 zum Ausdruck. »In no part of the subject of endocrinology is there a more striking disproportion between our certain knowledge of facts and the theories put forward than in that which deals with interrelations«,[33] kritisierte Vincent. Begriffe wie »polyglanduläres« oder »pluriglanduläres Syndrom« seien in der medizinischen Literatur der 1920er Jahre weit verbreitet.[34] Solche Diagnosen würden sich auf die Vorstellung einer spezifischen und sehr engen Zusammenarbeit der Drüsen mit innerer Sekretion stützen, die in dieser Logik ein funktional eng zusammenhängendes endokrines System bilden sollten.[35] Die Existenz eines solchen Systems müsse laut Vincent jedoch aus zwei Gründen in Frage gestellt werden: Zum einen sei eine Gruppierung der Organe mit innerer Sekretion zu einem spezifischen System aus anatomischer Sicht fragwürdig, da hier teilweise keine morphologische Übereinstimmung vorliege.[36] Zum anderen stehe außer Frage, dass Hormondrüsen auch physiologische Effekte an verschiedenen nicht-sekretorischen Organen und Strukturen ausübten – Effekte, die teils deutlicher seien als die Wechselwirkungen von Hormondrüsen untereinander.[37]

Mochte Vincent mit seiner besonders kritischen Meinung auch nicht für die gesamte Forschungsgemeinschaft der Physiologie sprechen, so war die Vorstellung einer allgemeinen Interdependenz aller Hormondrüsen in der Art und Weise wie die Konstitutionsforschung ›Polyglandularität‹ verstand für die physiologische Theoriebildung schlichtweg unbrauchbar, da sie im Grunde behauptete, dass alles mit allem in Verbindung stand. Die Frage danach, wie diese komplexen Interrelationen im Detail aussahen, überstieg dabei die beschränkten methodischen Möglichkeiten gänzlich. Damit trat die

---

33 Vincent, 1927, 308. Laut Diana Long Hall war Thomas Swale Vincent berühmt für seinen Skeptizismus, den sie als »his ›uncompromising‹ personal style« bezeichnete. Hall, 1976.

34 Vincent, 1927, 308.

35 Vgl. Vincent, 1927, 308.

36 Vgl. Vincent, 1927, 309.

37 Vgl. Vincent, 1927, 310–311.

Vorstellung einer grundlegenden Interdependenz aller Hormondrüsen in den Hintergrund der physiologischen Endokrinologie zugunsten von einzelnen kausalen Zusammenhängen, die man einer kleinschrittigen experimentellen Erforschung unterzog. So stellte auch der Mediziner und Psychiater Leopold Szondi (1893–1986)[38] im Jahr 1923 fest, »dass *heute jedermann polyglandulaer* [sic!] denkt, aber trotzdem *die Mehrzahl* der Untersuchenden noch immer *uniglandulaer* [sic!] *untersucht* [H. i. O.]«[39] und der Pathologe Walther Berblinger schrieb mehr als ein Jahrzehnt später in einem gynäkologischen Handbuch:

> »Wurde schon oben dargetan, wie wir die pluriglandulären Erkrankungen zu beurteilen haben, so wird man aus praktischen Gründen doch bestrebt sein müssen, jedesmal [sic!] ausfindig zu machen, welche innersekretorische Drüse im Bilde einer pluriglandulären Insuffizienz als besonders stark beteiligt anzusehen ist […]. Das ist kein Rückschritt zur einseitigen Organpathologie, sondern nur das Suchen nach einem Weg, der aus vorläufig schwer übersehbaren Bedingungen zu übersehbaren führt.«[40]

Blieb die polyglanduläre Sichtweise in der Medizin entsprechend auch ein weitgehend theoretischer Gesichtspunkt, der bei der Behandlung von Erkrankungen wenig hilfreich war, so spielte sie eine wichtige argumentative Rolle im Rahmen der konstitutionellen Typisierung. Besonders verbreitet war seit den 1920er Jahren das Konzept einer individuellen »polyglandulären Formel«.[41] Julius Bauer erklärte in seiner Monographie »Die konstitutionelle Disposition zu inneren Krankheiten« von 1917, dass man angesichts des »in der Konstitution begründeten, natürlich auch konditionellen Einflüssen unterworfenen gegenseitigen Konnex« der Hormondrüsen auch »die Möglichkeit verschiedener funktioneller Resultante im Auge behalten« sollte.[42] Solche unterschiedlichen endokrin bedingten Reaktionsweisen müssten dabei nicht zwangsläufig aus einer pathologischen Funktionsabweichung einzelner Drüsen resultieren, sondern würden sich auch schon »aus differenten Kombinationen von an

38 Für eine Kurzbiographie siehe Bürgi-Meyer, 2005, 470.

39 Szondi, 1923, 9.

40 Berblinger, 1936, 72.

41 Bauer, 1917, 72.

42 Bauer, 1917, 6.

und für sich innerhalb normaler Grenzen liegenden Blutdrüsenfunktionen ergeben«.[43]

Der bereits erwähnte Psychiater Leopold Szondi übte allerdings Kritik an der mangelnden Konkretisierung der Vorstellung einer »individuellen Blutdrüsenkonstitution« und machte einen Vorschlag, wie eine Formel zu ihrer Erfassung anhand von klinischen Untersuchungen erstellt und im Rahmen psychiatrischer Forschung verwendet werden konnte.[44] Seine »Blutdrüsenformel« ermittelte Szondi, indem er für jede Patientin und jeden Patienten die Anfangsbuchstaben der aus klinischer Sicht normal funktionierenden Drüsen in einer Reihe notierte.[45] Diese bezeichnete er als »Normalreihe«.[46] Über dieser Reihe notierte er die Kürzel der Drüsen mit einer Überfunktion; unter der Normalreihe die Kürzel von Drüsen mit nachgewiesener Unterfunktion.[47] Die anschließende Entfernung der unauffällig funktionierenden Drüsen aus der Formel sollte die »plastische Ausdrucksweise« der individuellen endokrinen Konstitution übersichtlicher gestalten und nützlich sein »für Aerzte [sic!], die Forschungsendokrinologie treiben und aus den stark variablen Daten langer Versuchsreihen die Gesetzmässigkeiten herauszulesen haben«.[48] Er selbst nutzte diese Formel im Rahmen einer Studie an »schwachsinnigen Schülern«,[49] von denen eine Teilgruppe Störungen des hormonellen Systems aufwies, sowie an psychisch gesunden, jedoch an endokrinen Erkrankungen leidenden Kindern.[50] Szondi untersuchte sie im Hinblick auf mögliche Korrelationen zwischen spezifischen hormonellen Störungen und psychischen Anomalien.[51] Aus diesen Daten leitete er für die Gruppe der »pathokrinen Schwachsinnigen« zwei pathologisch-endokrine Konstitutionstypen ab.[52]

43 Bauer, 1917, 6.
44 Szondi, 1923, 11.
45 Szondi, 1923, 11.
46 Szondi, 1923, 11.
47 Szondi, 1923, 11.
48 Szondi, 1923, 12.
49 Szondi, 1923, 12. Der aus heutiger Sicht problematische und wissenschaftlich veraltete Begriff »Schwachsinn« wurde bis in die letzten Dekaden des 20. Jahrhunderts als medizinischer Fachbegriff für verschiedene Formen angeborener oder in der Entwicklung eines Kindes früh auftretender Verminderung der Intelligenz verwendet. Vgl. Bleuler, 1983, 587–588.
50 Vgl. Szondi, 1923, 12–13.
51 Vgl. Szondi, 1923, 12–13.
52 Szondi, 1923, 16.

Während der eine Typus sich durch ein überwiegend unterfunktionierendes endokrines System auszeichnete, fasste er als zweiten Typus alle Personen mit gemischtem Drüsenfunktionsprofil – also teils über-, teils unter-, teils normalfunktionierenden Drüsen – zusammen.[53] Einen Typus mit ausschließlicher Überfunktion des endokrinen Systems fand Szondi im Rahmen seiner Untersuchungen nicht.[54] Betrachtungen der Daten von Personen mit den gleichen pathologisch auffälligen Blutdrüsenformeln ergaben allerdings, dass »die gleiche Erkrankung des Blutdrüsensystems das einemal [sic!] mit gesunder Psyche, das anderemal [sic!] mit Schwachsinn einhergehen kann«,[55] so Szondi. Das Fazit seiner Untersuchungen lautete:

> »Zwischen Erkrankungen des Blutdrüsensystems und gewissen Störungen der geistigen Funktionen kann also heute noch *ein Verhältnis der Ursache und Folge nicht aufgestellt werden*. Es scheint, dass die Erkrankung des Blutdrüsensystems *bloss die eine der Bedingungen* des mit ihr in Koinzidenz stehenden Schwachsinns, *nicht aber die Ursache des Schwachsinns* ist. [H. i. O.]«[56]

Damit drehte Szondi eine argumentative Pirouette wie es häufig im Rahmen der Konstitutionsforschung getan wurde: Auf den Verweis der enormen Relevanz des endokrinen Systems für die Entstehung von Erkrankungen – in diesem Fall die Diagnose eines verminderten Intellekts bei Kindern – und die Notwendigkeit ihrer Berücksichtigung im Rahmen klinischer Diagnostik folgten umfangreiche statistische Erhebungen, die jedoch keinen Aufschluss über konkrete kausale Zusammenhänge liefern konnten. Damit offenbarte sich zunächst ein Problem, das sodann argumentativ durch den Verweis auf die komplexe Interdependenz aller Komponenten der individuellen Konstitution gelöst werden konnte. So diente der Rekurs auf das endokrine System der Konstitutionsforschung vor allem als Argumentationsebene, die Wissenschaftlichkeit und Aktualität suggerierte. Abseits des Theoretischen konnten allerdings kaum nennenswerte medizinisch relevante oder für die psychiatrische Diagnostik wegweisende Ergebnisse erzielt werden. So zieht auch die Historikerin Nadine Metzger den Schluss:

53 Vgl. Szondi, 1923. Siehe ausführlicher dazu in Szondi, 1923, 55–56.

54 Vgl. Szondi, 1923, 16.

55 Szondi, 1923, 57.

56 Szondi, 1923, 57.

»Die Konstitutionslehre war im Vergleich zur Endokrinologie ein rein rhetorisches Gebäude, das umso höher gebaut wurde, desto klarer ihre inhaltlichen Limitationen zutage traten: Immer umfassender und unrealistischer wurden ihre Ansprüche und Forderungen an das, was sie zu studieren habe – bis hin zum ›Ganzen‹ des Menschen. Negativ aufgefallen scheint dieser Widerspruch zwischen Anspruch und Wirklichkeit den Zeitgenossen allerdings nicht zu sein.«[57]

Genau deshalb, so meine These, stellte die Konstitutionslehre einen besonders fruchtbaren diskursiven Boden für die Plausibilisierung und Verbreitung des Zusammenhangs zwischen Hormonen und der menschlichen Psyche dar, denn sie war ein Forschungszweig, der zwar naturwissenschaftliche Exaktheit für sich beanspruchte, die von der physiologisch-experimentellen Endokrinologie geforderten Belege jedoch durch ihre ganzheitlichen Argumentationen umschiffen konnte. Mit Ludwik Fleck kann man deshalb von unterschiedlichen Denkkollektiven sprechen, deren interne Logik der Wissensproduktion sich zwar grundlegend unterschied, zwischen denen jedoch durchaus ein Ideen- und Gedankenaustausch im Sinne einer interkollektiven Gedankenwanderung stattfand.

Neben den Gedankenwanderungen innerhalb der esoterischen Kreise der wissenschaftlichen Denkgemeinschaft, zu dem die Endokrinologie und Konstitutionsforschung zählten, fand – um in der Fleck'schen Terminologie zu bleiben – zudem ein reger Gedankenaustausch mit dem exoterischen Kreis der gebildeten Dilettanten respektive allgemein Gebildeten statt, und somit dem Bereich der populären Wissenschaft. Dabei spielten endokrinologisch fundierte Konstitutionstypologien, wie sie in den folgenden Abschnitten skizziert werden, eine besonders wichtige Rolle. In der Zwischenkriegszeit genossen sie sowohl in Europa, als auch in den USA eine enorme Popularität in der Öffentlichkeit. Nicht zuletzt inspirierten sie auch Vorstellungen einer vollständigen Umgestaltung von Menschen mittels individualisierter Hormontherapien im Sinne der Erschaffung eines ›Neuen Menschen‹. Im Folgenden wird mit der psychiatrischen Konstitutionstypologie des deutschen Psychiaters Ernst Kretschmer zunächst die weltweit wohl bekannteste das physische Erscheinungsbild und psychische Phänomene verbindende Typologie der ersten Hälfte des 20. Jahrhunderts dargestellt, um sodann auf ihre öffentliche Rezeption einzugehen und zu zeigen, wie sich bereits hier

57 Metzger, 2016, 236.

wissenschaftlich fundiertes neues Wissen, populäre Überzeugungen und aus wissenschaftlicher Sicht der 1920er Jahre als obsolet geltende medizinische Theorien vermischten und einen Diskursstrang bildeten, in dem der Zusammenhang zwischen Hormonen und dem Charakter bzw. der gesamten Persönlichkeit des Menschen zu einer stabilen diskursiven Einheit wurden.

4.2 »Körperbau und Charakter«: Hormone und Psyche bei Ernst Kretschmer

Vermessung von Körper und Geist: Eine psychiatrische Typenlehre (1921)

So naheliegend und zum Greifen nah der Zusammenhang zwischen Hormonen und der menschlichen Psyche in der ersten Hälfte des 20. Jahrhunderts auch zu sein schien, so sehr entschwand er, sobald man versuchte, ihn exakt zu bestimmen. Mit der modernen Konstitutionslehre jedoch entstand in den 1920er Jahren ein diskursiver Raum, in dem dieser Zusammenhang auf eine feste wissenschaftliche Basis gestellt zu werden schien ohne experimentell erfasst werden zu müssen.[58] Den Grundstein dafür im deutschsprachigen Raum legte im Jahr 1921 der Psychiater und damalige Assistent an der Tübinger Nervenklinik Ernst Kretschmer (1888–1964) mit seinem anschließend weltweit rezipierten Werk »Körperbau und Charakter«.[59]

Ausgehend von zwei »psychiatrischen Formkreisen« – dem »manisch-depressiven« bzw. »zirkulären« einerseits und dem »schizophrenen« andererseits – entwarf Kretschmer eine Typologie, die auf der Annahme basierte, dass ein bestimmter psychischer Typus mit einem bestimmten physischen Erscheinungsbild korrespondieren sollte.[60] Im Gegensatz zu anderen im ersten Drittel des 20. Jahrhunderts kursierenden Typologien trennte Kretschmer

---

58 Vgl. Schott und Tölle, 2006, 145.

59 Ernst Kretschmers Monographie wurde insgesamt 16. Mal wiederaufgelegt und in sehr viele Sprachen übersetzt. Die letzte Auflage erschien im Jahr 1977. Alle Zitate in der vorliegenden Analyse entstammen der zweiten Auflage von Ernst Kretschmers »Körperbau und Charakter« aus dem Jahr 1922. Zur »Tübinger psychiatrischen Schule«, sowie zu Kretschmers Wirkung und seinem internationalen Einfluss auf die Entwicklung der Psychiatrie und Psychologie siehe Leonhardt, 2004.

60 Kretschmer, 1922, 1–2. Diese beiden »psychiatrischen Formkreise« entlehnte er den Arbeiten des einflussreichen deutschen Psychiaters Emil Kraepelin. Vgl. Kretschmer, 1977, 6.

zunächst streng zwischen den psychischen und den physischen Merkmalen, die er einander erst über die Häufigkeit des gemeinsamen Auftretens zuordnete.[61] Als Beispiel für aus seiner Sicht unzulässige, da nicht wissenschaftlich begründete Vermischungen psychischer und physischer Aspekte im Rahmen von Konstitutionstypologien führte Kretschmer die in den 1920er Jahren auch in der deutschen Psychiatrie vielbeachtete französische Typologie von Auguste Chaillou und Léon Mac-Auliffe auf.[62] So würde beispielsweise bei dem darin vorgeschlagenen »type cérébral« die körperbauliche Eigenschaft eines großen Kopfes an die Annahme geknüpft, es handle sich auf psychischer Ebene um einen »Verstandesmenschen«.[63] Die Parallelentwicklungen zwischen Physis und Psyche seien jedoch kaum so metaphorisch und banal wie die Vorstellung eines ›type cérébral‹ es nahelegen würde und konnten laut Kretschmer ausschließlich empirisch ermittelt werden.[64]

Die beiden psychiatrischen Formkreise dienten Kretschmer lediglich als Ausgangspunkt seiner Überlegungen zu den Beziehungen zwischen Körperbau und Psyche und wurden von ihm weitergehend differenziert. Aus charakterologischen Untersuchungen an Familien von psychotischen PatientInnen folgerte Kretschmer, dass die den beiden Formkreisen angehörenden Psychosen jeweils krankhaft übersteigerte Formen von psychischen Grundveranlagungen darstellten, deren milde Formen auch die gesunden Temperamente ausmachten.[65] Entsprechend führte er zusätzlich die Begriffe der »zykloiden« und »schizoiden Temperamente« als Bezeichnung für »präpsychotische« Übergangsformen zwischen gesunden Temperamenten und den psychiatrischen Formkreisen ein, die er durch charakterologische Untersuchungen seiner PatientInnen sowie ihrer unmittelbaren Verwandten zu stützen suchte.[66] Die »zyklothymen und schizothymen Durchschnittsmenschen« bildeten sodann zwei Gruppen gesunder Charaktere, die den Gegenpol der jeweiligen pathologischen Formkreise in Kretschmers Typenlehre darstellten und »große, allgemeine Biotypen« bezeichneten.[67] Mit fließenden

61 Vgl. Kretschmer, 1922, 13–14.

62 Vgl. Kretschmer, 1922, 11. Siehe dazu auch in Matz, 2002, 39.

63 Kretschmer, 1922, 11.

64 Vgl. Kretschmer, 1922, 11–12.

65 Vgl. Kretschmer, 1922, 90–92.

66 Kretschmer, 1922, 98.

67 Kretschmer, 1922, 153–154.

Übergängen, wie denen von »weltfremden Idealisten« und »kühlen Herrennaturen« (»schizothyme Durchschnittsmenschen«)[68], über »still[e]« und »ungesellig[e]«, zwischen Überempfindlichkeit und Stumpfheit schwankende Charaktere (schizoid/präpsychotisch),[69] bis hin zu akuten Formen »schizophrenen Irreseins«[70] (schizophren/psychotisch), konstruierte Kretschmer eine graduelle Temperamentenlehre, in der Krankheit und Gesundheit, Wahnsinn und Vernunft lediglich die extremen Pole einer Skala darstellten. Diese Skala war aus Kretschmers Sicht in jeden Menschen von Geburt bis zu seinem Tode eingeschrieben und sollte sich auch in seinem äußeren Erscheinungsbild widerspiegeln.[71]

Die Erfassung der physischen Eigenschaften erfolgte sodann anhand eines »Konstitutionsschema[s]«, also eines detaillierten Leitfadens zur Erhebung zahlreicher äußerer Körpermerkmale.[72] Aus den so erhobenen Daten ermittelte Kretschmer drei »immer wiederkehrende Haupttypen«, die er als den »asthenischen«, den »athletischen« und »pyknischen« Körperbautypus bezeichnete.[73] Im nächsten Schritt überprüfte er die Häufigkeiten des Vorkommens dieser Körperbautypen innerhalb der psychiatrischen Formkreise, mit dem Ergebnis, dass asthenische und athletische Körperbauten den Kreis der Schizophrenen dominieren sollten, während bei den Zirkulären der pyknische Körperbau deutlich überwogen habe.[74] Auch Kretschmers Korrelationen zwischen Temperament und Körpereigenschaften Gesunder sollen diese Affinitäten bestätigt haben und verwiesen aus seiner Sicht auf eine tiefe Verwobenheit von physischen und psychischen Eigenschaften eines jeden Menschen, deren Ursprung Kretschmer in der erblichen Veranlagung und der daraus resultierenden Konstitution sah.[75] Dazu schrieb er:

---

68 Kretschmer, 1922, 159.

69 Kretschmer, 1922, 117.

70 Kretschmer, 1922, 2.

71 Vgl. Matz, 2002, 3.

72 Kretschmer, 1922, 2–5.

73 Kretschmer, 1922, 14. Flexibilität gewann sein System dadurch, dass er neben den drei genannten Typen des Körperbaus auch Misch- sowie Sonderformen zuließ. So bildeten die »dysplastischen« eine vierte Gruppe von PatientInnen, die sich dadurch auszeichneten, dass ihre Körper »selten, auffallend, unschön« waren und sich keinem der drei Haupttypen zuordnen ließen. Kretschmer, 1922, 54. In diesem Zusammenhang sprach Kretschmer auch von »Defektmenschen«. Kretschmer, 1922, 56.

74 Vgl. Kretschmer, 1922, 29.

75 Vgl. Kretschmer, 1922, 80.

»Körperbau und Psychose, Körperfunktion und innere Krankheit, gesunde Persönlichkeit und Heredität sind jedes für sich Teilsymptome des zugrunde liegenden Konstitutionsaufbaus, zwar unter sich durch affine Beziehungen verknüpft, aber nur im großen Zusammenhang aller Faktoren richtig zu beurteilen. [H. i. O.]«[76]

Das endogene Moment der parallelen Entstehung spezifischer physischer wie psychischer Merkmale konkretisierte Kretschmer durch den Rekurs auf das hormonelle System und konstruierte ein psychophysiologisches Wirkungsmodell, das gewissermaßen ein Novum gegenüber den sonst von einem Fokus auf das Gehirn dominierten psychiatrischen Krankheitskonzepten darstellte, da es die Bedeutung der inneren Sekretion für die Entstehung von psychischen Anomalien betonte:

»Wir sagen nicht mehr: Geisteskrankheiten sind Gehirnkrankheiten, sondern wir sehen neben dem Gehirn den ganzen Konzern innerer Drüsen (letzten Endes den Chemismus des Gesamtkörpers überhaupt), der, zwar immer auf dem Wege über das Gehirn, die seelischen Abläufe auf das nachhaltigste beeinflußt. Und dann erinnern wir uns, daß die Blutdrüsen es sind, die eben immer zwei Dinge in paralleler Weise besonders grobe erkennbar beeinflussen: den geistigen Gesamthabitus und den Körperbau.«[77]

Während Kretschmer dem Gehirn also weiterhin die Rolle des ausführenden Organs zusprach, betonte er, dass die psychischen Temperamente »blutchemisch, humoral mitbedingt« seien.[78] Erst ihre »blutchemische« Einwirkung auf das Gehirn sollte über die Art und Weise entscheiden, wie eine Person »seelische Reize« verarbeitete, welche Stimmungen sie hatte und wie das »psychische« und »allgemeine Bewegungstempo« jeweils ausfiel.[79] Als Ausdruck der individuellen Konstitution, so Kretschmer, forme das endokrine System die

---

76 Kretschmer, 1922, 87. Weiter schrieb Kretschmer: »Zudem spiegeln diese Faktoren nicht nur konstitutionelle sondern auch reichlich *exogene Momente*, die Spuren der Wechselwirkung zwischen Individuum und Umwelt wider.«

77 Kretschmer, 1922, 30. Kretschmer warnte wiederholt vor einer einseitigen Sichtweise, die dem Gehirn oder dem Hormonsystem die alleinige Wirkmacht zusprach. Ohne ins Detail bezüglich der konkreten physiologischen Wechselwirkungen zu gehen, sprach er vom »Gehirn-Drüsenapparat«. Kretschmer, 1922, 188–189.

78 Kretschmer, 1922, 188–189.

79 Kretschmer, 1922, 188.

Psyche und den Körper in paralleler Weise, wobei die individuelle konstitutionelle Beschaffenheit jedem Menschen buchstäblich im Gesicht geschrieben stünde: Als eine »Visitenkarte der individuellen Konstitution« offenbare »sich im Gesichtsbau die Konstitutionsformel eines Menschen oder wenn man den Gedanken einseitig zuspitzen will, seine endokrine Formel«.[80]

Dieser Verweis auf morphologische Korrelationen zwischen dem Gesichtsbau und psychischen Eigenschaften, aber auch generell die Tatsache, dass Kretschmers psychiatrische Konstitutionstypologie auf Korrelationen zwischen äußeren Erscheinungsmerkmalen und psychischen Aspekten basierte, war problematisch für die wissenschaftliche Glaubwürdigkeit seiner Arbeiten, erinnerten solche Parallelziehungen trotz aller Abgrenzungsbemühungen doch sehr an die aus wissenschaftlicher Sicht der 1920er Jahre obsoleten Lehren der Physiognomik. Diese war eine im 18. Jahrhundert maßgeblich durch den Schweizer Theologen Johann Caspar Lavater (1741–1801) popularisierte Lehre, nach der Gesichtsmerkmale mit charakterlichen Eigenschaften korrespondieren sollten.[81] Führte die Unhaltbarkeit solcher Korrelationen auch zu heftiger Kritik und einer weitgehenden Ablehnung der Physiognomik in wissenschaftlichen Kreisen, so hielt sie sich doch hartnäckig in populären Diskursen.[82] Kretschmers »Körperbau und Charakter« wurde dort häufig, wie an späterer Stelle ausgeführt wird, als wissenschaftliche Revision und Bestätigung verschiedener aus wissenschaftlicher Sicht seiner Zeit nicht mehr haltbarer Lehren deklariert. Kretschmers strenge Orientierung an psychiatrischen Krankheitsmodellen und noch mehr die Integration endokrinologischer Erklärungsansätze in seine Typologie sollte seine Konstitutionstypologie gegen solche Parallelziehung abgrenzen und ihr als ein wissenschaftlich solides Fundament dienen. Die Bemühung um ein solches Fundament, konstatierte Bernhard Matz, war ein zentrales Anliegen Kretschmers, wurde doch seine Habilitationsschrift »Der sensitive Beziehungswahn: Ein Beitrag zur Paranoiafrage und zur psychiatrischen Charakterlehre« wenige Jahre zuvor heftig mit dem Vorwurf der Unwissenschaftlichkeit konfrontiert.[83] So warf der Tübinger Oberarzt Eugen Kahn Kretschmer im Rahmen einer Sitzung der Deutschen Forschungsanstalt beispielsweise vor, in seinen Erörterungen zum

80 Kretschmer, 1922, 31.

81 Vgl. Lück, 2009, 140.

82 Vgl. Lück, 2009, 137.

83 Vgl. Matz, 2002, 93.

sensitiven Beziehungswahn »das Biologische viel zu sehr vernachlässigt«[84] zu haben. Kretschmer argumentiere »auf so rein psychologische Art, indem er das Charakterologische zur Grundlage, zum Ausgangs- und Endpunkt seiner Erörterungen [mache], daß alles Biologische bedeutungslos [werde]«.[85] Unmissverständlich stellte Kahn abschließend klar, »daß unsere Disziplin [die Psychiatrie] eine naturwissenschaftliche ist, die auf dem Boden von Tatsachen stehen muß, und die durch jede spekulative Methode in ihrer naturwissenschaftlichen Eigenart gefährdet [...] wird.«[86] Mit seiner Synthese der Konstitutionslehre mit der Endokrinologie reagierte Kretschmer auf ebensolche Kritik, die den jungen Psychiater schwer getroffen haben musste, und bemühte sich um eine biologische Verankerung seiner Thesen.[87] Dazu passt auch die Art und Weise wie Kretschmer das endokrine System in seine Typologie integrierte: Im Gegensatz zu anderen hormonell fundierten Konstitutionstypologien der 1920er Jahre, auf die in diesem Kapitel noch ausführlich eingegangen wird, beließ Kretschmer es dabei, die innere Sekretion als entscheidenden Faktor bei der Prägung von Physis und Psyche herauszustellen, ohne sie jedoch ganz konkret in die Typologie einzubeziehen und endokrine Konstitutionstypen zu formulieren.[88] Damit umschiffte er den Bereich des Spekulativen im Hinblick auf konkrete psychoendokrine Zusammenhänge und unterstrich mit der Einbeziehung endokrinologischer Argumentationen lediglich die geforderte Naturwissenschaftlichkeit. Bei genauerem Blick auf seine Methodik geriet diese allerdings dennoch schnell ins Wanken.

Naturwissenschaftliche Exaktheit oder Intuition: Die Frage nach der ›richtigen‹ Methode

Zunächst bestachen Kretschmers Erhebungen durch die relativ hohe Zahl an untersuchten ProbandInnen.[89] Bei genauerer Durchsicht der Methodenbeschreibung in Kretschmers »Körperbau und Charakter« wird jedoch offensichtlich, dass Vermessungen und daraus abgeleitete statistische Verteilungskurven bei ihm eine nachrangige Rolle spielten und auch andere

---

84 Kahn, 1920, 75. Vgl. Matz, 2002, 93.
85 Kahn, 1920, 75.
86 Kahn, 1920, 85. Vgl. Matz, 2002, 93. Siehe dazu auch Leonhardt, 2004, 374.
87 Vgl. Schott und Tölle, 2006, 145.
88 Vgl. Matz, 2002, 39.
89 Vgl. Kretschmer, 1922, 10.

objektivierende Forschungsmethoden wie labordiagnostische Verfahren oder experimentalpsychologische Ansätze nicht verwendet wurden.[90] Frei nach dem Credo »*Das Bandmaß sieht nichts* [H. i. O.]«[91] war Kretschmer überzeugt, dass nur das erfahrene Auge und die durch jahrelange Beobachtung geschulte Intuition des Mediziners respektive Psychiaters eine sinnvolle Basis für die Beurteilung und Kategorisierung der jeweiligen physischen Typenmerkmale darstellte. »[W]ir [müssen] wieder lernen, unsere Augen zu gebrauchen, einfach schlicht zu sehen und zu beobachten, ohne Mikroskop und Laboratorium« schrieb Kretschmer im Abschnitt zu seinen Methoden der »Körperbauuntersuchung«.[92] Entsprechend finden sich in »Körperbau und Charakter« auch wesentlich mehr Abbildungen verschiedener Einzelfälle als statistische Tabellen oder Kurvendiagramme. Dies steht im Einklang mit seinem Plädoyer, sich bei der Ermittlung von wiederkehrenden Eigenschaften und der Ableitung von Körperbautypen »nicht nach den häufigsten, sondern nach den schönsten Fällen« zu orientieren.[93] Die von Kretschmer stets betonte Naturwissenschaftlichkeit bildete also allem voran den rhetorischen Rahmen seiner Forschung.

Kretschmers Haltung bezüglich der Methoden hatte zweierlei Konsequenzen. Einerseits stieß sie bei manchen seiner akademischen ZeitgenossInnen auf Kritik und stellte seine Typenlehre unter den Verdacht der Willkür und Unwissenschaftlichkeit. Kretschmers Werk, so Nadine Metzger, »wurde als ›künstlerisch‹, ›naiv‹ (Jaspers), reine ›Physiognomie‹ und Systematisierung ›populärer Überzeugungen‹«[94] beschimpft, oder als« ›Einhüllung‹ einer Intuition in ein ›pseudoexaktes naturwissenschaftliches Gewand‹« bezeichnet.[95]

90 Dieser Umstand erklärt sich keinesfalls aus einem Mangel an experimentellen und objektiven Methoden in der Psychologie der 1920er Jahre. So arbeitete Kretschmer in Tübingen am ehemaligen Lehrstuhl von Emil Kraepelin, der nach seinem Aufenthalt im psychophysischen Laboratorium Wilhelm Wundts eine »psychopathologische Diagnostik« erarbeitet hatte. In seinen Überlegungen übernahm Kretschmer zwar Konzepte Kraepelins, jedoch nicht seine Methodik. Zur Entwicklung der Methoden in der Psychologie siehe Sprung und Sprung, 2000.

91 Kretschmer, 1977, 12.

92 Kretschmer, 1922, 2.

93 Kretschmer, 1922, 14. Den Begriff der »schönsten Fälle« benutzte Kretschmer auch in seinem Aufsatz zu »Keimdrüsenfunktion und Seelenstörung«, in dem er den Fall eines psychotischen Patienten als »schönsten Fall von eunuchoidem Hochwuchs« bezeichnete. Kretschmer, 1921, 650.

94 Metzger, 2016, 228. Siehe ausführlich dazu bei Matz, 2002, 239–249.

95 Zitiert nach Matz, 2002, 240.

Andererseits stand seine Haltung im Einklang mit dem Ruf nach einer Wiederaufwertung des traditionellen ärztlichen Berufsstandes. Denn der in der Klinik hart erarbeitete Erfahrungsschatz und die Beurteilungskompetenz des Arztes hatte mit der zunehmenden Verwissenschaftlichung der Medizin seit dem Ende des 19. Jahrhunderts zugunsten von Labormethoden an Bedeutung und Wertschätzung verloren.[96] Der stets betonte Fokus auf das Individuum und seine Einzigartigkeit, sowie die Berufung auf tradierte medizinische Beurteilungsmethoden wurden in historischen Analysen deshalb oft als Reaktion auf die sich in den frühen 1920er Jahren anbahnende »Krise der Medizin« gedeutet und trugen zur Popularität der Konstitutionsforschung in medizinischen Kreisen aber auch in der Öffentlichkeit bei.[97]

Mit der inhaltlichen Ausrichtung an der Vererbungslehre, die auch bei Kretschmer eine entscheidende Rolle spielte, fügte sich die Konstitutionsforschung zudem nahtlos in die eugenischen und rassenbiologischen Diskurse dieser Zeit ein. Sie erweiterte die Vorstellung einer biologisch bedingten Ungleichheit verschiedener ›Rassen‹ um eine weitere Ebene. Auch innerhalb jeder ›Rasse‹ sollten wiederkehrenden Körperbautypen zu finden sein. Diese Thematik wurde im deutschsprachigen Raum beispielweise prominent durch den Anatomen und Anthropologen Franz Weidenreich erforscht und erfuhr eine breite Rezeption in der Öffentlichkeit.[98] Während auch die Rezeption von Kretschmers Werk vielfach stark rassenideologisch geprägt war, findet man eine solche Ausrichtung in »Körperbau und Charakter« jedoch nicht.[99]

Allerdings integrierte Kretschmer eine andere Thematik in seine Arbeit, die aus wissenschaftlicher Sicht fragwürdig war, in den 1920er Jahren jedoch geradezu Kultstatus hatte und dabei allen voran in rassenbiologischen Diskursen Anklang fand: Genialität und geniale Persönlichkeiten. Diesem Thema widmete Kretschmer das vorletzte Kapitel seines Werks, in dem er seine Typologie auf berühmte Persönlichkeiten anwandte.[100] Anhand zahlreicher Fallbeispiele, insbesondere von DichterInnen und SchriftstellerInnen und damit

96 Vgl. Metzger, 2016, 210.

97 Vgl. Metzger, 2017, 272.

98 Vgl. Weidenreich, 1927. Weidenreichs »Rasse und Körperbau« von 1927 war besonders populär und wurde häufig in populärwissenschaftlichen Darstellungen zum Thema Konstitutionstypologien in den 1920er Jahren aufgegriffen. Siehe exemplarisch in Bing, 1929; Dach, 1927.

99 Zu diesem Schluss kommt auch Bernhard Matz in seiner ausführlichen Arbeit zur Konstitutionstypologie Kretschmers. Vgl. Matz, 2002, 195–196.

100 Vgl. Kretschmer, 1922, 160–157.

von »Hochbegabten«[101], deren Körperbautypen Kretschmer anhand von Photographien und Gemälden bestimmte, und deren Psychogramme er aus ihren literarischen Werken und anderen persönlichen Aufzeichnungen ableitete, gelang es ihm die gesamte Palette seiner durchaus komplexen psychiatrischen Temperamentenlehre ausdrucksvoll und lebendig zu illustrieren. Dies verlieh Kretschmers insgesamt doch recht trockenen fachwissenschaftlichen Abhandlungen die erforderliche Anschaulichkeit und diskursive Anschlussfähigkeit, um es zu einem Werk zu machen, das nicht nur den engen Fachkreis der Psychiatrie erreichte. Mit den Worten von Kretschmers Doktorvater und seinem langjährigen Unterstützer Robert Gaupp richtete sich »Körperbau und Charakter« explizit auch »an alle psychologisch Interessierten, denen die Typisierung menschlichen Wesens als wichtige Aufgabe empirischer Forschung erscheint.«[102]

Wie im nächsten Abschnitt zu zeigen sein wird, sollte sich diese Losung erfüllen: In Anschluss an Kretschmers »Körperbau und Charakter« dynamisierte sich ein populärer Diskurs um die Biologisierung psychischer Eigenschaften, in dessen Rahmen Hormone als Gestalter von Physis und Psyche eine zentrale Rolle spielten. Die wissenschaftliche »Jagd nach ›Typen‹«[103], wie es in einem Artikel in der populärwissenschaftlichen Zeitschrift *Die Koralle* aus dem Jahr 1929 hieß, war eröffnet. Im Spannungsfeld zwischen volkstümlichem Erfahrungswissen und dem hohen Anspruch objektiver naturwissenschaftlicher Beweisführung offenbarten sich dabei die vielfältigen Verschränkungen unterschiedlicher Wissensbestände und konkurrierender Modi der Wissensproduktion. Hatte Kretschmers dezidiert am »biologischen Denken«[104] ausgerichtete Arbeit die althergebrachte und in volkstümlichen Wissensbeständen längst gefestigte Grundidee der Existenz von psychophysischen Typen auf ein vermeintlich solides wissenschaftliches Fundament gestellt, korrespondierte sie mit ihrer de facto vielmehr an Erfahrung und Intuition ausgerichteten Methodik zugleich unwillkürlich mit dem Modus der Generierung von Alltagswissen. Die unbestreitbare wesenhafte Verwandtschaft zwischen der intuitiven »Menschenkenntnis« eines jeden Laien und der von Kretschmer priorisierten

101 Kretschmer, 1922, 160.

102 Kretschmer, 1922, IV. Dieses Zitat stammt aus dem Vorwort von Robert Gaupp zur ersten Auflage von »Körperbau und Charakter«, das in der zweiten Auflage des Werks erneut abgedruckt wurde.

103 Bing, 1929, 258.

104 Hart, 1920, 71.

Methode der deutenden Beurteilung, die er als »vollkommen künstlerische, sichere Schulung unseres Auges« beschrieb, womit er den professionellen ärztlichen Blick meinte, war – wenn überhaupt – nur aus wissenschaftsinterner Sicht problematisch. Das Gros der Rezeption seiner Ideen, ob seitens anderer WissenschaftlerInnen oder in populären Darstellungen, akzeptierte seine empirische Vorgehensweise, begrüßte sie, oder schenkte ihr schlichtweg keine Beachtung. Entsprechend kann auch der Vorwurf des Psychiaters Hans Krisch, »Kretschmer formuliere und systematisiere eine ›populäre Überzeugung‹«[105] auch als entscheidender Antrieb für die weitere Gedankenwanderung betrachtet werden, die durch Kretschmers Arbeit angeregt und in deren Rahmen der Zusammenhang zwischen Hormonen und der menschlichen Psyche auf die alltägliche Erfahrungsebene transferiert wurde. Mit seiner inhaltlichen Anknüpfung an tradierte Vorstellungen einer systematischen Interdependenz zwischen Körper und Psyche, der er eine hormonelle Deutungsebene hinzufügte, eröffnete sich ein diskursives Feld, in dem der Einfluss von Hormonen auf Körperbau und Psyche zu einem für jeden Menschen erfahrbaren Phänomen werden konnte. Das doppelte Naheliegen – der generellen systematischen psychophysischen Interdependenz einerseits, und des speziellen Zusammenhangs zwischen Hormonen und der menschlichen Psyche andererseits – konnten sich so trotz fragwürdiger wissenschaftlicher Evidenz in die »öffentliche Meinung und Weltanschauung«[106] einschreiben und sodann auch auf den innersten Kreis der wissenschaftlichen Denkgemeinschaft zurück wirken.

4.3 Konstitutionstypologien und Hormonnarrative: Populäres Wissen

Ernst Kretschmers Typenlehre in populärwissenschaftlichen Beiträgen

Mit historischem Rekurs auf die antike Temperamentenlehre erläuterte der Autor Fritz Löw in einem Beitrag in der populärwissenschaftlichen Zeitschrift *Kosmos* im Jahr 1924 seinen LeserInnen »Die neueste Lehre von den Temperamenten« Ernst Kretschmers. Zwar sei die alte Lehre mit ihren vier Haupttemperamenten des Sanguinikers, Phlegmatikers, Melancholikers und

105 Matz, 2002, 241.
106 Fleck, 1980, 150.

Cholerikers aus wissenschaftlicher Perspektive nicht mehr haltbar, da ihr eine unsinnige Verbindung einzelner Eigenschaften zugrunde liege.[107] Die Bemühung darum, »in der seelischen Mannigfaltigkeit der Menschen das Gesetzmäßige aufzusuchen, wie es mit so viel Erfolg in der Systematik der Pflanzen, Tiere, und Menschenrassen geschehen ist«, sei jedoch ein Anliegen, das auch die moderne Wissenschaft beschäftigen würde.[108] So habe man herausgefunden, dass die Annahme der alten Temperamentenlehre – die Ursache für unterschiedliche Gemütsarten sei die jeweilige »Mischung der Körpersäfte« – gar nicht so falsch gewesen sei.[109] Von Erkrankungen der Schilddrüse wisse man ja bereits, dass Störungen ihrer Absonderungstätigkeit oder ihr gänzliches Fehlen deutliche Veränderung des Seelen- und Gefühlslebens nach sich zögen, was für eine durch die innere Sekretion vermittelte psycho-physische Wechselbeziehung spreche.[110] Mit Blick auf den Forschungsstand seiner Zeit hielt Löw jedoch fest, dass man bezüglich solch eindeutiger kausaler Zusammenhänge ansonsten gänzlich im »Dunkel tappen« würde und fügte sogleich hinzu: »Die neue Temperamentenlehre begnügt sich daher auch damit, die körperlichen Eigentümlichkeiten aufzuzeigen, die mit dem S-Typus oder Z-Typus häufig verbunden sind, ohne deswegen in der körperlichen Verschiedenheit die Ursache der geistig-seelischen zu sehen.«[111] Damit gab Löw die Haltung Kretschmers wieder, der keine kausale Wertung der Ursächlichkeit von seelischen und körperlichen Erscheinungen vornahm. Indem die Konstitutionslehre das Körperliche und Seelische als großes Ganzes – als »psychophysische Einheit«[112] – fasste, bestand kein Bedarf nach Aufklärung konkreter physiologischer Wirkungsmechanismen. Es genügte, die beiden Aspekte als Produkt von erblicher Veranlagung und Umwelteinflüssen zu deuten und sich ansonsten auf die Erfassung ihrer ›äußerlichen‹ Ausprägung

---

107 Vgl. Löw, 1924, 316–317.

108 Löw, 1924, 317.

109 Löw, 1924, 317.

110 Vgl. Löw, 1924, 318.

111 Löw, 1924, 318. Löw erläuterte in einer Fußnote, dass er Kretschmers Typenbezeichnungen durch die vereinfachten Bezeichnungen des »S-Typus« und des »Z-Typus« ersetzen würde, da sie seiner Meinung nach »vorläufig nur innerhalb der Fachwissenschaft ein Daseinsrecht« hätten. Löw, 1924, 317. Man kann annehmen, dass Löws »S-Typus« dem ›schizoiden‹ und sein »Z-Typus« dem ›zykloiden Temperament‹ aus Ernst Kretschmers Monographie »Körperbau und Charakter« entlehnt wurde.

112 Stoff, 2004, 142.

zu konzentrieren. Genau darin sah Löw jedoch den Schwachpunkt der Kretschmer'schen Typenlehre: Verglichen mit der antiken Typenlehre hielt er ihr zwar zugute, dass sie »in tiefere Schichten des Innenlebens« vordringen würde und gegenüber der realen Diversität von körperlichen und charakterlichen Erscheinungsbildern »geschmeidiger und aufnahmefähiger« sei.[113] Allerdings vermisste Löw »die klare Herausarbeitung des Einteilungsgrundes« für die neue Typologie – ein Umstand, der die grundsätzliche Gültigkeit dieser Lehre aus seiner Sicht jedoch nicht in Zweifel ziehen sollte.[114] »Daß man nicht deutlich sagen kann, wonach man einteilt, tut der *Richtigkeit* der Einteilung – einem Irrtum dieser Art sei hiermit vorgebeugt – keinen Abbruch [H. i. O.]«[115], so Löws Fazit. Dieses abschließende Urteil ist durchaus bezeichnend, spiegelt es doch die abseits fachwissenschaftlicher Kreise nahezu durchweg zustimmende Haltung und das große Interesse an der psychiatrischen Typenlehre wider. Mehr noch, wurden manche Unzulänglichkeiten der Kretschmer'schen Typologie im Rahmen ihrer Rezeption kompensiert, indem Lücken durch Rückgriff auf die Inhalte anderer Konstitutionstypologien oder durch eigene kreative Einfälle geschlossen und komplexe Zusammenhänge oder Begrifflichkeiten durch Vereinfachung beseitigt wurden.

Bereits Anfang der 1920er Jahre, kurz nach Erscheinen von »Körperbau und Charakter«, verselbstständigten sich Kretschmers konstitutionstypologischen Überlegungen. Sie wurden zum Ausgangspunkt für eine Diskurslinie, in deren Rahmen Hormone und Psyche in der ersten Hälfte des 20. Jahrhunderts immer enger miteinander verknüpft wurden. Die Frage der Methoden und Beweisführungen erübrigte sich dabei weitgehend, da die Grundlage für alle an sie anknüpfenden Behauptungen durch die Reputation der Kretschmer'schen Lehre und der Konstitutionsforschung generell als gegeben erschien. Die Verflechtung des konstitutionellen Gedankens mit Erkenntnissen aus tierexperimenteller Forschung rund um die Wirkungen der Keimdrüsenhormone verstärkte zudem die Plausibilität eines tiefgehenden Zusammenhangs zwischen

---

113 Löw, 1924, 318.

114 Löw, 1924, 318.

115 Löw, 1924, 318. Fritz Löws Beitrag im *Kosmos* muss in Bezug zum spezifischen Publikationstyp gesetzt werden. *Kosmos* war ein Publikationsorgan, das laut Arne Schirrmacher eine »interessierte und gebildete Öffentlichkeit« adressierte und im Gegensatz zu etwas breiter ausgerichteten populärwissenschaftlichen Zeitschriften wie *Die Koralle*, *UHU* und *Urania* einen recht hohen Anspruch an die Wissenschaftlichkeit der Inhalte hatte. Vgl. Schirrmacher, 2008, 358.

Hormonen und der menschlichen Psyche und schrieb sich auch in die Vorstellung ein, dass es »hormonell bedingte konstitutionelle Sexualtypen«[116] geben musste. Die Behauptung einer hormonellen Bedingtheit der männlichen oder weiblichen Psyche und Sexualität konnte dabei argumentativ sowohl zur Auflösung als auch zur Stabilisierung einer binären Geschlechterordnung genutzt werden und wurde auch in beide Richtungen ausbuchstabiert. Nicht zuletzt drängte sich zudem die Frage nach der praktischen Anwendung des neuen Wissens um die hormonelle Regulation des Psychischen auf, die in Kretschmers Werk unterbelichtet geblieben war.

Zur Rezeption von »Körperbau und Charakter« I: Vermischungen

Die zunehmende Verselbstständigung der psychiatrischen Konstitutionstypologie Ernst Kretschmers zeichnete sich besonders eindrücklich in der kreativen Zusammenführung seiner mit anderen in der Wissenschaft wesentlich weniger angesehenen oder gar als pseudowissenschaftlich geltenden Konstitutionstypologien ab. Ein besonders anschauliches Beispiel dafür findet man in einer Ausgabe von *UHU dem neuen Ullstein Magazin* aus dem Jahr 1925. Unter dem gleichnamigen Titel »Körperbau und Charakter« erwähnte der Autor zwar gleich zu Beginn seiner Abhandlungen die Arbeiten Kretschmers, mit denen der angesehene Psychiater eine medizinische »Begründung des Zusammenhanges von Körperbau und Charakter« erarbeitet habe.[117] Die Typologie und Begrifflichkeiten Kretschmers wurden jedoch lediglich in einer Fußnote erläutert und als weitgehend übereinstimmend mit der Charakterkunde des bereits 1912 verstorbenen Physiognomikers und Phrenologen Carl Huter deklariert.[118] Hatte Kretschmer größten Wert darauf gelegt, seine psychiatrische Charakterologie und Körperbautypologie klar von der phrenologischen Lokalisationslehre und der Physiognomik abzugrenzen, wurde »Körperbau und Charakter« in populärwissenschaftlichen Darstellungen meist im Sinne einer Aufwertung mit solchen aus wissenschaftlicher Sicht obsoleten Lehren verglichen. So hatte Kretschmer auch aus Sicht des Artikelverfassers, eines gewissen Dr. Max von Kreusch, mit seiner streng-wissenschaftlichen Arbeit »den Beigeschmack von Scharlatanerie überwunden, der bisher den ›physiognomischen‹ Studien

116 Stoff, 2021a, 230.

117 Kreusch, 1925, 87.

118 Vgl. Kreusch, 1925, 87.

mehr oder weniger anhaftete«, da er die alten Lehren und damit auch die Phrenologie in ihrer grundsätzlichen Richtigkeit bestätigt habe.[119] Entsprechend dieser Argumentation stellte es auch keinen Stilbruch dar, wenn – wie im besagten Artikel – Kretschmers Titel »Körperbau und Charakter« übernommen und seine Verdienste gewürdigt wurden, der Rest der neunseitigen Abhandlung jedoch durch Inhalte aus Carl Huters pseudowissenschaftlicher Lehre bestimmt war.

Carl Huter, der seine Lehre bereits um die Wende zum 20. Jahrhundert entwickelt hatte, entwarf ein »System der wissenschaftlichen Psycho-Physiognomik«, das sämtliche bis dato kursierende Formlehren zu integrieren versuchte.[120] Seine Konstitutionstypologie basierte dabei auf der Ableitung von drei Körperbautypen aus einem der drei »Keimblätter der embryonalen Keimblase«.[121] Dominierte das Wachstum des Ektoderms die embryonale Entwicklung eines Menschen – also die äußere Zellschicht des Keimes, aus der insbesondere die Haut, Sinnesorgane und das zentrale Nervensystem hervorgehen –, so sollte dies eine »nerven- und gehirnbetonte« Ausprägung der Konstitution zur Folge haben, die Huter als »Empfindungsnaturell« bezeichnete.[122] Dieser Logik entsprechend sollte aus der Entwicklungsdominanz eines der beiden anderen embryonalen Keimblätter ein »Bewegungs-« oder ein »Ernährungsnaturell« entstehen.[123] In seinen Typen vermischte Huter psychische und physische Eigenschaften und beging damit genau den formellen Fehler, den Kretschmer in »Körperbau und Charakter« explizit kritisiert hatte.[124] Diese Vermischung war allerdings nicht der einzige Grund, weshalb Huters Lehren in wissenschaftlichen Fachkreisen keinerlei Bedeutung zugesprochen wurde. Ursprünglich Dekorations- und Porträtmaler, hatte Carl Huter keine akademische Ausbildung absolviert und galt in wissenschaftlichen Kreisen als Populärphysiognomiker und Scharlatan, der sich bei seinen weitreichenden Behauptungen offenkundig auf seine Intuition und Feinfühligkeit stützte und dessen Behauptungen aus wissenschaftlicher Sicht reine Phantasiegebilde eines Laien waren.[125] Im Gegensatz zu Kretschmers komple-

---

119 Kreusch, 1925, 87.

120 Huter, 1911.

121 Rohden, 1927, 787.

122 Rohden, 1927, 787.

123 Rohden, 1927, 787.

124 Vgl. Kretschmer, 1922, 11–12.

125 Vgl. Aerni, 2003, 11, 128.

xer Typologie waren Huters »Naturelle« extrem anschaulich: Der gemütliche, langsame und tendenziell rundliche »Ernährungstyp«[126] mit »viel Sinn für gutes Essen«[127], der quirlige und energiegeladene »Bewegungstyp«[128], den ein »schmaler, sehnig-kräftiger Körperbau«[129] auszeichnete, sowie der psychisch wie physisch »zarte«, fast schon zerbrechliche und überaus sensible »Empfindungstyp«[130], waren Idealtypen, die sich bestens zur laienpsychologischen Beurteilung eines jeden Menschen eigneten.

Praktische Anwendungsmöglichkeiten sah der Autor des *UHU*-Artikels einerseits bei der Partnerwahl, andererseits im Rahmen der Berufsberatung.[131] Zum Abschluss wurde auch die Phrenologie erneut bemüht: So zierte zum einen die Photographie der in den 1920er Jahren populären Schauspielerin Lil Dagover mit der Unterschrift »Körperbau und Charakter: Der Empfindungstyp« (Abb. 3) den Artikel – eine Photographie, auf der die Schauspielerin im Profil zu sehen war und deren charakterliche Typisierung als »Empfindungstyp« durch den Verweis auf ihren »stark gewölbte[n] Schädel« als physische Eigenheit dieses Typus ergänzt wurde.[132] Zum anderen integrierte der Autor eine fast seitenfüllende Abbildung zur »Örtliche[n] Lage der verschiedenen Sinne und Eigenschaften im Schädelbau nach Ansicht der heutigen Phrenologie«[133] in seinen Artikel. Diese phrenologische Karte stammte allerdings nicht von Huter, sondern war wiederum das Konzept des Artikelverfassers Dr. von Kreusch selbst, gezeichnet von einem Paul Geyer. Der Rekurs auf Kretschmers Werk verlieh dieser bunten Ansammlung an aus wissenschaftsinterner Sicht längst obsoleten oder pseudowissenschaftlichen Theorien einen streng-wissenschaftlichen Charakter und suggerierte ihre Aktualität und wissenschaftliche Relevanz. Ungeachtet des weitgehend fehlenden inhaltlichen Bezuges zu seiner psychiatrischen Konstitutionstypologie wurde auch Kretschmers »Körperbau und Charakter« dabei einem breiten Publikum bekannt gemacht.

Eine solche eklektische Zusammenführung der Kretschmer'schen Typologie mit anderen wissenschaftlich weniger beachteten bis hin zu pseudowis-

---

126 Kreusch, 1925, 86.
127 Kreusch, 1925, 88.
128 Kreusch, 1925, 88.
129 Kreusch, 1925, 88.
130 Kreusch, 1925, 88.
131 Kreusch, 1925, 90.
132 Kreusch, 1925, 93.
133 Vgl. Kreusch, 1925, 89.

senschaftlichen Konstitutionslehren hatte die Verstärkung ihrer Plausibilität zur Folge und fand zum Teil auch in wissenschaftsinternen Diskursen statt. Im Jahr 1927 publizierte Friedrich von Rohden, Direktor der Landesheilanstalt Altscherbitz, einen Aufsatz in der Fachzeitschrift *Archiv für Psychiatrie und Nervenheilkunde*, in dem er eigene konstitutionstypologische Untersuchungen an gesunden sowie psychisch erkrankten PatientInnen vorstellte.

Abb. 3: Popularisierung von Konstitutionstypologien in den 1920er Jahren. Ein Beispiel aus dem populärwissenschaftlichen Magazin UHU. (Kreusch, 1925, 93)

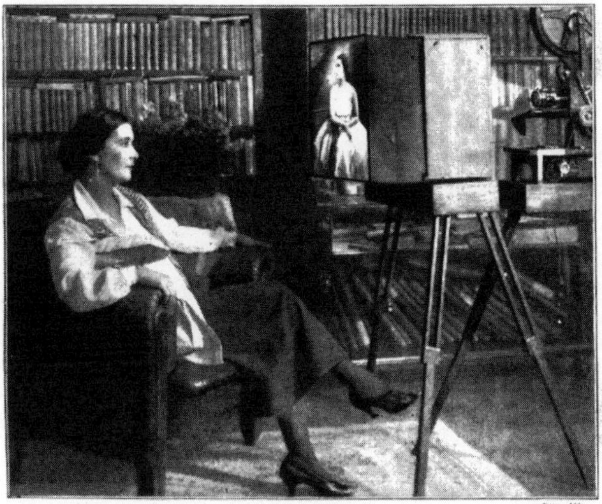

Phot. Ufa

Körperbau und Charakter: Der Empfindungstyp
Die Filmschauspielerin Lil Dagover beobachtet sich selbst in ihren Rollen; in der Aufnahme treten die besonderen Kennzeichen (zarter Körperbau, stark gewölbter Schädel) gut hervor.

Zwar wandte er in seiner Studie ausschließlich die Kretschmer'sche Typologie an, in der Einleitung konstatierte er jedoch, dass Kretschmers Typologie nur eine von vielen beachtenswerten Typologien war, die das »Dreiteilungsprinzip in der Natur« erkannt und wissenschaftlich zu fassen versuchten.[134] Im Gegensatz zu Kretschmer und anderen Autoren hätte Carl Huter mit seiner Keimblatttheorie ein theoretisches Gerüst zur Begründung von Konstitu-

134 Rohden, 1927, 787.

tionstypen entwickelt, das »ebenso einfach wie bestechend« sei.[135] Van Rohden ignorierte die Nonkonformität der Huter'schen Lehre aus wissenschaftlicher Perspektive allerdings nicht und gestand:

> »Die Lektüre seiner zahlreichen Schriften ist für den Wissenschaftler leider größtenteils ungenießbar durch ihre formale Disziplinlosigkeit sowie durch die Verquickung naturwissenschaftlicher Entdeckungen und Lehren mit weltanschaulichen, religiösen und okkulten Fragen. Seine ungezügelte Phantasie arbeitet stellenweise mit völlig haltlosen und unbewiesenen Behauptungen, ganz abgesehen von den offenkundigen Irrtümern, die ihm besonders auf biologischem Gebiet unterlaufen sind.«[136]

Auch reflektierte er das Problem der Unbeweisbarkeit der entwicklungstheoretischen Behauptungen Huters. Die Anerkennung seiner Überlegungen als »*heuristisches Prinzip* [H. i. O.]«, betonte van Rohden, war jedoch das mindeste, das Huters Theorie verdient hatte und begründete diese Haltung mit dem Verweis darauf, dass auch die planetarischen Gesetze Johannes Keplers in einen religiös und ethisch geladenen »Wulst« eingebettet seien, weshalb sie jedoch kaum an Richtigkeit eingebüßt hätten.[137]

An den beiden Beispielen wird deutlich, dass die fachinterne Reputation von Kretschmers psychiatrischer Konstitutionslehre auch auf die Bewertung und Aufmerksamkeit gegenüber anderen Typenlehren und Vorstellungen einer psychophysischen Ganzheit abfärbte, die es bereits lange vor dem Erscheinen von »Körperbau und Charakter« gab und die in öffentlichen Diskursen Konjunktur hatten. Zugleich zeichnet sich ab, was Ludwik Fleck mit dem »Zirkel intrakollektiver Abhängigkeit des Wissens« meinte:[138]

> »Aus dem fachmännischen (esoterischen) Wissen entsteht das populäre (exoterische). Es erscheint dank der Vereinfachung, Anschaulichkeit und Apodiktizität sicher, abgerundeter, fest gefügt. Es bildet die spezifische öffentliche Meinung und die Weltanschauung und wirkt in dieser Gestalt auf den Fachmann zurück.«[139]

---

135 Rohden, 1927, 787.

136 Rohden, 1927, 789.

137 Rohden, 1927, 789.

138 Fleck, 1980, 150.

139 Fleck, 1980, 150.

Indem die verschiedenen Ansätze rhetorisch zueinander in Bezug gesetzt oder inhaltlich vermischt wurden, rückten auch ihre jeweiligen erkenntnistheoretischen und methodischen Schwächen in den Hintergrund zugunsten einer generellen Plausibilisierung der Idee einer systematischen psychophysischen Interdependenz. Damit manifestierte sich ein diskursiver Rahmen, in dem die endokrine Ebene plausibilisiert und in den Bereich des Alltagswissens und der Alltagserfahrung transferiert werden konnte. Als populäres Wissen in Fleck'schem Sinne zeigte es sich als gefestigt und konnte so auch auf den esoterischen Kreis der wissenschaftlichen Denkgemeinschaft zurückwirken, indem es die Formulierung neuer Behauptungen rund um Hormone und ihre Bedeutung für die menschliche Psyche begünstigte und zu ihrer Stabilisierung verhalf. Dass es sich bei dem Gedankentransfer zwischen der Fachwissenschaft und dem exoterischen Kreis als Ort populären Wissens nicht um eine bloße passive Rezeption des Fachwissens handelte, sondern um eine aktive Mitgestaltung des Wissens rund um Hormone, Psyche und Menschentypen außerhalb der Fachwissenschaft, lässt sich sehr anschaulich anhand des Fallbeispiels der populärwissenschaftlichen Werke des deutschen Publizisten Gerhard Venzmer zeigen. Dieser machte nicht nur ein großes Publikum mit der Kretschmer'schen Typologie bekannt, sondern entwickelte in Anlehnung an sie auch eine eigene populäre Konstitutionslehre, in deren Rahmen Physis und Psyche als hormonell determinierte Aspekte erschienen.

Zur Rezeption von »Körperbau und Charakter« II: Hormone, Psyche und Konstitution in den populärwissenschaftlichen Beiträgen von Gerhard Venzmer

Wie bei einem Karussell, dessen Sitze in dieser Metapher für die Einzelkomponenten ›Körperbau‹, ›Psyche‹ und ›Hormonsystem‹ stehen sollen und die gleichermaßen durch den Überbau, das Dach der ›Konstitution‹ zusammengehalten wurden, konnte wahlweise einer der Sitze und damit eine der Komponenten rhetorisch in den Vordergrund ›gedreht‹ und alle anderen in Zusammenhang mit ihr betrachtet werden. Solche Perspektivwechsel fanden nicht nur in populärwissenschaftlichen Betrachtungen statt, sondern waren der Logik der Konstitutionsforschung inhärent und erfolgten auch im Rahmen von Studien und theoretischen Überlegungen, die an Kretschmers Werk anknüpften. Allerdings: Wenn Kretschmer selbst, wie beispielsweise in einem Aufsatz in der *Deutschen Medizinischen Wochenschrift* im Jahr 1921, einen gesonderten Blick auf die Beziehungen zwischen »Keimdrüsenfunktion und Seelenstörung« richtete, dann betonte er sogleich, dass Keimdrüsenerkrankungen »[i]n dieser bewußt einseitigen Beleuchtung« lediglich »eine von vielen Seiten« der zu ihnen in Beziehung gesetzten psychiatrischen Auffälligkeiten abbildeten, zumal auch die »Keimdrüsenfunktion« streng genommen nur im Kontext »der von ihr unzertrennlichen Funktion des endokrinen Gesamtapparats« betrachtet werden konnte.[140] Diese stete Relativierung fußte auf einer holistischen Sichtweise und tat zugleich kund, dass über die Wechselwirkungsmechanismen im Einzelnen noch nichts bekannt war und die konstitutionstypologischen Überlegungen Kretschmers generell lediglich als Ausgangspunkt für weitere Forschungen zu verstehen waren.[141] Eine solche Zurückhaltung fehlte meist bei der populären Rezeption seiner Lehre oder wurde zunächst ausgesprochen, um sogleich wieder relativiert zu werden.

Die sich wohl am nächsten zu den originären Ideen aus »Körperbau und Charakter« bewegende populärwissenschaftliche Rezeption, in deren Rahmen auch der Konnex zwischen Hormonen und der menschlichen Psyche zunehmend profiliert wurde, findet sich in den vielgelesenen Veröffentlichungen des deutschen Mediziners, Autors und Redakteurs Gerhard Venzmer (1893–1986) etwa seit den 1930er Jahren. Seine Texte trugen nicht nur maßgeblich zur Popularisierung der Kretschmer'schen Konstitutionstypologie im deutschsprachigen Raum bei, sondern transformierten sie auch in wesentlichen Punkten: Zum einen konkretisierte Venzmer den Einfluss von Hormonen auf psychische Eigenschaften von Menschen, indem er die Beziehungen zwischen einzelnen Hormondrüsen und bestimmten psychischen Eigenschaften als ursächlich explizierte und in den Vordergrund seiner Abhandlungen stellte. Zum anderen entwickelte er im Laufe der Jahre eine Art eigene Hormon-Psyche-Lehre, in der die Grundüberlegungen Kretschmers mit den wachsenden Erkenntnissen aus der Sexualhormonforschung, sowie zunehmend auch der Hirnforschung gebündelt und mit rassenbiologischem Gedankengut kombiniert wurden.[142]

Als Schiffsarzt unternahm Venzmer in den 1920er Jahren Reisen in verschiedene Teile der Welt und publizierte seine Eindrücke sowie Fotografien zunächst bei dem Hamburger Weltbund Verlag; die Werke wurden als »angenehme Unterhaltungslektüre« rezensiert.[143] 1926 begann er für die Stuttgarter Verlagshandlung Franckh zu schreiben, die in dieser Zeit auch das berühmte

140 Kretschmer, 1921, 650.

141 Vgl. Kretschmer, 1922, 195.

142 Vgl. Stoff, 2008, [19].

143 Mager, 1925, 48.

fünfbändige Werk »Das Leben des Menschen« von Fritz Kahn verlegte.[144] Nach Kahns notgedrungener Migration nach Palästina im Jahr 1933 – aufgrund seiner jüdischen Abstammung wurde er durch das nationalsozialistische Regime verfolgt und seine Bücher verboten und verbrannt[145] – sollte Gerhard Venzmer gewissermaßen Kahns Nachfolger bei Franckh werden und den thematischen Bereich der Biologie des menschlichen Organismus im Rahmen der *Kosmos*-Publikationen bespielen.[146]

»Das Modell Kosmos«[147] – so die treffende Bezeichnung des Soziologen Klaus Taschwer – verweist bereits darauf, dass die *Kosmos*-Zeitschriftenreihe mehr war als nur eines von vielen populärwissenschaftlichen Publikationsformaten der ersten Hälfte des 20. Jahrhunderts. Neben den monatlich erscheinenden Heften, die sich an ein naturwissenschaftlich interessiertes und tendenziell vorgebildetes Publikum richteten,[148] brachte Franckh jährlich zusätzlich vier von den sogenannten »Kosmos-Bändchen« heraus – etwa um die 100 Seiten starke Taschenbücher, die einem spezifischen Thema gewidmet waren.[149] Die Leserschaft dieser »Kosmos – Handweiser für Naturfreunde« war überwiegend zugleich Mitglied der »Kosmos – Gesellschaft für Naturfreunde«, und erhielt neben den Zeitschriften und Buchbeilagen auch Vergünstigungen auf andere Produkte der Wissenschaftspopularisierung der Franckh'schen Verlagshandlung, so beispielsweise auf die sehr populären und in ihrer Zeit innovativen *Kosmos*-Experimentierkästen.[150] Das Ziel war demnach nicht nur die bloße wissenschaftliche Aufklärung von interessierten Laien und allgemeine Unterhaltung mit populärwissenschaftlichem Einschlag. Vielmehr wurde die Leserschaft als anspruchsvolle Amateurforschungsgemeinschaft adressiert, die auch zu eigener forscherischer Tätigkeit angeregt werden sollte.

---

144 Vgl. Eilers, 2015, 22.

145 Vgl. Eilers, 2015, 2.

146 Vgl. Eilers, 2015, 22.

147 Taschwer, 2006, 80.

148 Vgl. Schirrmacher, 2008, 358.

149 Für eine ausführliche Darstellung der Entstehung, Zielsetzung und Erfolgsgeschichte der *Kosmos*-Reihe der Franckh'schen Verlagshandlung siehe Pfitzer, 1999. Eine umfangreiche Analyse des populärwissenschaftlichen Zeitschriftenwesens der ersten Hälfte des 20. Jahrhunderts findet sich in Daum, 2002.

150 Ausführlich zur Geschichte der *Kosmos*-Produkte siehe Pfitzer, 1999. Zu den Experimentierkästen siehe van Beek, 2009, 403–406.

Passend dazu gestaltete sich auch eine der ersten etwas umfangreicheren Publikationen des sowohl in der Medizin als auch in Philosophie promovierten Autors Dr. Dr. Gerhard Venzmer bei Franckh als Anleitung für »praktische Studien zur Menschenkunde«.[151] Im Gegensatz zu den meisten anderen populärwissenschaftlichen Darstellungen von Konstitutionstypologien blieb Venzmer in seiner Buchbeilage mit dem Titel »Körpergestalt und Seelenanlage« aus dem Jahr 1930 sehr nahe an den ursprünglichen Überlegungen Kretschmers und übernahm auch einen Großteil seiner psychiatrischen Fachtermini und Körperbautypenbezeichnungen.[152] Dennoch zeichneten sich bereits hier so subtile wie weitreichende Transformationen der Lehre Kretschmers ab: Kretschmer hatte stets von der psychiatrisch-charakterologischen Seite her argumentiert, nach »*biologische[n] Affinität[en]* [H. i. O.]«[153] zwischen verschiedenen Temperamenten bzw. ihren krankhaften Extremformen und einem der drei von ihm ermittelten Körperbautypen gesucht und damit zu zeigen versucht, dass hier komplexe und selten in Reinform vorkommende psychophysische Zusammenhänge bestanden. Venzmer rückte dagegen die praktische Anwendung der modernen psychiatrischen Konstitutionslehre in den Vordergrund und propagierte die Möglichkeit, durch eine Beurteilung der Körpergestalt auf den Charakter von Menschen zu schließen.[154] Ob im familiären Umfeld oder im öffentlichen Raum, ob durch die Betrachtung der Körperformen und speziell der Kopf- und Gesichtsform im Alltag, oder durch die optische Analyse der feinsten körperbaulichen Details in Situationen, wie beispielsweise »im Seebad, am Strand«, wo »mit der Kleidung auch so manche Maske des Alltags abgelegt« würde:[155] »Sieh dir die Menschen an!« lautete Venzmers Appell an die Leserschaft.[156] Entsprechend der eingangs erwähnten Karussell-Metapher ›drehte‹ Venzmer den Aspekt der physischen Gestalt also in den Vordergrund der Betrachtungen. Diese Andersgewichtung stand zugleich im Einklang mit dem Aufgreifen der auch in den 1930er Jahren in Laienkreisen weiterhin populären Physiognomik, bei der

151 Venzmer, 1930, 1.

152 Vgl. Venzmer, 1930.

153 Kretschmer, 1922, 29.

154 Vgl. Venzmer, 1930, 66–74.

155 Venzmer, 1930, 5.

156 Venzmer, 1931. Unter dem Titel »Sieh dir die Menschen an: Was uns die biologische Verwandtschaft zwischen Körperform und Wesenskern des Menschen verrät« erschien »Körpergestalt und Seelenanlage« dem Jahr 1931 als eigenständiges Buch und wurde mehrfach neu aufgelegt.

ebenfalls aus morphologischen Kriterien auf geistig-psychische Wesenszüge geschlossen wurde[157] – ein Vergleich, den Kretschmer, wie bereits dargelegt, explizit zu vermeiden suchte. In populären Diskursen dagegen stellte sich der Verweis auf Physiognomik und Phrenologie als Anknüpfung an diskursive Gelegenheitsstrukturen dar – also als Bezugnahme auf eine bereits etablierte Thematik, die Anknüpfungspunkte für neue Inhalte bot und deren Akzeptanz und Verbreitung begünstigte.[158]

Mehr noch als in »Körpergestalt und Seelenanlage« von 1930 bediente sich Venzmer dieses Vergleichs in einer weiteren Buchbeilage aus dem Jahr 1934. Das *Kosmos*-Bändchen »Dein Kopf – dein Charakter« kann geradezu als volkstümliches Physiognomik-Lehrbuch bezeichnet werden, in dem Venzmer das in populärwissenschaftlichen Abhandlungen über Typenlehren der 1920er und 1930er Jahre generell weit verbreitete Narrativ nach dem Schema ›alt bekanntes Volkswissen wird von der Wissenschaft neu entdeckt‹ auf die Spitze trieb. So schrieb Venzmer, nachdem er die Geschichte der Physiognomik und speziell der Phrenologie Franz Joseph Galls samt ihrem wissenschaftlichen Scheitern rekapituliert hatte:

> »So sehr alle diese Männer sich bemüht haben, in ernstem Forschen dem Lehrgebäude der Physiognomik neue Bausteine hinzuzufügen, so hat die wirkliche, ›zünftige‹ Wissenschaft sie doch nie recht ernst genommen; ja sie hat bis vor nicht allzu langer Zeit die wissenschaftliche Erforschbarkeit von Beziehungen zwischen dem Äußeren eines Menschen und seiner Charakteranlage überhaupt bezweifelt. Das änderte sich mit einem Schlage, als im Jahr 1921 der […] Psychiater Ernst Kretschmer [Abb. 3] mit seinem ganz neuen Wege der Forschung aufzeigenden Werk ›Körperbau und Charakter‹ an die Öffentlichkeit trat. Denn nun wurde zum ersten Male von der hohen Warte eines akademischen Lehrstuhles herab verkündet, daß einer bestimmten körperlichen Gestalt in mehr oder weniger gesetzmäßiger Weise eine bestimmte seelische Veranlagung entspräche!«[159]

157 Vgl. Venzmer, 1930, 9.

158 Der Begriff der diskursiven Gelegenheitsstrukturen ist ein sozialwissenschaftliches Konzept und bezeichnet Kontextfaktoren, die sich maßgeblich auf die Auswahl und die spezifische Modifikation von Aussagen zu einer bestimmten Zeit auswirken. Vgl. Prause, 2015; Ullrich, 2008.

159 Venzmer, 1934a, 14.

Rhetorisch ließ sich auf diese Weise tradiertes und vermeintlich intuitives Laienwissen gegenüber dem Wissen der akademischen Welt und ihrer Deutungshoheit in Bezug auf wahres und falsches Wissen aufwerten. Den Ruf der Unwissenschaftlichkeit in fachinternen Kreisen, so erklärte Venzmer, hätte die Physiognomik nur deshalb nie loswerden können, weil sie methodisch nicht den Ansprüchen der exakten Wissenschaften genügt habe, die bereit waren, »allein das als ›exakt-wissenschaftlich‹ gelten zu lassen, was man mit dem Zentimeter- und Millimetermaß messen, auf der Waage nach Gramm und Milligramm wägen und in feste, unverrückbare Gesetze einschachteln kann.«[160] Dass auch Kretschmer sich mit genau solchen Vorwürfen konfrontiert sah, da er sich bei seinen charakterologischen und körperbaulichen Erfassungen offenkundig primär auf die geschulte Intuition des Arztes stützte, ignorierte Venzmer. Entgegen Kretschmers Credo »Das Bandmaß sieht nichts« erzählte Venzmer eine andere Geschichte. So sei es Kretschmers »eifriges Messen, Wägen und Vergleichen«[161] gewesen, das den zwingenden Beweis für »den oft vermutete[n] Zusammenhang zwischen Gestalt und Charakter«[162] erbracht habe. Es scheint, als wäre es auch für Venzmers Erzählungen entscheidend gewesen, die Arbeiten des Psychiaters als streng wissenschaftliche und deshalb zweifellos allseits anerkannte Beweisführung zu klassifizieren.

Zugleich kritisierte Venzmer die zunehmende Verwissenschaftlichung der Medizin und positionierte sich genau wie viele VertreterInnen der Konstitutionslehre als Verfechter einer ganzheitlichen Betrachtung des Menschen, die kaum durch die Beschränkung auf Laborwissenschaft und exakte Erfassungsmethoden zu leisten war. Feierlich verkündete Venzmer in seiner wohl populärsten und ausführlichsten Publikation »Deine Hormone – Dein Schicksal?« im Jahr 1933 gar »eine weltanschauliche Wende« in Medizin und »der Lehre vom Leben« und verband dies rhetorisch geschickt mit der Einführung der Hormon-Thematik.[163]

> »Mit dem Siege einer neuen Weltanschauung, die den *Ganzheits*gedanken auf ihr Panier geschrieben hat, zog auch in die Lehre vom Leben neuer Geist ein. Man war es müde, den Menschen als eine raffiniert ausgeklügelte Maschinerie anzusehen, deren Rätsel mit der Ergründung ihrer Einzelteile ge-

160 Venzmer, 1934a, 78.

161 Venzmer, 1930, 10.

162 Venzmer, 1930, 9.

163 Venzmer, 1933, 5.

löst waren; man erschaute vielmehr von neuem die sinnvolle und untrennbare Ganzheit und Einheit, als die der menschliche Organismus vor uns hintritt. Gerade diesem Streben kommt die dem *Geist des Ganzen* gerecht werdende Hormonlehre in vollendeter Weise entgegen. [H. i. O.]«[164]

In der Lehre von der inneren Sekretion, so las man bei Venzmer, hatte die holistische Medizin ihr physiologisches Pendant gefunden und trat nun ihren Siegeszug über die entindividualisierte Medizin an.[165] Welche Bedeutung aber schrieb Venzmer Hormonen in Bezug auf die menschliche Psyche zu und inwiefern entwarf er dabei eine eigene populärwissenschaftliche Hormonlehre?

Nicht die Nerven waren es, die wie vormals angenommen die Funktionen von Physis und Psyche dominierten und »weitreichende Wechselwirkungen leiblicher und seelischer Art« vermittelten, sondern die Hormone, die »aller Wahrscheinlichkeit nach auch für das Temperament, für den Charakter und die allgemeine Wesensart des Menschen von ausschlaggebender Bedeutung« waren, konstatierte Venzmer.[166] Genau wie er physiognomisches Wissen mit der Kretschmer'schen Typologie verwob, scheute Venzmer auch nicht den Vergleich zwischen der zeitgenössischen Endokrinologie und der als veraltet geltenden Humoralpathologie und fragte:

»Ist aber die Vorstellung vom Vorhandensein und Wirken derartiger Stoffe im Organismus wirklich so neu, wie es die meisten fortschrittsfreudigen Menschen meinen? Keineswegs; in der neuen Hormonlehre feiert ja nur die alte Säftelehre, die ›Humoralpathologie‹*) vergangener Epochen der Medizin, in neuem Gewande ihre Auferstehung.«[167]

Genau wie Kretschmer verwies auch Venzmer auf die Wechselwirkungen zwischen dem Nerven- und dem Hormonsystem und argumentierte gegen die in der Psychiatrie bis dahin weit verbreitete Annahme, psychische Erkrankungen seien eigentlich Erkrankungen des Gehirns. Indem er das menschliche Gehirn mit einem »Motor« verglich, dessen Funktionsfähigkeit durch die Benutzung von »schlechtem Benzin« gestört werden konnte, veranschaulichte er die These, dass auch pathologische Abweichungen auf psychischem Gebiet auf eine

164 Venzmer, 1933, 5.
165 Venzmer, 1933, 10.
166 Venzmer, 1930, 61.
167 Venzmer, 1933, 8.

Art »Vergiftung der Hirnzellen durch gewisse Hormone« zurück zu führen seien.[168] Geisteskrankheit war demnach Hormonkrankheit und das Gehirn ein durch hormonellen Einfluss reguliertes Organ.

Hormone und ›Rasse‹: Die populäre ›Rassen‹-Typologie von Gerhard Venzmer

In seinen populärwissenschaftlichen Monographien griff Gerhard Venzmer Kretschmers Überlegungen zur Rolle des endokrinen Systems bei der Gestaltung physischer und psychischer Konstitutionsmerkmale auf und konkretisierte sie. Hatte Kretschmer bei der Frage nach Korrelationen zwischen bestimmten Körperbautypen und Temperamentanlagen seiner PatientInnen auf der einen und dem Vorkommen bekannter endokriner Störungen auf der anderen Seite kaum belastbare Ergebnisse erzielt und lediglich Hinweise auf eine hormonelle Mitbedingtheit schizophrener Erkrankungen durch die Keimdrüsen gefunden,[169] berichtete Venzmer beispielsweise von klaren »Beziehungen einer Unterfunktion von Hirnanhang und Schilddrüse zum breitrundwüchsigen, kreismütigen Typ«.[170] Auch die Wirkung »einer vermehrten Schilddrüsenabsonderung auf die Ausbildung zartgliedrig-schlankwüchsigen Körperbaus [...] mit einer deutlichen Überreizbarkeit des Nervensystems« waren aus seiner Sicht »unverkennbar«.[171] Zwar wären solche Zusammenhänge zwischen den Wirkungen einzelner Hormondrüsen und der Ausbildung einer bestimmten psychophysischen Beschaffenheit noch kaum erforscht, es ließe sich jedoch bereits der Schluss ziehen, »daß die Wirkungen mancher Hormondrüsen sich sehr wohl in der Weise deuten lassen, daß durch ihr Spiel und Gegenspiel, durch ihre Mischung und Verteilung, durch Übergewicht und Unterfunktion der einen oder anderen die Entwicklung der verschiedenen Körperbau- und Temperamentstypen, kurz der verschiedenen Konstitutionsformen des Menschen, zustande kommt.«[172]

Da innerhalb verschiedener ›Rassen‹, argumentierte Venzmer weiter, bestimmte Körperbautypen gepaart mit spezifischen psychischen Eigentümlichkeit in besonderer Häufung auftraten, lag zudem die Annahme nahe, dass

168 Venzmer, 1930, 64. Zum Motiv der Vergiftung durch Hormone siehe auch Kapitel 3.4.

169 Vgl. Kretschmer, 1922, 72–78.

170 Venzmer, 1930, 63.

171 Venzmer, 1930, 63.

172 Venzmer, 1930, 63.

auch die Gestaltung verschiedener ›Rassetypen‹ auf hormonelle Ursachen zurück geführt werden konnte. Diesen Gedanken veranschaulichte er unter anderem am Beispiel der »dinarischen Rasse« – eines Menschentypus, den er der Einteilung des Freiburger Rassentheoretikers und Philologen Hans Friedrich Karl Günther entlehnte und die Günther nach ihrem Verbreitungsgebiet, dem Dinarischen Gebirge benannt hatte.[173] Günther selbst hatte der »dinarischen Rasse« psychische Eigenschaften wie die Tendenz »zu leichterer Erregbarkeit und schnellerem Aufbrausen« zugeschrieben.[174] Venzmer griff diese Zuschreibungen auf und erweiterte sie um eine hormonelle Ebene. Er sah Parallelen zwischen den typischen körperlichen und psychischen Symptomen einer Überfunktion der Hypophyse, die oft ein unkontrolliertes Wachstum insbesondere der knöchernen Anteile von Nase und Kinn bewirken und teils mit aggressivem Verhalten einhergehen sollte, und dem überwiegend sportlichen Erscheinungsbild der »dinarischen Rasse«, deren Charakter sich durch »gewisse Kampfeinstellung und Angriffsfreude« auszeichnen würde.[175] Das hormonell bedingte Krankheitsbild der Akromegalie stellte sich somit als Extremversion einer durch die Wirkungen von Hypophysen-Hormon dominierten psychophysischen Grundkonstitution eines bestimmten ›Rassetypus‹ dar.

Die hier angedeutete ›Rassen‹-Typologie entwickelte Venzmer in einer mehrteiligen Artikelreihe in *Kosmos* im Jahr 1934 deutlich weiter. Obwohl er im ersten Teil von »Was jeder von der Rassenkunde wissen muß« behauptete, dass es »völlig abwegig« sei, eine Einteilung nach nationaler oder religiöser Zugehörigkeit vorzunehmen, da es innerhalb der Bevölkerung einzelner Länder stets eine große Zahl an verschiedenen »Rassen« gäbe und »diese bloße Feststellung *an sich* keinerlei Werturteil in sich [H. i. O.]« tragen würde,[176] ließ er seine Sympathien mit der nationalsozialistischen Rassenideologie in seinen anschließenden Ausführungen zu den »sechs Grundrassen Europas«[177] durchaus durchblicken:

---

173 Günther verfasste mehrere Monographien, in denen er nicht nur den sogenannten »nordischen Gedanken« formulierte, sondern auch eine ›Rassen‹-Typologie entwarf, die körperliche und »seelische Eigenschaften« umfasste. Siehe Günther, 1920; Günther, 1930. Ausführlich zu Günthers Biographie und seinen Einfluss auf die NS-Rassenideologie siehe Hoßfeld, 2001.

174 Günther, 1930, 225.

175 Venzmer, 1934a, 41.

176 Venzmer, 1934b, 54.

177 Venzmer, 1934b, 55.

»Der nordische Mensch mit seinem freien, offenen Blick, mit dem lichten und hellen in Haut, Haar, Augen, mit dem schlanken, hohen Wuchs, und der beherrschten würdigen Haltung vermag in seiner Erscheinung wie kaum eine andere Rasse das Urbild männlicher Schönheit zu verkörpern. [...] Über die Seelenhaltung des nordischen Menschen könnte man ein eigenes Buch schreiben; hier müssen wir uns darauf beschränken, festzustellen, daß er tatkräftig und zähe in seinem Wollen und Streben ist, [...]. Bei alledem abstandheischend, zurückhaltend bis zur Kühlheit und nicht leicht ›aus sich herausgehend‹. [...] Aber alles das ändert nichts daran, daß der nordische Mensch an schöpferischer Kraft, an Tatwillen, Unternehmungsfreude und Entschlußkraft mit an erster Stelle unter den Rassen Europas steht, und dementsprechend ist das nordische Blut gerade in der *führenden* Schicht besonders stark vertreten. [H. i. O.]«[178]

Auf diese ausführliche und reich bebilderte Darstellung der ›Rassen‹-Typologie folgte einen Monat später der zweite Teil der Serie, in dem Venzmer die Thematik der Hormone aufgriff. Als vererbbare Eigenschaft sollte das individuelle Hormonsystem *»der Träger der Rassenmerkmale* [H. i. O.]« sein, wobei in jeder der von ihm dargestellten »Grundrassen« je einer der an anderer Stelle von ihm ausführlich diskutierten »Konstitutionstypen« überwiegen würde.[179] Hormone dienten Venzmer aber nicht nur als argumentative Brücke zur Verbindung zwischen Rassenlehre und Konstitutionstypologie. Im dritten und letzten Teil seiner Artikelreihe benutzte er sie auch als Argument gegen die Vermischung von verschiedenen »Rassentypen« untereinander und als Legitimationsgrundlage für eugenische Maßnahmen:

»Ein bestimmtes erbliches, in jahrzehntausendelanger [sic!] Auslese ausgeglichenes Mischungsverhältnis der Hormone ist der eigentliche Träger eines Großteils der leiblichen Rassenmerkmale und in engstem Zusammenhange damit auch der psychischen Rasseneigenart [...]. Was geschieht nun, wenn bei einer Rassenkreuzung in diese Harmonie etwas Fremdes, ein *anderes* Hormonmischungsverhältnis, einbricht? Das in langen Zeitläufen erworbene hormonale Gleichgewicht wird dann durchbrochen, das Zusammenspiel der Einsonderungsdrüsen gestört. Ein Sinken der leiblichen und geistigen Werthöhe kann die Folge sein; und wirklich hat man eine ganze Reihe von Unstimmigkeiten und Schäden, so die bei vielen Menschen allgemein verminderte körperliche Widerstandsfähigkeit, Kurzsichtigkeit,

178 Venzmer, 1934b, 55.

179 Venzmer, 1934c, 85–86.

körperliche Häßlichkeit, das gehäufte Auftreten von Gebärschwierigkeiten und nicht zum mindesen [sic!] auch manche Erscheinungen des sittlichen Niedergangs sowie der seelischen Zersetzung zum guten Teil auch einer ungesunden Rassenmischung zur Last gelegt. [H. i. O.]«[180]

Nur eine konsequente »Rassenpflege« mit den Mitteln der positiven wie negativen Eugenik vermochte laut Venzmer den »Untergang des Abendlandes« zu verhindern.[181] Als biochemisches Bindeglied zwischen Erbanlage und der psychophysischen Beschaffenheit eines Menschen fügten sich Hormone in diesen rassenideologischen Narrativen nahtlos in das nationalsozialistische Gebot einer ›Reinhaltung des Blutes‹, das hier in ein Gebot der Reinhaltung des individuellen hormonellen Konstitutionstypus übersetzt wurde. Der Begriff der Harmonie spielte dabei eine entscheidende Rolle, da der Hormonhaushalt eines möglichst reinen ›Rassentyps‹ mit einem harmonisch ausgewogenen Verhältnis der Hormonproduktion gleichgesetzt wurde. Venzmers Verbindung zwischen der Vorstellung einer hormonellen Ausgewogenheit als Grundlage für psychische sowie physische Gesundheit und dem zu Beginn des 20. Jahrhunderts weit verbreiteten und im Nationalsozialismus verstärkt instrumentalisierten Topos der Degeneration erweist sich dabei als besonders geschickte Argumentationsweise: Durch sie erfuhr die sonst schwer greifbare Vorstellung eines ›minderwertigen Erbguts‹ eine vermeintliche biologische Konkretisierung und die daran gekoppelte Notwendigkeit einer eugenischen Intervention eine ebenso vermeintliche wissenschaftliche Legitimation.[182]

Das Fallbeispiel der populärwissenschaftlichen Publikationen Gerhard Venzmers und seines spezifischen Rückgriffs auf die psychiatrische Konstitutionstypologie des Psychiaters Ernst Kretschmer in den 1930er Jahre sollte verdeutlichen, welches diskursive Potenzial die vielfach thematisierten, jedoch schwer greifbaren Zusammenhänge zwischen Hormonen und der menschlichen Psyche im Kontext der populären Konstitutionslehre entfalteten. Gerhard Venzmer betrachtete die individuelle hormonelle Konstitution offensichtlich als determiniert.[183] Diese Haltung lässt sich möglicherweise darauf zurückführen, dass er das Narrativ des hormonellen Determinismus

180 Venzmer, 1934d, 117.

181 Venzmer, 1934d, 120.

182 Ausführlich zur Geschichte der Rassenhygiene in Deutschland siehe exemplarisch Weingart, Kroll und Bayertz, 1992.

183 Siehe auch Stoff, 2008, [19].

unter den Vorzeichen des Nationalsozialismus strategisch zur argumentativen Plausibilisierung eugenischer Maßnahmen einsetzte. Entsprechend finden sich in seinem Werk auch kaum Verweise auf hormonelle Interventionsmöglichkeiten zur Korrektur von körperlichen oder seelischen Anomalien.[184] Dass aber gerade die neuen Möglichkeiten der hormonellen Intervention in den Zwischenkriegsjahren auch teils gegenteilige Narrative erzeugten und zu einer Art alternativer Eugenik inspirierten, soll in den nächsten beiden Abschnitten anhand der Publikationen des US-amerikanischen Endokrinologen und Psychiaters Louis Berman, sowie der Arbeiten des italienischen Endokrinologen Nicola Pende dargelegt werden.

4.4 »The glands regulating personality«: Hormone und Psyche bei Louis Berman

Die USA der 1920er Jahre und die ›neue Psychologie‹

Laut dem Historiker John Burnham waren die langen 1920er Jahre in den USA – aufgefasst als Zeitraum zwischen dem Ende des Ersten Weltkriegs Ende 1918 und dem Beginn der Großen Depression im Herbst 1929 – geprägt von einschneidenden Veränderungen des sozialen Lebens, die sich auf besonders pointierte Weise in dem Aufkommen einer »neuen Psychologie« abzeichneten.[185] Was Burnham unter dem Begriff der »neuen Psychologie« versteht, ist allerdings keine einzelne psychologische Denkschule und beschränkt sich kaum auf die Fachdiskurse der Psychologie. Vielmehr steht er für das Aufkommen mehrerer psychologischer Ansätze, die eine intensive Rezeption in populären Diskursen erfuhren und deren Gemeinsamkeit und Neuheit aus Burnhams Sicht darin bestand, dass sie zur »Popularisierung der Vorstellungen vom menschlichen Tier und seinen Motiven« beitrugen.[186] Konkret seien

184 Heiko Stoff erklärt dies durch die Annahme, die Besprechung der Konstitutionstypologien habe schlichtweg im Vordergrund von Venzmers Abhandlungen gestanden. Ich würde dem hinzufügen, dass es sich eventuell um eine strategische Auslassung handelte, um die Idee der Intervention als Alternative zu klassischen Methoden der Eugenik garnicht erst zu popularisieren. Vgl. Stoff, 2008, [27].

185 Burnham, 1968, 352.

186 Burnham, 1968, 352. Eigene Übersetzung aus dem Englischen. Zitat im Original: »The new psychology was a popularization of conceptions of the human animal and his motives.«

es die Psychoanalyse, der Behaviorismus, sowie endokrinologische Ansätze zur Erklärung psychischer Phänomene gewesen, die die öffentlichen Diskurse der 1920er Jahre bestimmten und dabei phasenweise unterschiedliche Grade an Popularität aufwiesen.[187] Diese neuen psychologischen Strömungen formierten sich in Ansätzen bereits in den ersten zwei Dekaden des 20. Jahrhunderts und fokussierten – zwar unterschiedlich intensiv, aber doch deutlich – auf biologische Ursachen psychischer Symptome und insbesondere auf ihre Kontrolle.[188]

Dominiert von einem zunehmend auf das Selbst gerichteten Fokus der breiten Masse korrespondierte die Psychoanalyse, so Burnham, mit ihrer introspektiven Methode hervorragend mit einem »cult of the self« der frühen 1920er Jahre.[189] Schon Mitte der 1920er Jahre setzte sich sodann die dieser Zeit scheinbar allgegenwärtige Begeisterung für die Endokrinologie auch im Bereich psychologischer Deutungsansätze durch und irritierte die Vorherrschaft der Psychoanalyse.[190] Im Gegensatz zu deren aufwendigen und langwierigen introspektiven Analysen knüpfte sich an die Vorstellung hormoneller Regulation psychischer Vorgänge auch die Aussicht auf die Entwicklung von unkomplizierten Interventionsmöglichkeiten mit schnellen Effekten.[191] Bevor der Fokus psychologischer Erklärungsansätze sich im ausgehenden Jahrzehnt erneut verlagerte – als dritte Phase der »neuen Psychologie« setzte sich Ende der 1920er Jahre der bereits an anderer Stelle näher betrachtete Behaviorismus und mit ihm Modelle von Reiz und Reaktion durch[192] – inspirierte die noch junge Wissenschaft der Endokrinologie zu Visionen, die zum Teil weit über die Erkenntnisse der internationalen endokrinologischen

---

187 Vgl. Burnham, 1968, 354.

188 Vgl. Burnham, 1968, 353.

189 Burnham, 1968, 367–368. Neben einer allgemeinen Vorliebe für persönliche Erfahrungen und die eigene Psyche war es laut Burnham insbesondere auch die Aufmerksamkeit, die man der eigenen Gesundheit und körperlichen Entwicklung schenkte, die die Populärkultur der frühen 1920er Jahre in den USA deutlich bestimmte. Gail Hornstein verweist darauf, dass die Psychoanalyse in der professionellen US-Psychologie dagegen zunächst abgelehnt wurde. Vgl. Hornstein, 1992.

190 Vgl. Burnham, 1968, 356; Rechter, 1997, 5. Rechter und Burnham zitieren dazu den bekannten amerikanischen Journalisten Edwin Emery Slosson (1865–1929), der 1922 ironisch konstatierte: »[...] Those who formerly were rushing to have complexes extracted are now anxious to have glands implanted ...«. Zitiert nach Rechter, 1997, 5.

191 Vgl. Rechter, 1997, 5.

192 Vgl. Burnham, 1968, 356–359.

Forschung dieser Periode hinaus gingen. Ganz im Zeichen der Zeit stellten von der Endokrinologie inspirierte psychologische Ansätze eine neuartige Form sozialer Kontrolle in Aussicht, die einer durch Armut, steigende Kriminalität, Alkoholismus, psychische Erkrankungen und nicht zuletzt die allgegenwärtige Angst vor Degeneration gezeichneten Gesellschaft zu einer grundlegenden Transformation verhelfen sollte. Statt der Überwachung und Bestrafung durch gesellschaftliche Institutionen zeichneten sich neue Optionen ab, die an der physiologischen Basis des Psychischen ansetzten und die Entstehung von Kriminalität, ganz allgemein gesellschaftlich unerwünschtem Verhalten, sowie psychischen Erkrankungen verhindern sollten. Die visionäre Exploration solcher Optionen spielte sich dabei keinesfalls nur in populären Diskursen oder im Rahmen von Science-Fiction Literatur ab. Auch WissenschaftlerInnen wurden teilweise von einer Hormon-Euphorie erfasst. In wohl kaum einem Werk, das noch als wissenschaftliche Publikation zu werten ist, wurde die Vision einer hormonellen Kontrolle und Transformation des Menschen so konsequent und weitreichend ausformuliert wie in den Arbeiten des US-amerikanischen Arztes und Endokrinologen Louis Berman (1893–1946).

»Are we to surrender our faith in the future of our kind to the spectacle of a miserable species sentenced by its own nature to self-destruction?«[193] fragte Berman in seiner 1921 erstmals erschienenen und vielbeachteten Monographie »The glands regulating personality«, um dieser Frage bis zum Ende seines Lebens mit einer immer konkreter werdenden und fast schon kämpferisch anmutenden Verneinung entgegenzutreten. Mehr ein technokratisches Manifest als nur wissenschaftlich informierende Lektüre, legte Bermans erste an ein breites Publikum gerichtete Publikation den Grundstein für seine endokrinologisch fundierte Ganzheitlichkeitslehre, auf deren Basis er das Topos des ›neuen Menschen‹[194] auf außergewöhnlich progressive und sich von den sozialistischen und faschistischen Ansätzen einer Verbesserung der Menschheit in einigen Aspekten grundlegend unterscheidende Weise herausforderte. Ein wesentlicher Punkt war dabei die Tatsache, dass Berman, ohne konsequent Abstand von eugenischen und rassistischen Konzepten zu nehmen, ein Programm der Menschenverbesserung entwarf, das die *gesamte* Menschheit und nicht nur bestimmte ›Rassen‹ oder Nationen transformieren

193 Berman, 1921, 11.

194 Zum Topos des ›neuen Menschen‹ siehe die Beiträge in Seibring, Shabafrouz und Weiß, 2018.

sollte. Anstatt auf Methoden der Verbesserung des Erbguts durch Fortpflanzungs- und Geburtenkontrolle oder Maßnahmen der Umerziehung zu setzen, plädierte er für eine hormontherapeutische Ad-hoc-Verbesserung aller bereits lebender Individuen. Ähnlich wie der deutsche Psychiater Ernst Kretschmer, formulierte auch Louis Berman im Jahr 1921 eine Konstitutionstypologie, die individuelle physische und psychische Eigenschaften als Produkt hormoneller Tätigkeit verstand. Von besonderem Interesse für die vorliegende Analyse sind Bermans Veröffentlichungen vor allem deshalb, weil die Zusammenhänge zwischen dem endokrinen System und Phänomenen des Psychischen in seinen Überlegungen stets besonderen Stellenwert einnahmen – ein Aspekt, der in den bisherigen wissenschaftshistorischen Rekursen auf Bermans Werk nur oberflächlich Beachtung fand und im folgenden Abschnitt ausführlicher beleuchtet wird.

Louis Bermans Werk »The glands regulating personality« (1921)

Geboren im Jahr 1893, verbrachte Louis Berman den Großteil seines Lebens in New York, studierte dort Medizin, arbeitete zunächst am New Yorker Mount Sinai Hospital und anschließend in einer eigenen Praxis, bis er sich gänzlich der neu aufkommenden Disziplin der Endokrinologie verschrieb und ein eigenes, darauf spezialisiertes Labor aufbaute.[195] Neben biochemischen Untersuchungen zur inneren Sekretion der Nebenschilddrüsen oder der Ovarien, sowie Forschungen zu hormontherapeutischen Behandlungsmöglichkeiten bei Brustkrebs oder Morbus Paget, einer seltenen, das Skelettsystem betreffenden Erkrankung, interessierte sich Berman ganz besonders für Zusammenhänge zwischen psychischen Phänomenen und dem endokrinen System. Als angesehener und sehr aktiver Wissenschaftler war Berman zudem Mitglied zahlreicher wissenschaftlicher Gesellschaften und Gründervater der »New York Endocrinological Society«.[196] Abseits seiner Forschungs- und fachwissenschaftlichen Publikationstätigkeit veröffentlichte Berman zwischen den 1920er und 1940er Jahren zahlreiche Monographien, in denen er die wissenschaftlichen Erkenntnisse insbesondere aus dem Bereich der Endokrinologie in einen breiteren Kontext setzte und gesellschaftlich relevante Implikationen der Forschung auf allgemeinverständliche und zugleich

195 Vgl. Unbekannt, 1954, 19.
196 Vgl. Unbekannt, 1954, 19.

intellektuell anspruchsvolle und inspirierende Weise ausarbeitete. Seine bildgewaltige Sprache und mitreißende Rhetorik korrespondierte mit der Art, die seine gesamte wissenschaftliche Arbeit ausmachte: Wissenschaft war für Berman eine Art Religion,[197] an deren Macht er unerschütterlich glaubte und die er in der Verantwortung sah, die Menschheit von ihrem Leid und ihren Unzulänglichkeiten zu erlösen.

Wie sehr viele seiner ZeitgenossInnen in den USA und Europa sah auch Berman das zentrale Problem seiner Zeit in der zunehmenden Degeneration der Menschheit.[198] Der moderne Mensch stellte für ihn eine evolutiv stagnierende, brutale und alles in allem erbärmliche Spezies dar, deren Körper und Geist durch die destruktiven Auswirkungen der modernen hochorganisierten Massengesellschaft immer weiter beeinträchtigt wurde.[199] Diesen Prozess aufzuhalten und eine bessere Zukunft für die Menschheit zu erschaffen, indem man die Kontrolle über die seiner Ansicht nach alles kontrollierenden Hormondrüsen übernahm, war für Berman die dringendste Aufgabe der Wissenschaft: »In short,« fasste er die Bedeutung zusammen, die er den Drüsen mit innerer Sekretion zuschrieb »they control human nature, and whoever controls them, controls human nature.«[200] Als zentrales prägendes Element sollten Hormone sowohl die pränatale Entwicklung eines Individuums als auch seine Veränderungen im Laufe des gesamten Lebens gestalten.[201] Durch ihren Einfluss auf das vegetative Nervensystem und das Gehirn bildeten sie zudem die Basis eines »endokrin-vegetativen Apparates«, in dem Berman den Entstehungsort jeglicher »emotionaler Reaktionen«, sowie »normalen und abnormen Verhaltens« sah.[202] Entsprechend lag für Berman in Hormonen auch der Ursprung dessen, was in der Psychologie als Un- oder Unterbewusstes bezeichnet wurde:

> »Behind the body, and behind the mind is this board of governors. Indeed, from the administrative and legislative points of view, the body-mind may be said to be governed by the House of Glands. It is the invisible committee behind the throne. Upon the throne is what? [...] behind the life of body-mind is the mysterious unique individuality, the Ego, the Psyche or the Soul. Lately,

197 Vgl. Berman, 1921, 17.
198 Vgl. Berman, 1921, 1–12. Siehe auch Berman, 1938, 12–16.
199 Berman, 1938, 12–16. Siehe dazu auch in Nordlund, 2007, 95–96.
200 Berman, 1921, 24.
201 Vgl. Berman, 1921, 23–24.
202 Berman, 1921, 197.

a competitor with these ancient and honorable terms has come upon the scene as the Subconscious. In that darkened No Man's Land is determined a man's destiny. The endocrine association stands out as at least the most important physical determinant of the states and processes of the subconscious.«[203]

In dieser Aussage deutet sich bereits an, was Berman dem dieser Zeit besonders populären psychologischen Ansatz der Psychoanalyse vorwarf. Aus seiner Sicht war eine Auseinandersetzung mit psychischen Leiden, die sich ausschließlich auf psychologischer Ebene bewegte und die physiologischen Ursachen des Leidens weitgehend ausklammerte, zum Scheitern verurteilt.[204] Dennoch wird an vielen Stellen in seiner Monographie deutlich, dass er psychoanalytische Ansätze nicht gänzlich ablehnte. »Not that the Freudian fundamentals will be scrapped completely. But they will have to fit into the great synthesis which must form the basis of any control of the future of human nature. That future belongs to the physiologist«[205] stellte Berman unmissverständlich klar.

Allein die Tatsache, dass Berman das Konzept des Bewusstseins respektive des Unterbewusstseins in seine Überlegungen integrierte war keineswegs selbstverständlich. So hatte beispielsweise der Behaviorismus beiden Konzepten eine klare Absage erteilt und dafür plädiert, dass die Psychologie sich ausschließlich auf experimentell zugängliche Aspekte der Psyche konzentrieren sollte.[206] Solche Aspekte waren aus Sicht des Behaviorismus konkret definierte Verhaltensweisen, die nach einem strengen Reiz-Reaktions-Schema abliefen und reflextheoretisch erklärt wurden.[207] Gegen solche radikalen Positionen und – wie an späterer Stelle ausgeführt werden soll – gegen Empirie als einzig gültige Methode wissenschaftlichen Erkenntnisgewinns grenzte sich Berman entschieden ab. Im Jahr 1927 publizierte er sogar eine Monographie mit dem Titel »The Religion called Behaviorism«, in der er sich, wie eine Rezensentin beurteilte, in dem für ihn typischen »genialen und unterhaltsamen Stil«[208] ausgiebig mit den theoretischen Grundlagen und empirischen Forschungsansätzen dieser sich ausbreitenden Form einer ›neuen Psychologie‹ kritisch

203 Berman, 1921, 97–98.

204 Vgl. Berman, 1921, 19–22.

205 Berman, 1921, 21.

206 Vgl. Watson, 1913.

207 Watson, 1913.

208 O'Malley, 1928, 346.

auseinandersetzte.[209] Anhand diverser Gegenbeispiele aus Verhaltensexperimenten, die mit Lebewesen in ihrem natürlichen Habitat durchgeführt wurden, kritisierte Berman die behavioristische Forschung und konstatierte, dass die künstliche Situation der Laborumgebung sowie die Fokussierung einzelner, künstlich separierter Reflexreaktionen auf gleichermaßen artifiziell erzeugte Einzelreize die Generierung von Aussagen über natürliche Verhaltensmechanismen geradezu verhinderten. Als Gegenentwurf zum Behaviorismus stellte Berman den in der ersten Hälfte des 20. Jahrhunderts in Europa besonders populären und anerkannten Ansatz experimenteller Psychologie vor: die Gestaltpsychologie. Diese zeichnete sich dadurch aus, dass sie die Bedeutung der spezifischen Anordnung von Sinnesreizen bei der Untersuchung von psychischen Reaktionen hervorhob – ein Aspekt, der durch die selektive Herausnahme einzelner Reize in behavioristischen Experimenten gänzlich übergangen wurde, konstatierte Berman.[210]

In Bermans Erstauflage von »The glands regulating personality« aus dem Jahr 1921 finden sich allerdings noch keine expliziten Bezüge zur Gestaltpsychologie. Vielmehr sympathisierte er mit dem instinkttheoretischen Ansatz des britisch-amerikanischen Psychologen William McDougall, dessen Arbeiten wesentlich dazu beigetragen haben, den Fokus der Psychologie auf das Verhalten zu lenken und dieses evolutionsbiologisch zu deuten.[211] McDougall tat dies allerdings ohne eine solch radikale Position einzunehmen, wie der Behaviorismus von J. B. Watson sie markierte.[212] McDougall sah das Ausgangsmoment für jegliches tierische und menschliche Verhalten in einer Reihe angeborener Instinkte.[213] Berman schloss sich der Vorstellung an, dass selbst komplexeste Verhaltensweisen im Grunde ein je spezifisches »compounding of instincts« darstellten.[214] Das endokrine System bildete aus seiner Sicht

---

209 Vgl. Berman, 1927.

210 Vgl. Berman, 1927, 53.

211 Vgl. Lück, 2009, 136. William McDougall wird in zeitgenössischer Historiographie als Begründer der heute weit verbreiteten ›Evolutionären Psychologie‹ angesehen. Vgl. Lück, 2009, 136.

212 McDougall selbst machte die Unterscheidung zwischen »sane Behaviorism« und dem »Watsonian Behaviorism« und betonte, dass seine eigene Forschung durchaus auch behavioristisch sei, jedoch nicht in einer derart radikalen Form, wie sie von Watson praktiziert wurde. Vgl. Watson und MacDougall, 1929, 57.

213 Vgl. Lück, 2009, 136. Darin unterschied sich sein Ansatz grundlegend von Watsons, der Emotionen gänzlich aus seiner Betrachtung ausschloss.

214 Berman, 1921, 171.

die physiologische Basis solcher Instinktkomplexe, indem es auf dem Weg über die Abgabe hormoneller Substanzen in die Blutbahn auf das vegetative System und das Gehirn einwirkte und damit einerseits eine entsprechende Reaktion auf Ebene des Verhaltens auslöste, zugleich aber auch im Sinne einer Rückkopplung mit den endokrinen Drüsen wechselwirkte.[215]

Eine solche hormonelle Steuerung des Verhaltens illustrierte Berman am Beispiel des Mutterinstinktes, der seiner Ansicht nach unbedingt vom Sexualinstinkt zu unterscheiden war.[216] Die alltägliche Beobachtung, dass eine Person mit ausgeprägtem Sexualinstinkt einen deutlich verkümmerten Mutterinstinkt haben könne und vice versa, erklärte er mit der Behauptung, beide Instinkte seien auf die Wirkungen unterschiedlicher Drüsen zurückführbar.[217] Während der Sexualinstinkt auf die Keimdrüsen zurückgehe, werde der Mutterinstinkt maßgeblich durch den Vorderlappen der Hypophyse reguliert, wobei beide Drüsen jeweils auch miteinander, sowie mit anderen Hormondrüsen interagieren sollten.[218] Aus der Annahme einer Verbindung der Hypophyse und des Mutterinstinktes folgerte Berman, dass auch komplexe Phänomene wie »Sympathie, soziale Impulse, und religiöses Empfinden« als »Korrelate« des Mutterinstinkts den Wirkungen von Hypophysen-Hormonen unterstehen mussten.[219] Alle noch so komplexen und kulturell aufgeladenen Verhaltensweisen, sämtliche Gefühle und Stimmungen, Charakter- und Persönlichkeitseigenschaften seien das Endergebnis von chemischen Vorgängen und durch sie angestoßenen Reaktionen des vegetativen Nervensystems, der Muskeln und des Gehirns.[220]

So zugespitzt Bermans psychoendokrine Sichtweise auch war, spiegelt sie doch eine generelle Stimmung der 1920er Jahre wider: Die Transformation des nervlichen Körperkonzepts in ein biochemisch dominiertes legte auch eine entsprechende Transformation der bereits weit verbreiteten psychophysischen Ansätze nahe. Ebenso wie Übertragungen von Erkenntnissen aus der Endokrinologie auf den Bereich des Psychischen in dieser Zeit auf beiden Seiten des Atlantiks Konjunktur hatten, war die Konstitutionslehre auch in den USA der 1920er Jahre en vogue. So wundert es nicht allzu sehr, dass Louis

215 Vgl. Berman, 1921, 171.
216 Vgl. Berman, 1921, 156.
217 Vgl. Berman, 1921, 156.
218 Vgl. Berman, 1921, 156–157.
219 Berman, 1921, 171.
220 Vgl. Berman, 1921, 171–185.

Berman im gleichen Jahr wie der deutsche Psychiater Ernst Kretschmer ebenfalls eine endokrin fundierte Konstitutionstypologie entwarf – lag eine solche Synthese doch quasi ›in der Luft‹. Anders als Kretschmer es in »Körperbau und Charakter« getan hatte, stellte Berman die endokrinen Drüsen jedoch gänzlich in den Mittelpunkt seiner Typologie.

Die Hormon-Typologie von Louis Berman

Davon ausgehend, dass die unerschöpfliche Vielfalt menschlicher Individualität auf physischer wie psychischer Ebene auf einem je einzigartigen Mischungsverhältnis der Funktionen einzelner Drüsen gründete, sprach Berman genau wie einige deutsche VertreterInnen der Konstitutionslehre von einer einzigartigen »endokrinen Formel«, deren Kenntnis eine Vorhersage sämtlicher individueller Eigenschaften respektive der Krankheitsprädisposition erlauben sollte.[221] Im Gegensatz zu Ernst Kretschmers psychiatrische Konstitutionstypologie, der eine, wenn auch im Detail fragwürdige aber doch systematische und detailliert beschriebene Erfassungsmethode und Datenerhebung an einer großen Zahl an ProbandInnen zugrunde lag, war Bermans Klassifikation der verschiedenen Persönlichkeitstypen rein induktiv und theoretisch. Zur Erinnerung: Der Psychiater Ernst Kretschmer hatte zunächst den Körperbau einer Vielzahl von Personen mit psychischen Erkrankungen vermessen und daraus drei körperkonstitutionelle Idealtypen abgeleitet, die er sodann auf die Korrelation des Auftretens von psychischen Anomalien aus einem von zwei psychiatrischen Formkreisen hin untersuchte.[222] Den Drüsen mit innerer Sekretion oder besser gesagt dem endokrinen Apparat als Gesamtheit sprach er zwar ebenfalls einen wichtigen Einfluss auf die Ausbildung der jeweiligen psychophysischen Konstitutionstypen zu, explizierte diesen jedoch nicht. Bermans Typologie dagegen basierte auf der Korrelation zwischen der angenommenen funktionellen Dominanz einer bestimmten Hormondrüse und einem diesem Typus entsprechenden Komplex an Eigenschaften in Körperbau, Charakter und Krankheitsanfälligkeit.[223] Die Ausführungen der einzelnen Typen blieben jedoch weitgehend skizzenhaft und wurden von ihm nur an einigen exemplarischen Idealtypen erläutert. Wie genau er diese Typen ermittelt hatte, wie zum Beispiel den »Thyroid-centered

221 Berman, 1921, 111.

222 Vgl. Kretschmer, 1922.

223 Vgl. Berman, 1921, 110–112.

Type« also den von der Schilddrüse dominierten Typus, dem er Eigenschaften wie »Bright eyes; Good clean teeth; Symmetrical features; Moist flushed skin; Temperamental attitude toward life; Tendency to heart, intestinal and nervous disease«[224] zuordnete, geht aus seiner Monographie nicht hervor. In einem Kapitel mit der Überschrift »The Attitude of the Laboratory« deutete Berman allerdings an, dass er nicht viel davon hielt, Theorien ausschließlich auf Basis experimenteller Forschung aufstellen zu dürfen und verteidigte sein induktives Vorgehen:

> »A certain number of so-called experimental physiologists, that is, the physiologists of the animal laboratory, who will have nothing but syllogistic deductions and quantitative determinations based upon animal experiments as the data of their science, will be apt to look askance upon the preceding paragraphs and those which will follow. To them any man who relates the internal secretions to anything, outside of the routineer`s paths, puts his reputation at stake [...]. [...] however desirable the purely quantitative experimental methods may be, they naturally need always to be preceded by the qualitative studies of direct observations. Inevitably there will be numberless errors, apparent and real inconsistencies and contradictions, and ideas that will have to be discarded. Just the same there is no other method of progress.«[225]

Es ist bezeichnend, dass Berman die Überschrift sowie die ersten Sätze dieses Kapitels in einer Neuauflage seiner Monographie im Jahr 1928 überarbeitete. Die neue Überschrift lautete »The attitude of the Authoritarians« und aus den »so called experimental physiologists« machte er nun »[a] certain number of worshippers of authority, those who parrot without thinking for themselves«.[226] Diese fast schon aggressive Neuformulierung erklärt sich vermutlich aus den Anfeindungen, denen er in wissenschaftlichen Fachkreisen angesichts seiner sehr weitreichenden, methodisch jedoch kaum gestützten Behauptungen ausgesetzt war. Abseits methodischer Kritik unterstellte man Berman genau wie Kretschmer eine »Wiederbelebung der Säftelehre« und der »Phrenologie« und somit ein fragwürdiges Revival obsolet geglaubter medizinischer Ansätze.[227]

---

224 Berman, 1921, 111.

225 Berman, 1921, 24–25.

226 Berman, 1928a, 24.

227 Allport und Vernon, 1930, 688.

Bei aller Kritik war Bermans Oberflächlichkeit im Hinblick auf die Einzelheiten der Typologie sowie die induktive Theoriebildung doch stimmig mit der rhetorischen Rahmung seiner Überlegungen, hatte er doch nie verschleiert, dass seine hormontheoretischen Überlegungen auf die Zukunft gerichtet waren – auf eine aus seiner Sicht attraktive und vielversprechende Zukunft, deren Konturen er zu zeichnen und die er aktiv herbeizuführen versuchte. »In short,« so Bermans Verheißung: »the mystery of personality, the most marvelous complex, and variable process in the universe, would be attacked and at length penetrated systematically and persistently, with the ideal of absolute control of its composition as the goal in view.«[228] Würde man erst im Detail verstanden haben, wie die Drüsen mit innerer Sekretion sich auf Intelligenz und Lernfähigkeit auswirkten, könne man aktiv in den geistigen Entwicklungsprozess von Kleinkindern eingreifen und auch das Schul- und Berufsausbildungssystem optimieren, indem man die Analyse der individuellen endokrinen Prädisposition zur Grundlage einer erfolgreichen Berufswahl benutzte.[229] Auch bei der Bekämpfung von Infektionskrankheiten sollten Erkenntnisse über die jeweilige Krankheitsanfälligkeit der verschiedenen endokrinen Konstitutionstypen das Gesundheitswesen revolutionieren, das in Zukunft eine gezielte hormontherapeutische Behandlung der besonders krankheitsanfälligen Individuen vornehmen und Epidemien verhindern könne.[230] Allem voran sollte eine solche »Hygiene der inneren Sekretion« in Form von steter Überwachung und Korrektur von sich abzeichnenden Störungen des Hormonsystems ermöglichen, sämtliche endogenen Erkrankungen, sowie die Entstehung abnormen und speziell kriminellen Verhaltens zu verhindern,[231] konstatierte Berman. Entsprechende Methoden, wie gezielte Röntgenbestrahlungen von endokrinen Drüsen oder die »Verfütterung von verschiedenen Drüsenextrakten« hätten in Experimenten und klinischen Settings bereits erste Erfolge erzielt und lieferten eine vielversprechende Grundlage für weitere Forschung auf diesem Gebiet.[232]

228 Berman, 1921, 256.
229 Vgl. Berman, 1921, 264–265.
230 Vgl. Berman, 1921, 269.
231 Berman, 1921, 270–272.
232 Berman, 1921, 274.

Louis Berman und die Transformation der kriminellen Persönlichkeit durch Hormontherapie

Die Thematik des kriminellen Verhaltens war eine, die Louis Berman ganz besonders beschäftigte. Nicht zuletzt auch wegen seiner enormen Kostspieligkeit für Staat, Steuerzahlende aber auch Privatpersonen, die in ihren eigenen Schutz investierten, war die stetig wachsende Kriminalität für ihn einer der zentralen gesellschaftlichen Notstände seiner Zeit, zu dessen Beseitigung die »moderne Medizin«, so war Berman überzeugt, durchaus etwas beitragen konnte.[233] Sein Lösungsansatz war dabei so einfach wie bestechend: Knüpfte man an die zwar weitgehend gescheiterten aber im Ansatz vielversprechenden Versuche des italienischen Arztes Cesare Lombroso (1835–1909) an, der die Wurzel kriminellen Verhaltens in der individuellen Konstitution und spezifischen physischen Faktoren gesucht hatte, und kombinierte man diesen kriminalbiologischen Ansatz mit den neuesten Erkenntnissen über die Bedeutung des endokrinen Systems für Psyche und Verhalten, so stellte sich die Frage, ob bestimmte kriminelle Verhaltensweisen nicht eventuell mit spezifischen Funktionsabweichungen von endokrinen Drüsen korrelierten,[234] argumentierte Berman. Mochten solche endokrinen Abweichungen dabei auch Produkt einer genetischen Veranlagung sein, hätten Hormonsubstitutionstherapien bereits in vielen Fällen positiv auf solche »Konstitutionsdefekte« eingewirkt und sie »korrigiert«.[235] Auf Grundlage von Informationen aus einer Korrelationsmatrix zwischen kriminellen Verhaltensweisen und endokrinen Abweichungen sollte laut Berman eine hormontherapeutische Präventionspraxis entwickelt werden, dank der sich Kriminalität eindämmen oder gar »gänzlich abschaffen« ließe.[236] Um einen ersten Schritt in diese Richtung zu machen, führte er selbst zu Beginn der 1930er Jahre eine Studie mit 250 Insassen des berühmten und gefürchteten Sing Sing Gefängnisses in der Nähe von New York und einer Kontrollgruppe aus einer vergleichbar hohen Zahl

233 Berman, 1932, 220.

234 Vgl. Berman, 1932, 220. Ähnliche Ideen äußerten auch andere seiner ZeitgenossInnen. In den USA beispielsweise der Neuropathologe Max G. Schlapp und sein Co-Autor, der Journalist Edward H. Smith in einer Monographie mit dem Titel »The New Criminology. A Consideration of the Chemical Causation of Abnormal Behavior«. Siehe Schlapp und Smith, 1928.

235 Berman, 1932, 202.

236 Berman, 1932, 223.

von nicht kriminellen Personen durch. Neben blutchemischen Standardanalysen und Röntgenaufnahmen verschiedener Körperteile nahm er nicht näher beschriebene endokrinologische Untersuchungen an seinen ProbandInnen vor, die er als »methods that are now more or less standardized and in use in endocrine clinics and researches throughout the world« bezeichnete.[237] Seine Ergebnisse publizierte er unter anderem in der zweiten Ausgabe des *American Journal of Psychiatry* im Jahr 1932 – Ergebnisse, die seine These der endokrinen Veranlagung zur Kriminalität eindeutig bestätigt haben sollten. Nicht nur wiesen die Gefängnisinsassen im Vergleich zur Kontrollgruppe statistisch signifikant häufiger endokrine Auffälligkeiten auf.[238] Berman sah in seinen Untersuchungen auch erste Hinweise auf Zusammenhänge zwischen konkreten endokrinen Störungen und dem Auftreten bestimmter krimineller Verhaltensweisen (Abb. 4).[239]

Abb. 4: Ergebnisse aus Louis Bermans Untersuchungen an Gefängnisinsassen: Korrelationen zwischen verschiedenen kriminellen Verhaltensweisen und der Über- oder Unterfunktion von Hormondrüsen. (Berman, 1932, 228)

TABLE VI.

TYPES OF CRIME COMPARED WITH ENDOCRINE IMBALANCE.

Robbery and burglary	**Pituitary — and Parathyroid —**
Grand larceny	**Parathyroid — — — —, Thymus + + +, Pituitary — —, Thyroid + + +**
Petty larceny	**Parathyroid — — — —, Thymus + + +, Pituitary — —**
Murder	**Thymus + + + +, Parathyroid — — —, Adrenal + +, Thyroid +**
Fraud	**Thyroid + +, Parathyroid — —, Pituitary — —**
Forgery	**Thyroid + + +, Thymus + + +, Parathyroid — — —**
Rape	**Thyroid + + + +, Gonad + + + +, Pituitary —**
Arson	**Thymus + + +, Parathyroid — —, Pititary — —**
Assault	**Adrenal + + + +, Thyroid + + + +, Pituitary —, Gonad —**

237 Berman, 1932, 224.

238 Vgl. Berman, 1932, 228.

239 Vgl. Berman, 1932, 228.

Welche Bedeutung Berman nicht-biologischen Faktoren wie den sozioökonomischen Bedingungen oder auch im Laufe des Lebens erworbenen Erfahrungen beimaß, verdeutlicht er im Folgenden:

> »Borrowing a term from embryology, we may say that the anlage out of which crime develops is this endocrine combination, or variations of it. It is the matrix in which it flourishes or the soil in which it grows. Taken in connection with the Gestalt concept of causation, we may undertand [sic!] how, operating in conjunction with economic, social, political or physiological factors the criminal is produced.«[240]

Abseits der Verlagerung von für Verbrecher vermeintlich typischen physischen Anomalien vom äußeren Erscheinungsbild auf die endokrinen Organe lag ein grundlegender Unterschied zwischen einer Tätertypologie wie sie Cesare Lombroso sowie die von ihm begründete positive Schule der Kriminologie im 19. Jahrhundert vertreten hatte[241] und dem kriminalbiologischen Ansatz von Berman darin, dass letzterer die so ermittelte Veranlagung zu kriminellem Verhalten explizit nicht deterministisch deutete. Ganz im Gegenteil war Berman absolut davon überzeugt, dass die menschliche Natur mit wissenschaftlichen Mitteln kontrollierbar und wandelbar war und jedwede individuell oder gesellschaftlich unerwünschte Eigenschaft beeinflusst werden konnte.

Bermans ergänzende Langzeitstudien an Kindern und Jugendlichen, sowie Untersuchungen des Biochemikers Allan W. Rowe von der Universität Boston[242] sollten zudem belegen, dass auch hier bereits eindeutige Korrelationen zwischen anti-sozialem respektive kriminellem Verhalten und Störungen endokriner Organe vorliegen würden.[243] Entsprechende hormontherapeutische Behandlungen hätten – so beschreibt Berman ausführlich anhand von drei Fallstudien – zu einer deutlichen Wesens- und Verhaltensveränderung der Jugendlichen geführt, die auch Jahre nach Abschluss der Behandlung ein normales und erfolgreiches Leben geführt haben sollen.[244] Diese Behandlung habe »seine Persönlichkeit komplett transformiert«[245], so das Fazit der

240 Berman, 1932, 228.

241 Siehe dazu exemplarisch in Strasser, 2005.

242 Vgl. Rowe, 1931, 451–475.

243 Vgl. Berman, 1932, 231–33.

244 Vgl. Berman, 1932, 232.

245 Berman, 1932, 232.

Lehrer eines von Bermans Patienten. Angesichts der enormen Rückfallquote von VerbrecherInnen, die auch nach jahrelangen Gefängnisstrafen keinerlei Verbesserung in ihrem Verhalten aufwiesen, plädierte Berman für eine grundlegende Reform des Strafsystems und die Einführung von »individualisierten« und endokrine Aspekte in den Vordergrund stellenden Behandlungsmethoden von StraftäterInnen, deren Inhaftierungszeiten sich nach dem Zeitpunkt der erfolgreichen psychischen Transformation durch Hormontherapie richten sollten.[246] Zudem stellten präventive Maßnahmen im Sinne von hormonellen Untersuchungen und gegebenenfalls entsprechenden Korrekturen bereits im Kindesalter aus Bermans Sicht die beste, da nachhaltige Lösung des Kriminalitätsproblems dar.[247]

›Ideal Normale Menschheit‹: Der ›Neue Mensch‹ in Louis Bermans Vision

Seinen Höhepunkt erreichte Bermans Optimismus im Hinblick auf die Verbesserung des Menschen zweifelsohne in seiner im Jahr 1938 publizierten Monographie »New Creations in Human Beings«. Darin entwickelte er die Vision der hormonellen Verbesserung der Menschheit im Vergleich zu seiner ersten Monographie im Jahr 1921 nochmals deutlich weiter. Zunächst machte er klar, dass eine solche Optimierung keinesfalls auf eine Standardisierung und Hervorbringung gleichförmiger und durchschnittlicher Individuen hinauslaufen durfte.[248] Ganz im Gegenteil betonte er die Notwendigkeit der Berücksichtigung von Faktoren, die die Einzigartigkeit einer Person im Positiven ausmachten und konstatierte, dass auch solche Eigenschaften auf einer endokrinen Abweichung von einer durchschnittlichen Norm basierten.[249] Um dies zu illustrieren, führte er Fallbeispiele von berühmten Persönlichkeiten an, so beispielsweise von Charles Dickens, und erklärte, dass bestimmte psychische Eigenschaften, wie schöpferische und künstlerische Fähigkeiten oft gerade Effekt einer Über- oder Unterfunktion bestimmter Drüsen waren.[250] Zwar litten die Betroffenen zeitlebens an anderen gesundheitlichen Konsequenzen solcher Funktionsstörungen, zugleich profitierten sie aber auch von ihren positiven Wirkungen, »lebten intensiver« und bereicherten

246 Berman, 1932, 234.

247 Vgl. Berman, 1932, 234.

248 Berman, 1938, 16–17.

249 Vgl. Berman, 1938, 20.

250 Vgl. Berman, 1938, 165–166.

mit ihren Begabungen die Gesellschaft.[251] So durfte der, wie Berman ihn bezeichnete, »Ideal Normale« Mensch durchaus Aspekte des »Abnormen« aufweisen, die jedoch so reguliert werden mussten, dass die Person am wenigsten litt und dennoch ihre spezifischen Eigenschaften nicht einbüßte.[252] Im Umkehrschluss sollten erblich angelegte aber zu wenig ausgeprägte gesellschaftlich und individuell wünschenswerte Persönlichkeitseigenschaften hormontherapeutisch verstärkt werden, jedoch nie so sehr, dass sie in den Bereich des Absurden oder Abstoßenden drifteten.[253] Wie aber sollte eine solche Umgestaltung der Menschheit praktisch umgesetzt werden?

Bermans weitreichende sozialmedizinische Entwürfe implizierten sowohl eine Neuorganisation auf Ebene der akademischen Forschung als auch eine grundlegende Umstrukturierung des weltweiten Gesundheitssystems. In der Februar-Ausgabe des Jahres 1928 der renommierten amerikanischen Fachzeitschrift *Nature* sprach er sich für die Notwendigkeit der Etablierung einer neuen wissenschaftlichen Disziplin aus, für die er die Bezeichnung »psycho-endocrinology« vorschlug und die er folgendermaßen definierte:

> »I propose the word ›psycho-endocrinology‹ as the name for that branch of science which deals with the relation of the endocrine glands to mental activities and processes, as well as to behavior, including the individual characteristics in health and disease, summarized in the term personality.«[254]

Trotz der Notwendigkeit von Grundlagenforschung in diesem wissenschaftlichen Feld sollte die ›Psycho-Endokrinologie‹, wie Louis Berman sie entwarf, dezidiert anwendungsorientiert sein. Dabei gestand er durchaus ein, dass der Stand des Wissens seinerzeit noch kaum ausreichend war, um die von ihm anvisierten tiefgreifenden Veränderungen an Menschen vorzunehmen.[255] Er war jedoch zutiefst davon überzeugt, dass eine kollektive Anstrengung und global koordinierte Bündelung der endokrinologischen Forschung schon bald darin münden musste, dass unerwünschte Eigenschaften auf physischer und psychischer Ebene beseitigt werden konnten, und zwar durch ein global flächendeckendes Netz aus städtischen endokrinologischen Klinken, an denen jeder

251 Berman, 1938, 21.
252 Berman, 1938, 20–22.
253 Vgl. Berman, 1938, 19.
254 Berman, 1928, 195.
255 Vgl. Berman, 1928, 195.

Mensch von verschiedensten ExpertInnen möglichst individuell beraten und behandelt werden sollte.[256]

In diesem Punkt unterschied sich Bermans programmatischer Entwurf auch deutlich von vielen anderen Optimierungsvisionen seiner Zeit, da er zum einen die *gesamte* Menschheit und keine spezifische ›Rasse‹ oder Nation adressierte und zum anderen, im Gegensatz zu den in den 1920er und 1930er Jahren gängigen eugenischen Methoden, auf eine Verbesserung von Eigenschaften bereits lebender Individuen abzielte.[257] Zwar lehnte Berman die Eugenik nicht grundsätzlich ab und integrierte sie auch in seine eigenen Visionen der Verbesserung des Menschen. An vielen Stellen in seinen Publikationen ließ er jedoch durchklingen, dass er die bisherigen eugenischen Ansätze im Vergleich zu den von ihm propagierten Methoden schlichtweg für zu wenig effizient hielt.[258] Erst wenn die Eugenik sich im Sinne einer die endokrinen Eigenschaften von Personen berücksichtigenden Geburtenkontrolle entwickelt hätte, könnte sie reale Erfolge bei der Verbesserung des menschlichen Erbguts erzielen.[259] Zugleich betonte er jedoch, dass Behandlungen endokriner Störungen von Individuen vor der Fortpflanzung ebenso aussichtsreich seien und in Zukunft zunehmend an Bedeutung gewinnen würden.[260] Diese spezielle endokrinologisch fundierte Eugenik Bermans bezeichnete der Historiker Christer Nordlund als »dritten Weg« der Eugenik und sah in ihr einen »Vorläufer der ›liberalen Eugenik‹« – ein Begriff, der auch aktuell im Kontext der modernen Reproduktionsmedizin viel diskutiert wird.[261] Auch wenn diese Parallelziehung Nordlunds angesichts von Bermans Aufwertung der Individualität sicher ihre Berechtigung hat, erscheint der Begriff ›liberal‹ in Zusammenhang mit seinen sonstigen Überlegungen doch recht unpassend, liegt Bermans gesamtem Programm der Menschenverbesserung doch der Gedanke einer zentralen Regulierung, staatlichen Überwachung und einer zwangsmäßigen und tiefgreifenden Manipulation von Physis und Psyche zu-

256 Vgl. Berman, 1921, 255. Siehe dazu auch Nordlund, 2007, 102.

257 Vgl. Nordlund, 2007, 101.

258 Vgl. Berman, 1938, 36; 295.

259 Vgl. Berman, 1938, 36; 295.

260 Vgl. Berman, 1921, 283.

261 Nordlund, 2007, 101. Zum Begriff siehe Habermas, 2005. Zur an Habermas anschließenden aktuellen Diskussion um die »Liberale Eugenik« in der Philosophie und Bioethik siehe Ranisch, 2021.

grunde[262] – ein Umstand dessen Problematik Berman, ebenso wie mögliche Nebenwirkungen von Hormontherapien an keiner Stelle in seinen Werken reflektiert hat.[263]

Zwischen Utopie und Dystopie: Einordnung von Louis Bermans Werk

Biochemie, Endokrinologie, Medizin, Psychiatrie? Es ist nicht einfach, Louis Berman disziplinär zu verorten, war er doch auf all diesen Gebieten tätig. Und doch lag die Quintessenz seiner Arbeit zumindest seit den frühen 1920er Jahren auf der Metaebene dieser Disziplinen, sodass der Begriff des »philosophischen Biologen« – ein Begriff, den er in seinem Buch »New Creations in Human Beings« von 1938 erwähnte – wohl auch der passendste ist, um das Facettenreichtum seines Wirkens festzuhalten.[264] Der »philosophische Biologe« als Mensch mit einer ausgeprägten Fähigkeit, »sich selbst möglichst objektiv und kritisch zu betrachten«,[265] war für Berman der große Hoffnungsträger, der die in einem Endloskreislauf aus evolutivem Aufschwung und Verfall gefangene Menschheit zu befreien vermochte.[266] Bermans Bild des Biologen als Ingenieur des Lebendigen, oder in seiner Version – des »chemical engineer of human character and personality«[267] – hat seine Vorläufer bereits um die Wende zum 20. Jahrhundert. Sein Konzept der »psychochemical machine called Man«[268] erinnert stark an das streng mechanistische Körperkonzept des

262 Zur Liberalen Eugenik bei Habermas hält Peter Wehling fest: »Jürgen Habermas (2001) spricht vor diesem Hintergrund von der Möglichkeit einer »liberalen Eugenik«. Deren Antriebskraft ist nicht primär das staatliche Interesse an der Verbesserung des Gesundheitszustandes von Bevölkerungen, sondern die individualisierte Sorge um die Gesundheit, sei es die eigene oder die von Kindern und nahen Angehörigen.« Wehling et al., 2007, 505. Ob Berman eine so motivierte Freiwilligkeit als Grundlage für die Umsetzung seines Programms annahm, ist fragwürdig, da er sich an vielen Stellen in seinen Texten auf eine zentrale Steuerung und staatliche Kontrolle berief.

263 Vgl. Nordlund, 2011, 104.

264 Berman, 1938, 3.

265 Berman, 1938, 3. Zitat im Original: »The philosophical biologist is the personification of a specific power and tendency of Man, the ability to weigh and measure himself, to subject himself to comparison and appraisal, to laugh and weep at himself and his history as a whole, to look upon himself objectively and critically, and perhaps to learn to change and modify, even – who knows? – to perfect his own nature.«

266 Vgl. Berman, 1938, 3.

267 Berman, 1938, 20.

268 Berman, 1938, 5.

deutsch-amerikanischen Biologen Jacques Loeb (1859–1924), der die Vorstellung eines das Lebendige kontrollierenden und gestalteten Biologen Ende des 19. und in den ersten Dekaden des 20. Jahrhunderts wohl wie kein anderer propagierte und auch praktizierte.[269]

Auch die extrem optimistische Haltung in Bezug auf die Möglichkeit der Erschaffung einer besseren Gesellschaft durch wissenschaftlichen Fortschritt und speziell durch die Medizin, sowie die Erhebung von Wissenschaft zu einer Art neuen Religion steht in einer Linie mit der »optimistischen Philosophie« des russischen Zoologen und Nobelpreisträgers Ilja Metschnikoff (1845–1916). Berman übernimmt Metschnikoffs Zitat »Conviction that science alone is able to redress the disharmonies of the human constitution will lead directly to the improvement of education and to the solidarity of mankind« in seiner zweiten Monographie mit dem Titel »The Personal Equation« aus dem Jahr 1925.[270] »Wenn ein Ideal, das die Menschheit zu einer Art Zukunftsreligion vereinigen kann, möglich ist,« schrieb Metschnikoff im Jahr 1904 »kann es nur auf wissenschaftlichen Prinzipien gegründet werden. Wenn es wahr ist, wie man häufig versichert, daß ohne Glauben zu leben unmöglich ist, so kann dieser Glaube nur der Glaube an die Macht der Wissenschaft sein.«[271]

Auch Bermans Vision einer hormonell optimierten Menschheit, die entsprechend seiner internationalistischen Haltung[272] eine Weltgesellschaft war und in Reichtum, Frieden und Freiheit lebte – fußte auf einem tiefgehenden ›Glauben an die Macht der Wissenschaft‹. So wundert nicht, dass Berman, obwohl er sich des utopischen Charakters seiner Ideen durchaus bewusst war, sie doch für absolut realistisch hielt. Mit der Lehre von der inneren Sekretion, so glaubte er, hielt die Menschheit bereits den Schlüssel zur Realisierung der Utopie in der Hand und musste ihn nur benutzen:

> »Man is the animal that wants Utopia. So long as human nature was looked upon as fixed constant in the ebb and flow of life, a Utopia of fine minds could be conceived only by the dreamer and poet. The desire for such a Utopia could only be regarded as a tragic aspiration for an impossibility. The physiology of the internal secretions teaches that human nature does

269 Vgl. Pauly, 1987.

270 Berman, 1925. Das Zitat erscheint auf einer der ersten nicht-nummerierten Seiten der Monographie.

271 Metschnikoff, 1904, 399.

272 Vgl. Nordlund, 2007, 101.

change and can be changed. A relative control of its properties is already in view. The absolute control will come.«[273]

Obgleich Louis Berman aufgrund seiner Forschungsarbeiten sowie seines Engagements als Arzt, Dozent und Mitglied in wissenschaftlichen Gremien in ExpertInnenkreisen und auch in der Öffentlichkeit durchaus ernst genommen wurde und Reputation besaß, wurde seine in mehreren Monographien propagierte Vision einer verbesserten Menschheit durch Hormontherapie seitens vieler seiner ZeitgenossInnen heftig kritisiert[274] und sollte aus heutiger Sicht eine Utopie bleiben. Bermans Arbeiten sind inzwischen weitgehend in Vergessenheit geraten[275] und auch wenn es heute – etwa 100 Jahre später – tatsächlich ein interdisziplinäres Forschungsfeld der *Psychoendokrinologie* gibt, befindet es sich doch weitgehend im Stadium der Grundlagenforschung und wird im einzigen deutschsprachigen Lehrbuch aus dem Jahr 2011 als »neues Forschungsfeld mit großem Ausblick« betitelt[276] – ein Forschungsfeld, dessen fachinterne Geschichtsschreibung den Namen Louis Berman definitiv nicht kennt. So stellt sich die durchaus berechtigte Frage, welchen analytischen Wert es überhaupt hat, sich Diskursfragmenten zu widmen, die aus Sicht einer klassischen Wissenschaftshistoriographie kaum mehr sind als amüsantes Kuriosum. Eine erste Antwort auf diese Frage gab der Historiker Christer Nordlund, der sich in einem Artikel ebenfalls mit den visionären Arbeiten Louis Bermans aus den 1920er und 1930er Jahren auseinandersetzte:

> »Even if Berman's visions were utopian and rejected by some of his colleagues in the US and abroad, they were not without meaning. On the contrary it is likely that, together with other actors' similar visions, they contributed to raising interest in endocrinology among the public, politicians and businessmen, thereby also encouraging concerns with the finance, development and use of such research.«[277]

---

273 Berman, 1921, 291.

274 Vgl. Nordlund, 2007, 103.

275 Erst im Rahmen neuerer wissenschaftshistorischer Arbeiten zur Geschichte der Hormone wurden Bermans Texte wieder aufgegriffen. Siehe Nordlund, 2007; Pettit, 2013; Rechter, 1997.

276 Ehlert und Känel, 2011, 385.

277 Nordlund, 2007, 103. Nordlund beleuchtet in seinem ausführlichen Artikel insbesondere Bermans Monographie »New creations in human beings« aus dem Jahr 1938.

Wissenschafts- und technikutopische Entwürfe, so ist man sich auch in der Wissenschaftsforschung und dem Feld der Science and Technology Studies einig, können durchaus Rückwirkungen auf die Wissenschaft selbst haben. Die Einbettung von zunächst noch unverwertbaren Ergebnissen von Grundlagenforschung in einen weiteren gesellschaftlichen Kontext sind und waren schon immer sehr wichtig, um das Interesse von Öffentlichkeit, Politik und GeldgeberInnen zu wecken und sind somit ein treibender Motor der wissenschaftlichen Praxis – auch wenn viele der Versprechen nie eingelöst werden können.

Abseits der Popularisierung der Endokrinologie als vielversprechendes wissenschaftliches Forschungsfeld in breiten Kreisen der amerikanischen Gesellschaft beleuchtet Bermans programmatischer Entwurf in hervorragender Weise die Bedeutung des Aspekts des ›Naheliegens‹ bei der Formierung von Wissen rund um Hormon-Psyche-Zusammenhänge in der ersten Hälfte des 20. Jahrhunderts. Waren Bermans Vorstellungen der Kontrolle sämtlicher menschlicher Eigenschaften und die Herstellung einer Weltgesellschaft aus ›Ideal Normalen‹ Menschen durch Hormontherapie auch überzogen, so spiegelten sie in vielen Details doch Ansichten wider, die sich durchaus als logische Fortführung des damaligen Kenntnisstandes der Endokrinologie ergaben und somit naheliegend waren. So lässt sich die »Immanenz der Gegenwart«[278], ein Begriff des Physikers und Philosophen Armin Grunwald, im Hinblick auf Vorstellungen von Zusammenhängen zwischen Hormonen und der menschlichen Psyche aus den Arbeiten Louis Bermans besonders deutlich herauslesen. Grunwald sieht den Wert der Analyse visionärer respektive utopischer Entwürfe für die sozialwissenschaftliche und historische Forschung in ihrer »Indikatorfunktion, da in ihnen bestimmte Aspekte einer zeitgeschichtlichen Situation besonders pointiert erkennbar werden.«[279] »In diesem Sinne«, so folgert er »ist etwas über eine Gesellschaft zu lernen, in dem man ihre imaginierten Zukünfte generell und die technikfuturistischen Visionen insbesondere untersucht. Die analytisch diagnostizierbare ›Immanenz der Gegenwart‹ erhält hier eine empirisch-rekonstruktiv fassbare Dimension«[280], so Grunwald. Bermans Programm der hormonellen Menschenverbesserung bildet somit eine weitere Facette des Diskurses um Hormone und Psyche ab, da er viele der zeitspezifischen Denkströmungen, wie die Eugenik, die Konstitutionslehre und die Suche nach dem ›Neuen Menschen‹ auf seine ganz

278 Grunwald, 2009, 170.

279 Grunwald, 2009, 170.

280 Grunwald, 2009, 170.

eigene Weise reflektiert und fruchtbar zu machen versucht hat. An vielen Stellen zeigen sich in seinem Werk spannende Aspekte der Ambiguität wissenschaftlicher Erkenntnisse: Während das Gros der Diskurse der 1920er und 1930er Jahre von den klassischen eugenischen Konzepten und rassistischem Denken durchdrungen waren, zeigt Bermans Ansatz, wie in den intellektuellen und politisch links angesiedelten Kreisen in den USA auch ganz andere optimistische Zukünfte konstruiert wurden. Nicht zuletzt dokumentieren seine Arbeiten auf besonders schillernde Weise den Einzug endokrinologischer Konzepte in die Psychologie und Psychiatrie in der ersten Hälfte des 20. Jahrhunderts.

Es wäre dennoch einfach, Bermans Hormon-euphorischen Zukunftsentwurf als naive Utopie und Kuriosum am Rande wissenschaftlicher Diskurse der Zwischenkriegszeit stehen zu lassen, wäre seine Idee einer hormontherapeutischen Totalüberwachung und Verbesserung nicht zur gleichen Zeit im Rahmen des faschistischen Regimes Benito Mussolinis zumindest in Teilen in die Realität umgesetzt worden. So widmet sich der nächste Abschnitt dieses Kapitels den Arbeiten des einflussreichen italienischen Endokrinologen Nicola Pende, der ebenfalls von der Möglichkeit einer postnatalen hormontherapeutischen Optimierung überzeugt war und der dies im Rahmen seines »Biotypologischen Instituts« in Genua an tausenden von Menschen erprobte.

4.5 »Dalla medicina alla sociologia«: Hormone und Psyche bei Nicola Pende

> »In short, the mystery of personality, the most marvelous complex, and variable process in the universe, would be attacked and at length penetrated systematically and persistently, with the ideal of absolute control of its composition as the goal in view.«[281]

Mehr wie eine dystopische Prophezeiung denn als utopische Zukunftsvision klingen diese bereits an anderer Stelle zitierten Worte des US-Amerikanischen

281 Berman, 1921, 256.

Endokrinologen Louis Berman aus dem Jahr 1921, wenn man zur Kenntnis nimmt, auf welche Weise viele der von ihm hervorgebrachten Ideen bereits wenige Jahre später auf der anderen Seite des Atlantiks realisiert werden sollten. Es war kein geringerer als der Namensgeber der neuen Forschungsrichtung der Endokrinologie,[282] der renommierte italienische Mediziner und Endokrinologe Nicola Pende (1880–1970), der das Programm einer umfassenden Untersuchung respektive Überwachung physischer und psychischer Eigenschaften und daran anknüpfender »konstitutionsverbessernde[r] Maßnahmen« unter besonderer Berücksichtigung endokriner Faktoren praktisch umsetzte und in den Dienst des faschistischen Regimes von Benito Mussolini stellte.[283]

Nicola Pende studierte Medizin in Rom und befasste sich bereits in seiner Dissertation aus dem Jahr 1903 mit der experimentellen Erforschung der Zusammenhänge zwischen den Drüsen mit innerer Sekretion und dem Nervensystem.[284] Zwar bestand in der Medizin und Physiologie um die Jahrhundertwende weitgehende Einigkeit über eine Synergie zwischen beiden Systemen, die Mechanismen ihrer Wechselwirkungen waren jedoch kaum untersucht und waren meist auch nicht explizit Gegenstand der sich gerade erst etablierenden Forschung, die sich um die Wirkungen der Drüsen mit innerer Sekretion drehte.[285] Pende dagegen hob diesen Aspekt in seinen Arbeiten stets hervor und stellte das Postulat einer engen Wechselwirkung zwischen dem sympathischen Anteil des vegetativen Nervensystems und innersekretorischen Drüsen in den Mittelpunkt seiner Arbeiten.[286] Es war diese enge funk-

282 Stoffregen, 2005, 353–54.

283 Ciurlo, Gualco, und Jellinek, 1935, 141. Aktuell forschen insbesondere die beiden HistorikerInnen Chiara Beccalossi und Francesco Cassata zu Nicola Pende und seiner Rolle als führender Endokrinologe im Kontext des italienischen Faschismus. Siehe exemplarisch Beccalossi, 2021; Cassata, 2018. Beccalossi befasst sich zudem speziell mit seinen Normalisierungspraktiken in Bezug auf Sexualität und Geschlecht, so etwa in Beccalossi, 2017. Die Publikationen dieser und anderer AutorInnen dienen als Referenz für biographische und andere Informationen, die nicht mit Primärliteratur abgedeckt werden konnten.

284 Vgl. Dibattista, 2019, 158.

285 Einige Beispiele für Untersuchungen aus dem deutschsprachigen Raum, die diesen Zusammenhang in den Fokus nahmen, finden sich beispielsweise in Eppinger et al., 1913.

286 Vgl. Dibattista, 2019, 157. Neben Pende war es insbesondere der US-Amerikanische Physiologe Walter B. Cannon, sowie der spanische Mediziner und Endokrinologe Gregorio Marañón, die ebenfalls eine neuro-endokrine Sichtweise stark machten und deren Arbeiten in Kapitel 2 ausführlich besprochen wurden.

tionelle Kopplung beider Systeme, aus der Pende auch seine Theorien zur Rolle des endokrinen Systems für die Psyche ableitete:

> »Since the sympathetic nerve is connected to the psychic centres, we understand in what way a psychic trauma or a cerebral lesion may produce an endocrinal syndrome, Basedow's syndrome for example, if we admit the secreting influence of the sympathetic nerve on the hormone producing organs. On the other hand the facts, which we have already analyzed elsewhere, demonstrate a great influence of hormones on psychic functions: which explains the onset of psychic syndromes due to a primitive hormonal disruption [...].«[287]

Wie Pende später immer wieder betonen sollte, verstand er sich als Begründer der neuen Disziplin, die sich der Erforschung der Drüsen mit innerer Sekretion widmete, was laut dem Historiker Liborio Dibattista zumindest in seinem Heimatland auch so gesehen wurde.[288] Muss die Frage nach der Begründerrolle aus internationaler Sicht auch dahingestellt bleiben, so lag Pendes wissenschaftliches Verdienst neben der Tatsache, dass er den anschließend international anerkannten Begriff ›Endokrinologie‹ prägte und neben seinen zahlreichen Publikationen auf diesem Gebiet, auch darin, dass er sich schon Mitte der 1910er Jahre um eine erschöpfende Systematisierung und Bündelung der Erforschung von Drüsen mit innerer Sekretion bemühte. Im Jahr 1914 erschien die Erstauflage seiner umfangreichen Monographie mit dem Titel »Endocrinologia: Patologia e clinica degli organi a secrezione interna«, die Pendes Ambitionen, ein erstes Standardwerk der Endokrinologie zu verfassen, aus Sicht vieler seiner ZeitgenossInnen durchaus gerecht wurde. Pendes »Endocrinologia« reihte sich insofern nicht einfach in die Reihe der wenigen dieser Zeit existierenden international beachteten endokrinologischen Übersichts- und Lehrwerke ein, wie beispielsweise Artur Biedls »Innere Sekretion. Ihre physiologischen Grundlagen und ihre Bedeutung für die Pathologie« von 1910 oder die 1913 erstmals erschienene Monographie »Die Erkrankungen der Blutdrü-

287 Zitiert nach Dibattista, 2019, 157–158. Original in: Pende N. *Le secrezioni interne nei rapporti con la clinica. XXII Congresso di Medicina Interna.* Roma: Colombo – Tipografia della Camera dei Deputati,1912. Leider nur in der Präsenzbibliothek der Biblioteca Nazionale Centrale Firenze einsehbar. Siehe: https://opac.bncf.firenze.sbn.it/bncf-prod/resource?uri=CUB0434716&dir=1&v=l (abgerufen am 18.01.22).

288 Vgl. Dibattista, 2019, 156.

sen«[289] von Wilhelm Falta, als sich diese Monographien im Gegensatz zu Pendes auf bestimmte Teilgebiete beschränkten.[290] »Prof. Pende's book is much more than a learned compilation of what was known about Endocrinology at the time of its publication«[291] schrieb ein Rezensent der Neuauflage von Pendes »Endocrinologia« aus dem Jahr 1916 in der einflussreichen US-amerikanischen Fachzeitschrift *Endocrinology* und konstatierte:

> »It is a successful effort toward a well balanced systematization where. [sic!] his deep knowledge of the new science is rendered even more interesting by the author's many original and nearly always genial views. Moreover the development is well ordered and the attempt is made to avoid any conclusion not based in well established facts.«[292]

Diese Bemühung um eine Theorienbildung, die sich sehr nahe an den jeweils vorliegenden Ergebnissen aus experimenteller Forschung hielt, behielt Pende auch bei, als er sein Interesse an der neuro-chemischen Regulation mit einem ganzheitlichen Ansatz und konstitutionstheoretischen Überlegungen zu kombinieren begann. In den 1910er Jahren arbeitete Nicola Pende in Palermo als medizinischer Assistent unter der Leitung des Mediziners Giacinto Viola – eines der wichtigsten Vertreter der Konstitutionslehre in Italien.[293] Obwohl sich Pende seit dieser Zeit immer stärker der Konstitutionslehre verschrieb, gehörte er nicht zu dem Teil ihrer AnhängerInnen, die sämtliche pathologische Erscheinungen auf polyglanduläre[294] Ursachen zurückführte. Pende entwarf in seiner »Endocrinologia« ein differenziertes Klassifikationssystem für endokrine Erkrankungen, das sowohl »pluriglanduläre« als auch »monoglanduläre endokrine Syndrome« umfasste und sich streng an den damaligen Erkenntnissen der physiologischen Erforschung von Hormondrüsen orientierte.[295]

---

289 Falta, 1913.

290 Vgl. Dibattista, 2019, 165.

291 Vercellini, 1918, 42.

292 Vercellini, 1918, 42.

293 Vgl. Beccalossi, 2020, 72.

294 Die Begriffe ›polyglandulär‹ oder ›pluriglandulär‹ wurden in der ersten Hälfte des 20. Jahrhundert verwendet, um deutlich zu machen, dass nicht nur eine einzelne, sondern mehrere Drüsen an physiologischen Effekten oder der Entstehung von Krankheiten beteiligt waren. Vgl. Vincent, 1927, 308. Sieha dazu ausführlich in Kapitel 4.1.

295 Siehe dazu ausführlich in der Rezension von Vercellini, 1918, 47–48. Siehe im Original Pende, 1934, 2.

Nach einer Unterbrechung seiner akademischen Laufbahn durch den ersten Weltkrieg, in dem er an verschiedenen Orten in Italien als Militärarzt gearbeitet hatte, setzte er sie Anfang der 1920er Jahre fort.[296] Mehrere Zwischenstationen folgten, bis Pende im Jahr 1925 die Stelle als Leiter der medizinischen Klinik der Universität in Genua übernahm.[297] Dies, so Chiara Beccalossi, war der Moment in Pendes Karriere, in dem er sich von seinem Vorgesetzten und wissenschaftlichen Weggefährten, Giacinto Viola, emanzipierte und einen eigenen Weg innerhalb der konstitutionellen Medizin einschlug.[298] Es waren auch die Jahre, in denen Pendes politische Gesinnung – seine Sympathie mit der faschistischen Partei Benito Mussolinis, der er sich im Jahr 1924 anschloss – zunehmend auch seine wissenschaftliche und medizinische Arbeit zu bestimmen begann. In den 1920er Jahren kreierte Nicola Pende eine Form von Eugenik, die sich sowohl theoretisch als auch praktisch sehr stark an der Endokrinologie orientierte und das Ziel verfolgte, erkrankte, aber ebenso auch als gesund geltende Menschen, möglichst präzise in ihren individuellen psychischen und physischen Eigenschaften zu klassifizieren, um sie anschließend sogenannten »orthogenetischen« Behandlungen zu unterziehen.[299] Diese Behandlungen zielten auf eine umfassende »Korrektur konstitutioneller Mängel« ab, um aus jedem Individuum die im Rahmen seiner konstitutionellen Veranlagung bestmögliche Version seiner selbst hervorzuholen.[300]

Die Grundlagen seiner wenig später als »Biotypologie« bekannt gewordenen Konstitutionslehre hatte Pende in einer Monographie mit dem Titel »Dalla medicina alla sociologia« dargelegt.[301] Genau wie die bereits besprochenen konstitutionstypologischen Werke Louis Bermans und Ernst Kretschmers wurde auch sie im Jahr 1921 veröffentlicht. Den Schwerpunkt seiner Monographie bildete die Auseinandersetzung mit der Bedeutung von endokrinen Drüsen für die menschliche Psyche, wobei er auch erste psychoendokrine Persönlichkeitstypen skizzierte. Zwar blieben die konkreten Implikationen von Pendes theoretischen Überlegungen hier noch recht vage. Indem er das von ihm dargelegte psychophysische Wirkungsmodell auf das gesellschaftliche Funktionieren übertrug und die Biologie zum einzig sinnvollen Leitprinzip für

296 Vgl. Dibattista, 2019, 157.

297 Vgl. Cassata, 2018, 43.

298 Vgl. Beccalossi, 2020, 75.

299 Ciurlo, Gualco, und Jellinek, 1935, 142.

300 Ciurlo, Gualco, und Jellinek, 1935, 141.

301 Vgl. Pende, 1921.

politisches Handeln erhob, machte er aber schon hier klar, dass er die Medizin und Biologie in der Verantwortung sah, eine grundlegende Transformation des Menschen zur Herstellung einer besseren Gesellschaft zu vollführen.[302] Pendes ›Neuer Mensch‹ war, genau wie der ›Ideal normale Mensch‹ Louis Bermans, Produkt einer medizinischen ad-hoc-Optimierung und brauchte für seine Entstehung weder langwierige gesellschaftliche Umerziehungs- noch generationenübergreifende Geburtsregulationsmaßnahmen.

Im folgenden Abschnitt soll zunächst erläutert werden, welche Theorien Nicola Pende zu Beginn der 1920er Jahre über den Zusammenhang zwischen Hormonen und der menschlichen Psyche entwickelte, um anschließend zu beleuchten, wie er diese Überlegungen im Rahmen des Menschenverbesserungsprogramms an seinem »Biotypologisch-Orthogenetischen Institut« praktisch umsetzte.

»Dalla medicina alla sociologia«: Hormone, Psyche und Konstitution in der Theorie (1921)

Wie es in den meisten medizinischen und wissenschaftlichen Abhandlungen über Zusammenhänge zwischen Hormondrüsen und psychischen Phänomenen in der ersten Hälfte des 20. Jahrhunderts getan wurde, entwickelte auch Nicola Pende seine psychoendokrine Argumentation in »Dalla medicina alla sociologia« ausgehend von Erfahrungen mit Erkrankungen der Schilddrüse. Wegen der auffälligen abnormen psychischen Verfassungen von Personen mit schwerwiegenden pathologischen Veränderungen der Schilddrüse wurde sie von den beiden französischen Physiologen Léopold-Lévi und Henri de Rothschild schon zu Beginn des 20. Jahrhunderts als ›Emotionsdrüse‹ bezeichnet und als solche auch immer wieder in wissenschaftlicher Literatur zur inneren Sekretion aufgegriffen.[303] Über die üblichen Beispiele der verlangsamten psychischen Aktivität in Zusammenhang mit pathologischer Schilddrüsenunterfunktion oder der erhöhten psychischen Reizbarkeit bei ihrer Überfunktion hinaus übertrug Pende die Erkenntnisse aus der Beobachtung solcher Krankheitsfälle sogleich auch auf die Psychophysiologie von gesunden Menschen.[304]

Im Sinne von konstitutionellen Eigenheiten assoziierte er lebhafte, kreative und emotional sensible Persönlichkeiten mit einer leicht erhöhten Aktivi-

302 Vgl. Cassata, 2011, 147.

303 Vgl. Oswald, 1928, 1166.

304 Vgl. Pende, 1921, 8–9.

tät der Schilddrüse, wohingegen Personen mit langsamem Reaktionsvermögen, einem eher analytisch-logischem Verstand und »verschlossenem Herzen« eine leicht verminderte Schilddrüsenfunktion aufweisen sollten.[305] In seinen Abhandlungen zur Schilddrüse ging Pende sehr ausführlich auf ihre Wechselwirkung mit dem Nervensystem ein.[306] Er erklärte, dass sensorische Reize auf dem Weg über Nerven zu den sekretorischen Zellen der Schilddrüse übertragen würden und sie zur Ausschüttung ihres Sekrets in den Blutkreislauf stimulierten. Eine konstitutionelle Veranlagung zur vermehrten Sekretion wiederum sollte die nervliche Empfindlichkeit steigern, sodass der Mechanismus als wechselseitige Beeinflussung von Physis und Psyche zu betrachten wäre. Diese Theorie war schon in den 1910er Jahren weit verbreitet und wurde von Julius Bauer, dem einflussreichen Wiener Konstitutionsforscher und Endokrinologen, in seinem Lehrbuch »Die konstitutionelle Disposition zu inneren Krankheiten« aus dem Jahr 1917 mittels einer Elektrizitätsmetapher veranschaulicht:

> »Die Schilddrüse stellt gewissermaßen einen Multiplikator dar, der in den Stromkreis des vegetativen Nervensystems eingeschaltet ist, indem sie einerseits ihre Funktion unter nervösem Einfluß ausübt, andererseits durch ihre Tätigkeit die Erregbarkeit nicht nur des vegetativen sondern auch des animalen Nervensystems steigert.«[307]

Stimmten die von Pende postulierten neuro-endokrinen Mechanismen, sowie seine konstitutionstheoretischen Überlegungen zur Bedeutung der Hormondrüsen für die Herausbildung einer charakteristischen Psyche respektive ›Persönlichkeit‹ auch mit denen vieler anderer Autoren dieser Zeit überein, so auch mit denen von Ernst Kretschmer und Louis Berman, ging Pende an dieser Stelle einen Schritt weiter. Frauen, so Pende, verdankten ihre für sie typische Emotionalität, Warmherzigkeit und Tendenz zum gefühls- anstatt verstandesmäßigen Handeln einer geschlechtsspezifischen Veranlagung zu leicht

305 Pende, 1921, 10. Der Begriff ›cuore aperto‹ ist ein im Italienischen gängiger Begriff und bedeutet soviel wie offenherzig oder aufgeschlossen. Pende verwendet im Original den Begriff »cuore fermo«, der weniger gängig ist, jedoch als sein Gegenteil und somit als Bezeichnung für einen eher verschlossenen Charakter oder emotional wenig sensible und expressive Menschen verstanden werden kann. (Für diese Erläuterungen danke ich Prof. Dr. Bettina Wahrig.)

306 Vgl. Pende, 1921, 11–14.

307 Bauer, 1917, 77.

übersteigerter Schilddrüsensekretion.[308] Neben der Schilddrüse sollten insbesondere die Keimdrüsen, sowie das Nebennierenhormon Adrenalin eine wichtige Rolle im psychischen Geschehen spielen und sich wechselseitig beeinflussen.[309] Obwohl aus Pendes eigenen sowie den Untersuchungen Walter B. Cannons hervorginge, dass Adrenalin und die hormonellen Substanzen der Schilddrüse unterschiedliche Bereiche des Sympathikus stimulieren würden, spräche auch einiges dafür, dass diese beiden das Nervensystem sensibilisierenden Substanzen ihre Ausschüttung wechselseitig verstärken würden.[310] »Wir verstehen jetzt,« erläuterte Pende, »warum die Frau, deren Schilddrüse viel erregbarer und aktiver ist als die des Mannes, auch anfälliger für Angst und Wut ist.«[311] Pendes Hervorhebung der Bedeutung der Schilddrüse für die weibliche Psyche war bemerkenswert und ging so weit, dass er von einer »charakteristischen [...] *Hyperthyreose* der weiblichen Seele [H. i. O.]« sprach und behauptete: »Eine Frau ohne Eierstock bleibt psychisch mehr Frau als eine ohne Schilddrüse.«[312] Pende erweiterte damit die psychoendokrinen Narrative der Sexualhormonforschung durch das Einbeziehen der Schilddrüse für die Entstehung der binär konstruierten Psyche von ›Mann‹ und ›Frau‹. Abseits dieser Neuerung fügte sich seine Hormonisierung von vermeintlich typisch weiblichen und männlichen psychischen Eigenschaften nahtlos in die in Kapitel 2 bereits ausführlich besprochenen vergeschlechtlichten Hormon-Psyche-Narrative der Sexualhormonforschung zu dieser Zeit. Auch das in den 1920er Jahren weit verbreitete Motiv der »individuellen endokrinen Formel« findet sich in Pendes Monographie und wird von ihm als Basis der »psychischen Persönlichkeit« bezeichnet.[313] Die praktische Anwendung der von ihm postulierten Theorien über die Zusammenhänge zwischen endokrinen Faktoren und der Psyche thematisierte Pende in »Dalla medicina alla sociologia« allerdings auf eine ebenso verheißungsvolle wie nebulöse und abstrakte Weise: Er leitete aus

---

308 Vgl. Pende, 1921, 11.

309 Vgl. Pende, 1921, 15.

310 Pende, 1921, 16.

311 Pende, 1921, 15. Eigene Übersetzung aus dem Italienischen. Zitat im Original: »Noi ora comprendiamo perchè la donna, la cui tiroide è molto piú eccitabile e più attivamente funzionante di quella dell'uomo, abbia pure una maggiore suscettibilità alla paura ed all'ira.«

312 Pende, 1921, 11. Eigene Übersetzung aus dem Italienischen. Zitat im Original: »[...] caratteristica [...] *ipertiroidea* dell'anima femminile. Una donna senza ovaio rimane psichicamente più donna che non una privata della glandula tiroide. [H. i. O.]«

313 Pende, 1921, 32.

ihnen eine Gesellschaftstheorie ab, die seiner Meinung nach die Grundlage einer gesellschaftlichen Transformation und der Erschaffung eines neuen überlegenen Menschen bilden sollte.

Ganz im Geiste der ›modernen‹ Konstitutionslehre, wie sie zu Beginn dieses Kapitels skizziert wurde, bekannte auch Pende sich zum Prinzip der Einheit des Lebendigen, das er das »*principio solidaristico-correlazionistico* [H. i. O.]« nannte.[314] Entsprechend vertrat er die Meinung, dass das gesunde wie pathologische Funktionieren eines Organismus nur aus der Wechselwirkung aller seiner Bestandteile zu verstehen war. Das harmonische Zusammenwirken sämtlicher Zellen des Körpers war in dieser Logik durch das neurohormonelle System gewährleistet und erforderte eine Art Klassenteilung innerhalb der Zellen und Organe des Organismus, die Pende als »*le due grandi classi sociali del nostro stato cellulare* [H. i. O.]« – »die beiden großen sozialen Klassen unseres Zellenstaates« – bezeichnete.[315] Eine dieser zwei Klassen sollten organische Strukturen bilden, die der Bereitstellung und Verteilung von Nahrung für das »gesamte organische Kollektiv«[316] dienten. Die andere Klasse umfasste nach Pende Strukturen, die als intelligente Kontrollinstanz die Funktionsweise einzelner Zellen und Organe koordinieren und die Aufnahme und Verarbeitung von äußeren und inneren Stimuli gewährleisten sollten.[317] Es sei das harmonische Zusammenwirken beider Klassen, die dem Körper eine enorme Widerstandskraft gegenüber den »schädlichen Einwirkungen seiner Umwelt« verleihen würde.[318]

Ebendiese funktionelle Aufteilung und die uneingeschränkte Kooperation zwischen den beiden Klassen stellte eine biologische Gesetzmäßigkeit dar, an der sich die Soziologie und politisches Handeln zur Herstellung einer gesunden und gut funktionierenden Gesellschaft orientieren sollte,[319] forderte Pende. Das Analogon der Zweiteilung fand sich bereits natürlicherweise auf Ebene des »ersten sozialen Organs« von Gesellschaften, so Pende – »der Familie, in der der Mann eher das System der Beziehungen und die Frau das

314 Pende, 1921, 43.

315 Pende, 1921, 56.

316 Pende, 1921, 56. Im Original heißt es: »tutta la collettività organica«.

317 Pende, 1921, 56.

318 Pende, 1921, 71. Eigene Übersetzung aus dem Italienischen. Zitat im Original: »Ecco il regime veramente unitario ed ideale che può fare del nostro corpo uno *stato cellulare perfetto* ed ultraresistente alle cause deleterie dell ambiente. [H. i. O.]«

319 Vgl. Pende, 1921, 72.

System des vegetativen Lebens darstellen muss«.[320] Aber auch die beiden sozialen Klassen der Gesellschaft, die intellektuelle Elite oder auch »intellektuelle Aristokratie« und das Proletariat, müssten sich auf die gleiche Weise als sich ergänzende Teile eines Ganzen begreifen und ihre jeweilige Rolle im Kollektiv einnehmen.[321] Denn die zentrale Voraussetzung sowohl des Funktionierens eines biologischen Körpers, als auch des Funktionierens von Gesellschaft bestand für Pende darin, die egoistischen und individualistischen Bestrebungen der Einzelteile – der Zellen oder Personen – dem kollektiven Interesse unterzuordnen.[322] Diese Forderung nach einer Harmonisierung der Gesellschaft durch Akzeptanz der vermeintlich natürlich gegebenen Aufgabenteilung und uneingeschränkten Allianzbildung der sozialen Klassen als Analogie zum natürlichen Funktionieren von Organismen verband Pende mit dem Motiv des ›Neuen Menschen‹ und dem christlichen Gebot der Nächstenliebe. Durchaus pathetisch endet seine Monographie mit den Worten:

> »Durch eine progressive moralische Erhebung wird die proletarische Klasse nicht nur in der Lage sein, ohne Gewalt und ohne endlosen Hass ihre eigene wirtschaftliche Erlösung zu vollziehen und die intellektuell fortgeschrittene Klasse zu einer moralischen Entwicklung mit aufrichtiger und wirksamer Anerkennung des großen christlichen Prinzips der universellen Brüderlichkeit zu zwingen; auf diese Weise wird sie auch die Ankunft einer zukünftigen überlegenen Menschheit vorbereiten können, über die, nachdem sie das Monopol und die Aristokratie des Reichtums abgeschafft hat, die ideale Vereinigung der moralischen Kräfte mit den intellektuellen Kräften erreicht hat, der Geist die Oberherrschaft hat, nicht länger gekettet durch selbstsüchtige Anliegen des Fleisches, das die Menschen eher trennt als sie vereint, nicht mehr für die Bedürfnisse des materiellen Lebens, […], sondern frei und gehorsam dem *Gesetz der gegenseitigen und universellen Anziehung der Seelen*, das in der geistigen Welt das darstellt, was die Gravitationskraft in der Welt der unbelebten Atome ist, die Einheit eines lebenden Individuums ist: *das große, ewige Gesetz der Liebe*. [H. i. O.]«[323]

---

320 Pende, 1921, 73. Eigene Übersetzung aus dem Italienischen. Zitat im Original: »A cominciare dalla constituzione del primo organo sociale, la famiglia, in cui l`uomo deve rapresentare piuttosto il sistema della vita di relazione e la donna il sistema della vita vegetativa […].«

321 Pende, 1921, 73.

322 Vgl. Pende, 1921, 73–74.

323 Pende, 1921, 74–75. Eigene Übersetzung aus dem Italienischen. Zitat im Original: »È mediante una progressiva elevazione morale che la classe proletaria potrà, non

Wie aber wollte Pende die von ihm prophezeite »Ankunft einer zukünftigen überlegenen Menschheit«[324] realisieren?

Das Biotypologisch-Orthogenetische Institut: Hormone, Psyche und Konstitution in der Praxis (1926-1942)

So philosophisch und abstrakt Nicola Pendes Überlegungen in »Dalla medicina alla sociologia« auch gerahmt waren – mit der feierlichen Eröffnung des staatlichen und von ihm geführten »Biotypologisch-orthogenetischen Instituts«[325] in Genua im Dezember 1926 wurden sie in einen Rahmen überführt, der kaum konkreter hätte sein können.[326] Umgeben von den malerischen Hügeln von San Martino befand sich das neue Institut in einem eleganten und großzügigen Gebäude, das Teil des Gebäudekomplexes der medizinischen Klinik von Genua war und zu der ›Universitätsstadt San Martino‹ gehörte.[327] Ausgestattet mit unzähligen ihrer Zeit modernsten Apparaten zu einer sehr umfangreichen Erfassung individueller physischer und psychischer Eigenschaften, sowie den fortschrittlichsten Methoden zur Korrektur als ungünstig klassifizierter konstitutioneller Entwicklungen,[328] stand Pendes Biotypologisches Institut sinnbildlich für die Relevanz und Wirkmacht, die der medizinischen und psycho-

---

solo attuare, senza violenze e senza odi interminabili, la propria redenzione economica, costringendo la classe intellettualmente più evoluta a compiere una evoluzione morale, col riconoscimento sincero e fattivo del grande principio cristiano della fratellanza universale; ma potrà preparare, così, anche l'avvento di una umanità futura superiore, sulla quale, abolito il monopolio e l'aristocrazia della ricchezza, raggiunto l`ideale connubio delle forze morali con le forze intellettuali, regnerà sovrano lo spirito, non più incatenato dalle preoccupazioni egoistiche della carne, la quale separa gli uomini anzichè unirli, non più, per le esigenze della vita materiale, [...], ma libero ed ubbidiente a quella *legge di gravitazione mutua ed universale delle anime*, che rappresenta, nel mondo spirituale, ciò che è la forza di gravitazione nel mondo degli atomi inanimati, ciò che è unitaria d'un individuo vivente: *la grande, eterna legge dell'amore*. [H. i. O.]«

324 Pende, 1921, 74–75.

325 Die deutsche Schreibweise des »Istituto Biotipologico-Ortogenetico« wird aus einer deutschsprachigen Publikation von Mitgliedern dieses Instituts übernommen. Vgl. Ciurlo, Gualco, und Jellinek, 1935.

326 Vgl. Barbàra und Vidoni, 1933, 13.

327 Vgl. Barbàra und Vidoni, 1933, 15.

328 Teile der Infrastruktur, wie das biochemische Laboratorium oder radiodiagnostische und -therapeutische Apparaturen teilte sich das Biotypologische Institut mit der medizinischen Klinik. Vgl. Barbàra und Vidoni, 1933, 19.

technischen Intervention zur Verbesserung der italienischen Bevölkerung im faschistischen Italien beigemessen wurde.[329] So war die Eröffnung des Instituts in Genua auch nur der Anfang eines groß angelegten Projekts, das in den Folgejahren landesweit ausgebaut und erweitert werden sollte und unter dem Banner der sogenannten »bonifica umana« der Regierung Benito Mussolinis lief.[330]

Im Jahr 1933 veröffentlichten Mario Barbàra und Giuseppe Vidoni, zwei von Pendes MitarbeiterInnen am Biotypologischen Institut in Genua, eine umfassende und reich bebilderte Darstellung der Ziele und Methoden ihres Instituts.[331] Aus dieser geht hervor, dass zu diesem Zeitpunkt neben Pende, der den Posten des Direktors besetzte, zwölf weitere MedizinerInnen, einige technische AssistentInnen, sowie eine Bibliothekarin am Institut tätig waren.[332] Nach ihren Angaben gliederte sich das Institut in mehrere thematische Bereiche und zahlreiche Untersuchungsräume, die von den PatientInnen in einer bestimmten Reihenfolge durchlaufen wurden.[333] Die ersten beiden Untersuchungsbereiche waren der anthropometrischen Erfassung, sowie der Feststellung der Funktionalität der wichtigsten inneren Organe gewidmet. Hier befanden sich beispielsweise ein von Pendes akademischem Ziehvater und renommiertem Konstitutionsmediziner Giacinto Viola entwickeltes Anthropometer zur Erfassung der Körpermaße, ein Apparat zur Durchführung

329 Vgl. Maura und Peloso, 2009, 20.

330 Marcus Hall bezeichnete die »bonifica umana« als eine »Bewegung«, die zahlreiche Teilprojekte umfasste und verwies darauf, dass die im weitesten Sinne eugenischen Interventionen in einer Reihe mit anderen Programmen wie einer systematischen Medikation der Bevölkerung zur Bekämpfung von Krankheitserregern, der Umgestaltung und Wiederaufforstung von Landflächen oder auch der Pestizidbehandlung von Anbaugebieten stand. Vgl. Hall, 2010, 77. Hall zitiert Benito Mussolini mit den Worten »Redeem the land, and with the land the men, and with the men the race.« Siehe Hall, 2010, 77. Im Vorwort zu Nicola Pendes Monographie »Scienza dell'ortogenesi« wird die »bonifica umana« zudem als »Wissenschaft« bezeichnet. Siehe Pende, 1939, 5.

331 Vgl. Barbàra und Vidoni, 1933. Eine ähnliche, jedoch weniger ausführliche Darstellung des Aufbaues und der Ziele des Instituts findet man auch in einer von Pende verfassten Monographie aus dem Jahr 1927. Vgl. Pende, 1927.

332 Vgl. Barbàra und Vidoni, 1933, 19.

333 Chiara Beccalossi merkt an, dass die Struktur des Institutes und die Schwerpunktsetzungen der einzelnen Bereiche sich über die Jahre in manchen Details verändert hatten, weshalb man in verschiedenen Primärquellen auch unterschiedliche Informationen finden würde. Vgl. Beccalossi, 2020, 76.

von Schädelmessungen, ein sogenanntes ›Spirometer‹ zur Funktionsmessung der respiratorischen Kapazität, ein Kapillaroskop und nicht zuletzt eine Kamera, mit der jede Person entkleidet fotografiert wurde.[334] Eine weitere Aufgabe bestand in der Betrachtung der individuellen »dynamisch-humoralen Konstitution«, worunter der Metabolismus, die »neurovegetativen, endokrinen« Eigenheiten, sowie die »Energie und Geschwindigkeit der funktionalen Reaktionen« fielen und die neben Messungen auch mittels biochemischer Labordiagnostik erfasst wurde.[335] An diese morphologisch-physiologisch ausgerichteten Bereiche schlossen zwei weitere an, die sich Aspekten der Psyche widmeten. In der psychologischen Abteilung, deren Leiter Giuseppe Vidoni war, wurden die PatientInnen mit verschiedenen speziell dafür entwickelten Apparaturen und experimentellen Testverfahren hinsichtlich ihrer psychischen Persönlichkeitseigenschaften, ihrer geistigen und motorischen Fähigkeiten untersucht. Aus einem exemplarischen »biotypologischen Steckbrief« geht hervor, dass bei der Untersuchung der psychischen Eigenschaften neben kognitiven Fähigkeiten auch der »Charakter« der PatientInnen erfasst wurde (Abb. 5).[336]

Abb. 5: Ausschnitt aus dem »biotypologischen Steckbrief« (»scheda biotipologica«). (Barbára und Vidoni, 1933, 125)

Condotta ed adattabilità all'ambiente ....

Definizione del tipo di carattere: tachipsichico o bradipsichico, apatico o iperemotivo, stabile o instabile; qualità morale dominante e tendenza affettiva orientatrice della condotta (culto della verità, del denaro, della bellezza, della lotta, della bontà, della religione); carattere prevalentemente vegetativo-istintivo, sentimentale-intuitivo, logico-teoretico.

....

....

Dazu wurden Aspekte wie die »allgemeine emotionale Erregbarkeit«, »egoistische und altruistische Gefühle«, sowie »Verhalten und Anpassungsfähigkeit an die Umwelt« getestet und der Charaktertyp anhand einer Auswahl von vorgegebenen Aspekten bestimmt.[337]

334 Vgl. Barbàra und Vidoni, 1933, 22–33.

335 Barbàra und Vidoni, 1933, 29.

336 Barbàra und Vidoni, 1933, 125.

337 Barbàra und Vidoni, 1933, 125.

Ob Aufmerksamkeit, Erinnerungsvermögen, Intelligenz oder motorische Geschicklichkeit und Reaktionsvermögen – die sogenannte ›Psychotechnische Abteilung‹ des Biotypologischen Instituts war neben der bloßen Erfassung dieser Aspekte der Konstitution auch speziell darauf ausgerichtet, junge Menschen auf ihre Eignung für verschiedene Berufe hin zu untersuchen. In dieser Abteilung fanden sich Apparaturen, wie eine riesige, einem U-Boot ähnelnde »pneumatische Kabine zur Pilotenprüfung«, in der die Raumtemperatur und der Luftdruck variiert werden konnten,[338] oder auch ein »Apparat zur psychotechnischen Untersuchung von Mechanikern und Tischlern«.[339] Positiv formuliert sollten diese Untersuchungen dabei helfen, persönliche Stärken zu erfassen und entsprechend die ›richtige‹ Berufswahl zu treffen. Im Umkehrschluss betrieb man eine Prävention von möglichen Arbeitsunfällen und Gesundheitsschäden durch physische oder psychische Untauglichkeit für bestimmte Berufe.[340] An diesem Beispiel für die sogenannten »sozialmedizinischen Anwendungen«[341] der Biotypologie zeichnet sich bereits ab, dass es Pende um wesentlich mehr ging als nur um die Heilung und Prävention von Krankheiten auf Basis einer ganzheitlichen medizinischen Untersuchung: Sein Ziel war eine permanente und möglichst flächendeckende Überwachung, Kontrolle und Verbesserung des gesamten italienischen Volkes von der Wiege bis zur Bahre.[342] In seiner Monographie »Scienza dell'ortogenesi« aus dem Jahr 1939 schrieb er dazu:

> »Das Kind und der Heranwachsende sind die Sämlinge, von denen, wenn sie zu fruchtbaren Bäumen werden, das wirtschaftliche Wohlergehen, die militärische Macht, die geistige Macht, die Fortpflanzungskraft der Rasse abhängen wird. [...] hierin liegt der vierfache Aspekt der Kraft einer wahrhaft zivilisierten Nation, hier sind die vier Ziele, die der Meister und Führer des neuen italienischen Staates im Idealfall erreichen will, um Italien zu einem Land zu machen, das nicht nur von Gott mit natürlicher Schönheit und gesundem Klima gesegnet ist, sondern zu einem Land, das von der Welt für die vier notwendigen und uneingeschränkt vorhandenen Größen

338 Barbàra und Vidoni, 1933, 56.

339 Barbàra und Vidoni, 1933, 61.

340 Vgl. Barbàra und Vidoni, 1933, 134.

341 Barbàra und Vidoni, 1933, 133.

342 In besonderer Deutlichkeit werden diese Ziele im Vorwort zu Nicola Pendes Monographie »Scienza dell'ortogenesi« von 1939 formuliert. Siehe Pende, 1939, 5.

> bewundert und respektiert wird: die Größe im produktiven Bereich, die Größe auf dem Gebiet der Streitkräfte, die Größe auf dem Gebiet des kreativen Denkens, die Größe auf dem Gebiet der Erneuerung und der ewigen Jugend seiner Rasse.«[343]

Die Grundlage für die Überwachung und die anschließenden orthogenetischen Interventionen sollte eine biotypologische Klassifizierung liefern, die Pende Anfang der 1920er Jahre entwarf und in den Folgejahren immer weiter entwickelte.[344] »Systematische Untersuchungen der individuellen Konstitution«, schrieben Barbàra und Vidoni 1933, »brachten Professor Pende dazu, endokrine Varietäten oder Temperamente zu identifizieren, unter denen die gleichen vier Varietäten erkennbar sind, die bereits von den Alten erkannt wurden, allerdings mit dem Siegel einer Klassifikation, die auf einem soliden wissenschaftlichen Prinzip basiert.«[345] Mit dem Verweis auf »die Alten« spielten sie auf die antike Temperamentenlehre an, deren Basis die Humoralpathologie bildete und in der die Dominanz eines der vier Körpersäfte mit bestimmten psychischen Persönlichkeitseigenschaften assoziiert wurde.[346] Galt die Humoralpathologie und mit ihr die antike Temperamentenlehre im 20. Jahrhundert aus wissenschaftlicher Sicht als obsolet und unwissenschaftlich, so wurde sie insbesondere in populärwissenschaftlichen und esoterisch angehauchten Abhandlungen weiterhin sehr häufig aufgegriffen. Genau wie

---

343 Pende, 1939, 7. Eigene Übersetzung. Zitat im Original: »Il bambino e l'adolescente sono le pianticelle dalle quali dipenderà, quando esse diverranno alberi ricchi di frutti, il benessere economico, la potenza militare, la potenza spirituale, la potenza riproduttiva della razza. [...] ecco il quadruplice aspetto della forza di una Nazione veramente civile, ecco le quattro mete che il Maestro e Duce del nuovo Stato Italiano vuole raggiungere fino al grado ideale, per fare dell'Italia il paese non solo benedetto da Dio per la sua bellezza naturale e la salubrità del suo clima, ma ammirato e rispettato dal mondo per le quattro grandezze necessarie, nessuna esclusa: la grandezza nel campo produttivo, la grandezza nel campo delle forze armate, la grandezza nel campo del pensiero creatore, la grandezza nel campo della rinnovazione e giovinezza perenne della sua razza.«

344 Vgl. Beccalossi, 2021, 118.

345 Barbàra und Vidoni, 1933, 30. Eigene Übersetzung aus dem Italienischen. Zitat im Original: »[...] hanno condotto il Prof. Pende ad individuare delle varietà o temperamenti endocrini, tra i quali sono riconscibili, col suggello di una classificazione basata su di un saldo principio scientifico, le stesse quattro varietà intraviste dagli antichi.«

346 Zur Humoralpathologie siehe Keil, 2005, 641–643.

bei Barbàra und Vidoni wurden dabei endokrin fundierte Konstitutionstypologien als wissenschaftlich revidierte Neuauflage dieser Lehre gerahmt und als Bestätigung ihrer grundsätzlichen Richtigkeit gedeutet. In Fachkreisen dagegen gab es unterschiedliche Haltungen dazu.[347] Wie bereits dargelegt wurde, hatte sich beispielsweise der deutsche Psychiater und Begründer der vielbeachteten psychiatrischen Konstitutionslehre Ernst Kretschmer explizit gegen einen solchen Vergleich gewehrt und argumentiert, dass die Klassifikation von psychischen Eigenheiten der antiken Temperamentenlehre jeglicher wissenschaftlicher Grundlage entbehrte. Pende und seine sogenannte »Scuola Genovese«[348] schien in diesem Punkt dagegen keinen Verlust an Wissenschaftlichkeit zu befürchten. Ganz im Gegenteil: Pende baute die vier antiken Temperamententypen sogar explizit in seine neuro-endokrin fundierte Typologie ein, was an zwei der vier Konstitutionstypen exemplarisch veranschaulicht werden soll:

> »a) für den megalosplanchischen brevilinearen Typ
>
> 1°) Nach Pende ist die asthenische oder schlaffe Sorte aus neuro-endokriner Sicht hypothyreotisch, hypopituitär, anabol, vagosthenisch, hyposympathisch (das hypophysäre oder lymphatische oder phlegmatische Temperament der Alten)
>
> 2°) Die sthenische, hypertonische Variante, die endokrinologisch betrachtet hypothyreotisch, hypercorticoadrenal, hypergonadal, hyperpankreatisch, überwiegend vagosthenisch, hyposympathicotonisch (das antike sanguinische oder vollblütige Temperament) [H. i. O.]«[349]

---

347 Der österreichische Gynäkologe Bernhard Aschner integrierte humoralpathologische Überlegungen Mitte der 1920er Jahre sogar ganz explizit in seine konstitutionstheoretischen Überlegungen und kombinierte sie mit den Erkenntnissen aus der Endokrinologie. Vgl. Aschner, 1924. Für einen historischen Rückblick auf die weitgehende Verdrängung der Humoralpathologie durch die Arbeiten von Rudolf Virchow, sowie eine Diskussion der Publikation von Aschner durch einen Zeitgenossen siehe Freund, 1925.

348 Barbàra und Vidoni, 1933, 30.

349 Barbàra und Vidoni, 1933, 30. Eigene Übersetzung aus dem Italienischen. Text im Original: »a) *per il tipo brevilineo megalosplanchico:* 1.) La varietà astenica o flaccida che dal punto di vista neuro-endocrino è, secondo Pende, ipotiroidea, ipopituitarica, anabolica, vagostenica, iposimpaticotonica (il temperament pituitoso o linfatico o flemmatico degli antichi) 2) La varietà stenica, ipertonica, che endocrinologicamente, è ipotiroidea, ipercoticosurrenale, ipergenitale, iperpancreatica, prevalente-

Dieser Ausschnitt aus Pendes Biotypologie verdeutlicht wie dominant die endokrinen Faktoren darin waren: Seine vier Typen definierten sich fast ausschließlich durch hormonelle Aspekte und das Psychische wurde teils direkt aus ihnen abgeleitet und ansonsten mit den antiken Begriffen wie ›phlegmatisch‹ und ›sanguinisch‹ belegt, anstatt an psychiatrische Nomenklaturen dieser Zeit anzuknüpfen. So wird auch die direkte Anknüpfung an die antike Temperamentenlehre unproblematisch, bezieht sich Pende doch allem voran auf die grundlegende Übereinstimmung der beiden Lehren, die beide humorale Faktoren – Säfte respektive Hormone – systematisch mit psychischen Eigenschaften zu assoziieren, ohne das Psychische auf Basis wissenschaftlich fundierter diagnostischer Kriterien vertiefend zu eruieren, wie es Ernst Kretschmer getan hatte. Seine vier Biotypen betrachtete Pende als Abweichungen von einem Normaltyp, der sich aus einem statistischen Mittelwert aller Individuen ergeben sollte und in der Reinform nicht natürlich vorkam.[350]

Pendes Konstitutionstypologie war im Vergleich zu den anderen, bereits vorgestellten endokrinen Typologien dieser Zeit, die im Hinblick auf die endokrinologische Argumentation wohl am detailliertesten ausgearbeitete. Ebenso lag seinem »Biotypologischen Profil« ein beeindruckend großer Kriterienkatalog zugrunde, der weit über die bloße Typisierung hinausging. Um die nach diesem Kriterienkatalog erstellten biotypologischen Profile auch auf nationaler Ebene nutzen zu können, entwickelte Pende einen sogenannten »libretto biotipologico ortogenetico sanitario personale«, eine Art medizinischen Ausweis, auf dem die Ergebnisse der umfassenden biotypologischen Untersuchungen optimalerweise »von der Geburt bis zum Erwachsenenalter« notiert, regelmäßig überprüft und erweitert werden sollten.[351] Solche Ausweise wurden zunächst an Pendes Institut, später aber auch von zahlreichen ÄrztInnen in ganz Italien erstellt und avancierten zeitweise tatsächlich zu einer wenn auch nicht flächendeckenden, aber sich doch zunehmend verbreitenden Methode medizinischer Überwachung im faschistischen Italien.[352] Auf die-

mente vagostenica, anabolica (l'antico temperamento sanguigno o pletorico). [H. i. O.]«

350 Vgl. Beccalossi, 2021, 118.

351 Pende, 1939, 15. Eine Kopie eines solchen Ausweises findet man als Beilage in Pendes Monographie »Scienza dell'ortogenesi« von 1939. Die Bezeichnung weicht hier von der im Text der Monographie ab und lautet »Libretto personale biotipologico sanitario del cittadino dalla nascita all'eta'adulta.« Siehe Pende, 1939. Vgl. Beccalossi, 2020, 80.

352 Vgl. Beccalossi, 2020, 82.

sem Wege sollten Informationen über die individuelle physische Beschaffenheit, sowie ausführliche Angaben zu psychischen Eigenschaften wie intellektuellen Fähigkeiten, Verhaltenseigenheiten und möglichen Normabweichungen in diesen Bereichen festgehalten und gegebenenfalls korrigiert werden. Entscheidend für den Erfolg der orthogenetischen Behandlungen war aus Pendes Sicht ihre Anwendung möglichst schon vor dem Erwachsenwerden.

Dutzende realer Fallbeispiele von Kindern, Jugendlichen und teilweise auch Erwachsenen, die am Biotypologisch-Orthogenetischen Institut behandelt wurden, finden sich sowohl in Pendes Publikation »Biotipologia umana ed ortogenesi«, die schon ein knappes Jahr nach der Eröffnung des Instituts erschien, als auch in »Scienza dell'ortogenesi« aus dem Jahr 1939. In letzterer veröffentlichte er neben zahlreichen nach Altersgruppen und Geschlecht unterteilten biometrischen Tabellen zur Erfassung von physischen Aspekten wie Blutwerten, der Entwicklung des Kreislauf- und Muskelsystems und Methoden zur Erfassung von psychischen Eigenschaften wie der Intelligenz, des Charakters und des Verhaltens, auch ganz konkrete Fallbeispiele und Vorher-Nachher-Fotografien von Personen, die an seinem Institut hormontherapeutisch behandelt wurden.[353] Die von Pende favorisierten Methoden waren dabei zum einen die Organtherapie mit Drüsenextrakten, zum anderen die Methode der Röntgenbestrahlung von Hormondrüsen.[354] Darüber hinaus führte Pende auch Drüsentransplantationen durch, was aus Publikationen wie »Impianti plurighiandolari eteroplastici nell'uomo per la cura delle endocrinopatie« aus dem Jahr 1928 hervorgeht.[355] Neben hormontherapeutischen Methoden spielten aber auch die Ernährung, sowie physische Betätigung und naturalistische Medizin eine wichtige Rolle im Rahmen der orthogenetischen Behandlungen.[356] Nicht zuletzt entwickelten Pende und seine MitarbeiterInnen auch eine »Pädagogische Orthogenese«, die der Entwicklungsförderung altersspezifisch »normaler« geistiger Fähigkeiten und moralischer Haltungen dienen sollte.[357] Zudem ist offensichtlich, dass Pendes besonderes Interesse der Sexualität galt und dass er hier auch den am besten zugänglichen Bereich für hormonelle Interventionen sah. In diesem Kontext verdeutlicht sich auch,

353 Vgl. Pende, 1939, 224–235.

354 Vgl. Pende, 1939, 236–237.

355 Einen Verweis auf diese Publikation, die im Original leider nicht auffindbar war, findet man in Beccalossi, 2020, 82.

356 Vgl. Pende, 1939, 207–223.

357 Pende, 1939, 223–232.

wie Pendes hormonelle Zugriffe auf die Psyche aussahen. Beispielsweise wurden äußere Merkmale einer vermeintlichen »Verweiblichung« bei männlichen Kindern und Jugendlichen als Folge einer Unterfunktion der Thymusdrüse gedeutet und sollten laut Pende häufig mit »homosexuellen Tendenzen«, einer »mangelhaften Unterdrückung der Instinkte und einem übersteigerten Egoismus« einhergehen.[358] Es sei »interessant zu erinnern«, konstatierte er, dass solche Individuen »Kandidaten für sexuelle und moralische Perversionen« wären.[359]

Solche korrelativen »Tendenzen« von körperlichen Merkmalen und moralischen Einstellungen respektive Verhaltensweisen stellten eine modernisierte und endokrinologisch fundierte Version der Kriminalbiologie und der These des »l'uomo delinquente« also des »geborenen Verbrechers« von Cesare Lombroso aus dem 19. Jahrhundert dar[360] und sollten den biopolitischen Zugriff auf die Bevölkerung plausibilisieren. Der Körper als unverfälschbare Anzeigetafel möglicher gesellschaftlich unerwünschter Tendenzen – sei es im moralischen Sinne oder im Hinblick auf die individuelle Leistungsfähigkeit – wurde einem staatlich koordinierten Kontroll- und Normalisierungsapparat unterstellt, der nicht mehr als strafende, sondern als verwaltende[361] und an das individuelle Verantwortungsgefühl gegenüber der Gesellschaft appellierende Instanz operierte. Sie versprach eine bessere, da gesündere und glücklichere Zukunft, deren Gelingen die Rücknahme egoistischer Motive zum Wohl des Kollektivs erforderte. Der Fokus auf die Sexualität im Rahmen des faschistischen Regimes in Italien ebenso wie in anderen totalitären Systemen dieser Zeit war die Fortsetzung einer langen Geschichte der Machtausübung durch sich wandelnde »Disziplinartechniken« und »Regulierungsverfahren«.[362] Zur Verknüpfung von Sexualität mit Diskursen um ›Blut‹ und ›Rasse‹, wie sie auch zentral für die »politische Biologie«[363] Nicola Pendes waren, erklärte Michel Foucault:

> »Das Walten von Blut und Gesetz spukt seit fast zwei Jahrhunderten in der Verwaltung von Sexualität herum. […] Seit der zweiten Hälfte des 19. Jahrhunderts ist es dazu gekommen, daß die Thematik des Blutes

---

358 Pende, 1939, 184.

359 Pende, 1939, 184.

360 Vgl. Beccalossi, 2017, [1]; Maura und Peloso, 2009, 20; Vallejo, 2004, 223.

361 Vgl. Foucault, 1987, 142.

362 Foucault, 1987, 141.

363 Pende, 1933.

> beschworen wird, um den in den Sexualitätsdispositiven wirkenden Typ politischer Macht mit einer geschichtlichen Mächtigkeit zu unterlegen. An diesem Punkt formiert sich der Rassismus – der moderne, staatliche, biologisierende Rassismus: eine ganze Politik der Bevölkerung, der Familie, der Ehe, der Erziehung, der gesellschaftlichen Hierarchisierung, des Eigentums und eine lange Reihe ständiger Eingriffe in den Körper, in das Verhalten, in die Gesundheit, in das Alltagsleben haben ihre Färbung und ihre Rechtfertigung aus der mythischen Sorge um die Reinheit des Blutes und den Triumph der Rasse empfangen.«[364]

An Symbolik für ebensolche Grundfesten des biologisierenden Rassismus kaum zu übertreffen, sollte Anfang der 1940er Jahre ein neues, das Biotypologisch-orthogenetische Institut in Genua an Größe und Repräsentativität weit übersteigendes Institut unter der Leitung Nicola Pendes in Rom eröffnet werden. Archivierten Aufzeichnungen der am Bau des neuen Instituts beteiligten ArchitektInnen entnimmt Marco Noccioli die Information, »dass ›es sich bei dem Institut weder um ein Krankenhaus noch um eine Klinik noch um ein Institut für wissenschaftliche Studien handelt‹ und dass ›die uns [den ArchitektInnen] gestellte Aufgabe darin bestand, bei der Konzeption dieses Bauwerks einer völlig neuen Vorgabe zu folgen‹, der [Vorgabe] auf ›ein wirklich neues, originelles und genuin faschistisches soziales Projekt des Regimes, wie die rationale Verbesserung (bonifica razionale) der Rasse‹ zu antworten.«[365]

Die Abbildung 6 zeigt unter anderen Benito Mussolini und Nicola Pende vor einem Modell des diesen Vorgaben entsprechend geplanten Instituts, dessen Architektur im finalen Entwurf vier markante Türme aufwies. Diese vier Türme sollten, so Noccioli, für die vier »Grundpfeiler« des faschistischen Menschenverbesserungsprogramms stehen: »Schutz und harmonische Vorbereitung der Frauen, Schutz und hygienische Vorbereitung der Arbeiter, Vermehrung der Rasse, Erhaltung der Reinheit«.[366]

---

364 Foucault, 1987, 144.

365 Noccioli, 1987, 507. Eigene Übersetzung aus dem Italienischen. Zitat im Original: »Vi si legge, tra l'altro, che ›l'instituto non è né un Ospedale né una Clinica né un Instituto di studi scientifici‹ e che ›il compito propostoci fu quello di seguire una direttiva tutta nuova nella concezione di questa construzione‹ tale da rispondere ›ad una opera sociale del Regime veramente nuova, originale, prettamente fascistica come la bonifica razionale della ›razza‹.«

366 Noccioli, 1987, 508. Eigene Übersetzung aus dem Italienischen. Zitat im Original: »[...] (tutela e preparazione armonica della donna; tutela e preparazione igienica dei lavoratori, prolificità della razza; conservazione della purezza)«.

Abb. 6: Das neue Biotypologisch-Orthogenetische Institut in Rom sollte den Namen »Istituto centrale di bonifica umana, di irtogenesi e di terapie naturalistica« tragen. Vorstellung des Entwurfs in Anwesenheit von Benito Mussolini und Nicola Pende im Jahr 1938. (Beccalossi, 2020, 78)

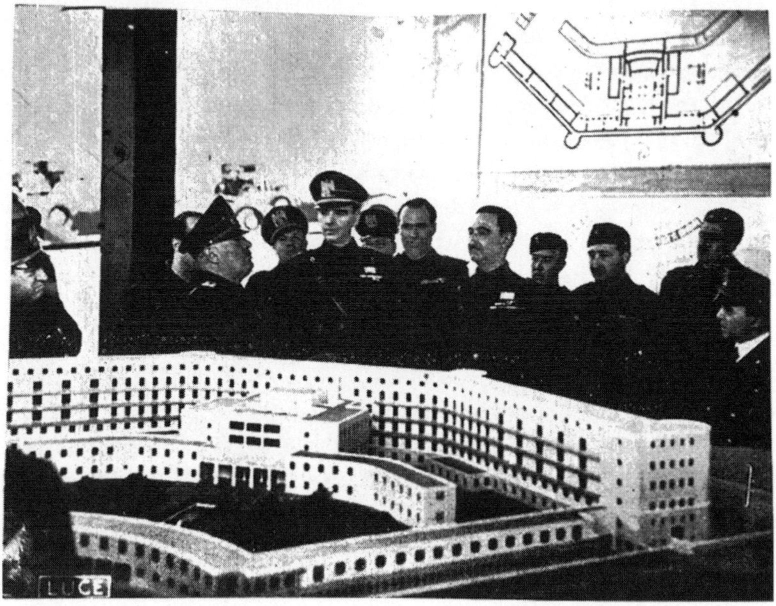

Nicola Pende war zweifelsohne ein überzeugter und in der Regierungszeit Benito Mussolinis sehr einflussreicher Faschist und Rassist, der mit seinem Programm der biotypologisch-orthogenetischen Medizin ganz klar eugenische Ziele verfolgte. Seine Überzeugungen unterschieden sich dennoch in zwei Punkten von den dominierenden rassistischen und eugenischen Narrativen und Praktiken seiner Zeit, was teilweise bis heute für Kontroversen im Hinblick auf seine Rolle als Rassist sorgt.[367] Zum einen glaubte Pende nicht an die Existenz einer einzigen überlegenen ›Rasse‹, wie es beispielsweise die ›arische Rasse‹ aus Sicht des nationalsozialistischen Regimes in Deutschland war, weil er davon ausging, dass es kein natürliches Vorkommen von »Rein-

367 Vgl. Cassata, 2018, 39–40. Neben seiner wissenschaftlichen Karriere war Pende auch politisch aktiv und wurde 1933 sogar zum Senator des Königreichs ernannt. Siehe Dibattista, 2019, 157.

rassigkeit« gab.[368] Entsprechend erhob er separate biometrischen Daten für die verschiedenen Regionen Italiens und ermittelte daraus regionsspezifische Typen, die ihm als Richtwerte für die Typisierung und anschließende Normalisierung[369] der jeweiligen Bevölkerungsgruppen dienten.[370] Zum anderen vertrat er eine besondere Form von Eugenik:[371] Genau wie der US-amerikanische Mediziner und Endokrinologe Louis Berman es in seinem Programm der endokrinologischen Menschenverbesserung propagierte, zielten auch Pendes Interventionen auf die Verbesserung von bereits lebenden Menschen ab. Chiara Beccalossi zufolge soll Pende seine Arbeit sogar ganz explizit von den gängigen »positiven« sowie »negativen« eugenischen Methoden abgegrenzt haben, worin sich auch die Wahl des Neologismus der »Orthogenese« für seine Praktiken begründen würde.[372] Nichtsdestotrotz gilt für Pende wie für Berman, dass beide keine Gegner der Eugenik an sich waren, sondern nur die Methoden der Geburtenkontrolle für zu langwierig und vor allem für ineffektiv hielten. Es sei ein »schwerwiegender grundsätzlicher Fehler«, die Verbesserung des Menschen mit »stereotypen Mitteln« vollbringen zu wollen, die die individuelle Beschaffenheit ignorierten,[373] kritisierte Pende. Stattdessen setzte er auf eine konstitutionstheoretisch fundierte individuelle hormontherapeutische Modifikation von bereits lebenden Personen. Ebenso wie orthogenetische Behandlungen eine Verbesserung der Konstitution von Kindern und Erwachsenen bewirken sollten, glaubte Pende an eine generationenübergreifende respektive vererbbare Verbesserung. Hormontherapie, diesen Neo-Lamarckistischen Standpunkt vertrat im Übrigen auch Louis Berman, sollte die Menschheit – und in Pendes Fall: das italienische Volk – sowohl kurz- als auch langfristig optimieren.[374]

Eine weitere und in der Sekundärliteratur häufig diskutierte These zu der Frage, weshalb er als überzeugter Faschist und Verbündeter Mussolinis die

368 Beccalossi, 2021, 118.

369 Zum Begriff der Normalisierung und des »Normalen« im Kontext der Biotypologischen-Orthogenese siehe Beccalossi, 2021.

370 Pende, 1939, 20. Seine statistischen Tabellen trugen deshalb Bezeichnungen wie »Valori biometrici dai 7 ai 17 anni (machi liguri)«, also »Biometrische Werte im Alter von 7 bis 17 Jahren (ligurische Männer)«. Pende, 1939, 20.

371 Vgl. Beccalossi, 2020, 74. Cassata, 2011, [179].

372 Beccalossi, 2020, 74.

373 Pende, 1939, 8.

374 Vgl. Cassata, 2018, 51.

gängigen Methoden der Euthanasie ablehnte, stützt sich auf Pendes persönliche und in Italien der Zwischenkriegszeit generell verbreitete Orientierung an christlich-katholischen Werten, die den Schutz des Lebens als unverhandelbar betrachten würden und damit jegliches Menschenleben respektierten.[375] Mag dies auch ein wichtiger Aspekt gewesen sein, liegt dennoch die Vermutung nahe, dass es mehr war als die moralische Verpflichtung gegenüber der katholischen Religion, das Pendes Interesse an – und man kann sicher sagen: seine Versessenheit auf – eine teils sehr invasive und schnelle Effekte versprechende Optimierungsmethode begründete. Sowohl Nicola Pende als auch Louis Berman waren offensichtlich fasziniert von den nahezu phantastischen Transformationsmöglichkeiten, die sich an die Vorstellung einer endokrinen Regulation von Körper und Psyche knüpften. Ihre praktische Umsetzung in einem so großen Ausmaß wie sie den beiden Medizinern jeweils vorschwebte, war angesichts des enormen Ressourcenbedarfs und der tiefgehenden Eingriffe in körperliche und geistige Sphären von Individuen in den demokratisch-liberalen

USA der 1920er und 1930er Jahre undenkbar. Es erübrigt sich zu sagen, dass Bermans Vision eines *global* regulierten Überwachungs- und Verbesserungssystems gänzlich außerhalb jeglicher Realisierungsmöglichkeiten lag. Das totalitäre nationalistische Regime Benito Mussolinis dagegen hatte wie auch andere ideologische Regierungssysteme dieser Zeit sein eigenes Interesse an einer grundlegenden gesellschaftlichen Transformation und verfügte im Falle des italienischen Faschismus offenbar auch über die nötigen Ressourcen zu ihrer Umsetzung. So konnten die utopisch anmutenden Ideen einer hormonellen Verbesserung der Menschheit, wie der Mediziner und Endokrinologe Louis Berman sie in den 1920er Jahren in den USA formulierte, schon wenige Jahre später zur Realität zehntausender italienischer BürgerInnen werden[376] – einer Realität, die jedoch kaum mehr utopische Züge aufwies, sondern vielmehr eine reale Vorlage für Aldous Huxleys erschreckend-dystopische »Schöne Neue Welt« von 1931 lieferte.[377]

---

375 Vgl. Beccalossi, 2017, [12]; Cassata, 2011, [190].

376 Es ist nicht ganz klar, wie viele Personen tatsächlich orthogenetisch behandelt wurden. Aus der Sekundärliteratur geht jedoch hervor, dass es in Italien jährlich um die 70.000 Personen gewesen sein müssen. Siehe Beccalossi, 2020, 78. Darüber hinaus wurden Pendes biotypologisch-orthogenetische Behandlungsmethoden auch in Brasilien und Argentinien angewandt. Siehe dazu exemplarisch Beccalossi, 2021; Vallejo, 2004.

377 Huxley, 2003 (1932).

Abb. 7: Aufnahme des sich im Bau befindenden Gebäudes für das neue Institut für Biotypologische-Orthogenese in Rom Ende 1942. (Noccioli, 1987, 506)

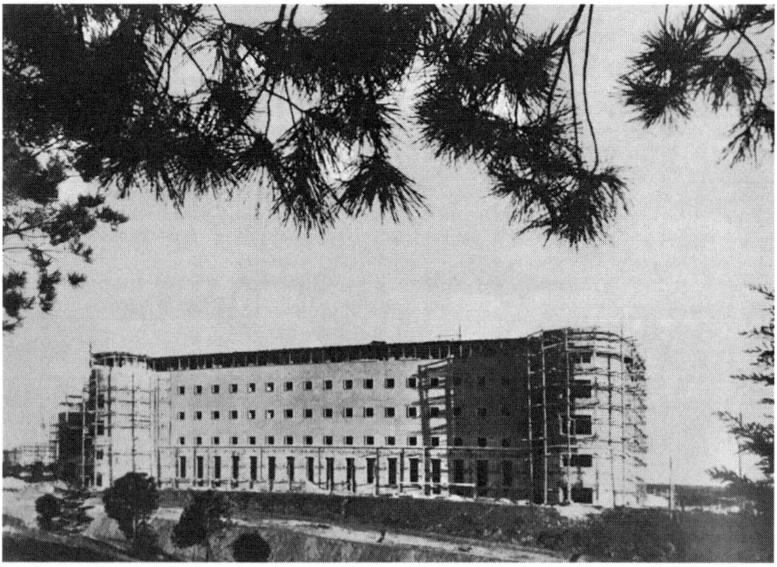

Mit dem Ausbruch des zweiten Weltkrieges änderten sich allerdings die Bedingungen für die Umsetzung von Pendes großangelegtem orthogenetischen Verbesserungsprogramm und den Bau des pompösen neuen Instituts in der italienischen Hauptstadt. Das Hauptgebäude mit den vier Türmen, das, wie Abbildung 7 belegt, in den 1940er Jahren tatsächlich erbaut wurde, sollte ursprünglich im Rahmen der Weltausstellung in Rom, der Esposizione Universale di Roma 1942, kurz: »E 42« eröffnet werden – dem Jahr in dem sich auch die faschistische Machtergreifung zum zwanzigsten Mal jähren sollte. Der Kriegsausbruch unterbrach jedoch die Fertigstellung. Zeitweise besetzt durch amerikanische Truppen, wurde das Gebäude ab dem Jahr 1957 als Krankenhaus genutzt und dient heute als Hauptgebäude des städtischen Klinikums »Ospedale St‘Eugenio«.[378]

Die politischen Ereignisse hatten auch Auswirkungen auf die Karriere von Nicola Pende. Nicht zuletzt angesichts seiner Unterzeichnung des Manifests

378 Vgl. Noccioli, 1987, 506–508; Ranaldi, 2021, 19–20. Ausführlich zur geplanten Eröffnung des Instituts im Rahmen der faschistischen Weltausstellung im Jahr 1942 siehe Vallejo, 2004, 238–42.

rassistischer WissenschaftlerInnen, musste er sich im Jahr 1944 zudem zeitweise aus Politik und Wissenschaft zurückziehen. Bereits kurze Zeit später wurde er jedoch rehabilitiert, konnte seinen Lehrstuhl für Medizinische Pathologie an der Universität Rom wieder antreten und behielt ihn bis zu seiner Pensionierung im Jahr 1956.[379] Trotz der Enthebung von Nicola Pende aus der Position des Leiters setzte das Biotypologisch-Orthogenetische Institut in Genua seine Tätigkeit auch nach dem zweiten Weltkrieg noch etwa 20 Jahre lang fort und wurde als »Endokrinologisches Institut« geführt.[380] Louis Bermans hormontherapeutische Visionen und seine endokrinologische Forschung fanden dagegen bereits in der ersten Hälfte des 20. Jahrhunderts ein Ende, da er im Frühling des Jahres 1946 verstarb.[381] Lediglich eine kurze Todesnotiz erschien dazu in der New York Times, die seine Arbeiten einige Jahre zuvor noch mit sensationsheischerischen Schlagzeilen wie dieser angepriesen hatte:

> »Dr. Louis Berman Forecasts a Race of Superman, Endowed With Genius at Will. *Sees Control of Insanity.* Crime Also Can Be Eliminated by Further Research Into Effects of Secretions, He Says. [H. i. O.]«[382]

Mit dem Ende der großen Popularität der Konstitutionslehre, das sich trotz einer kurzen Episode der ›Neubelebung‹ zu Beginn der zweiten Hälfte des 20. Jahrhunderts schon in den 1940er Jahren abzeichnete,[383] verschwanden auch allmählich Theorien und Praktiken hormontherapeutischer Interventionen auf Basis konstitutionstypologischer Überlegungen. Auch Ernst Kretschmers einst international vielbeachtetes Werk »Körperbau und Charakter« wurde in den ersten Dekaden der zweiten Hälfte des 20. Jahrhunderts angesichts der fragwürdigen Methoden kritisch diskutiert[384] und konnte, so Heinz Schott und Rainer Tölle, »einer späteren statistisch kontrollierten Kritik nicht [standhalten]«.[385] Dennoch hat die Konstitutionslehre, dies sollte in diesem Kapitel gezeigt werden, den seitens der Sexualhormonforschung und der physiologischen Psychologie respektive Emotionsphysiologie behaupteten, jedoch im Detail schwer bestimmbaren Zusammenhängen zwischen Hormonen und

379 Vgl. Dibattista, 2019, 157.
380 Vgl. Beccalossi, 2020, 77.
381 Vgl. Unbekannt, 1946, 19.
382 Unbekannt, 1931, 36.
383 Vgl. Probst, 1982, 86–87. Siehe auch Metzger, 2017, 302.
384 Ausführlich dazu siehe bei Matz, 2002, 520–546.
385 Schott und Tölle, 2006, 146.

psychischen Phänomenen nicht nur wissenschaftliche Plausibilität verliehen. Durch ihre ganzheitliche Perspektive und den Blick auf die individuelle ›Persönlichkeit‹ als Gesamtheit aller psychischen wie physischen Eigenschaften trug sie maßgeblich zur Stabilisierung und Verbreitung der Vorstellung einer tiefgehenden Interdependenz von Hormonen und der menschlichen Psyche weit über wissenschaftliche Fachkreise hinaus bei. Nicht zuletzt wurden in ihrem Rahmen auch hormontherapeutische Praktiken imaginiert und realisiert, aus denen auch heutige – nun jedoch *neuro*hormonelle und psychopharmakologische – Behandlungs- und Optimierungsdiskurse ihre Plausibilität beziehen. Neben einer Zusammenfassung der zentralen Ergebnisse der vorliegenden Untersuchung sollen diese Diskurse im nun folgenden letzten Kapitel kurz skizziert werden.

5 Schlussbetrachtungen

5.1 Zusammenfassung: Hormone und Psyche zwischen Labor, Klinik und Utopie

Wie kommt es, dass wir heute ganz selbstverständlich annehmen, Hormone hätten weitreichenden Einfluss auf komplexe psychische Phänomene? – so lautete die Ausgangsfrage der vorliegenden Studie. Um diese Frage zu beantworten, wurden Prozesse der Entstehung von Wissen über Zusammenhänge zwischen Hormonen und der menschlichen Psyche in der ersten Hälfte des 20. Jahrhunderts rekonstruiert. Ein wichtiges Anliegen war dabei, anstatt eine klassische Historiographie der frühen psychoendokrinologischen Forschung zu erarbeiten, vielmehr die Wanderung und Transformation von Wissen über Hormone und Psyche nicht nur zwischen den verschiedenen wissenschaftlichen Disziplinen, sondern auch zwischen wissenschaftlichen und im weitesten Sinne öffentlichen Diskursen zu verfolgen. Die zentrale These dieser Arbeit war, dass grundlegende Annahmen über Hormon-Psyche-Zusammenhänge, die unsere zeitgenössischen psychophysiologischen Narrative prägen, bereits in den 1920er Jahren entstanden sind und damit in der Phase, in der sich die Endokrinologie gerade erst als neuer Forschungszweig etablierte. Diese These hatte sich aus ersten stichprobenartigen Betrachtungen wissenschaftlicher und massenmedialer Publikationen der 1920er Jahre ergeben und konnte im Rahmen tiefergehender Analysen bestätigt werden. Geschlechtsspezifische Persönlichkeitseigenschaften und Verhaltensweisen, emotionale Regungen und der individuelle Charakter als verschiedene Facetten des ›Seelenlebens‹ eines Menschen wurden in Europa ebenso wie in den USA und der jungen Sowjetunion spätestens seit der zweiten Dekade des 20. Jahrhunderts mit den Wirkungen von körpereigenen chemischen Substanzen assoziiert. Dies geschah in einer Phase, in der über den chemischen Aufbau und die physiologischen Wirkungen von Hormonen noch sehr wenig bekannt war. Im Rahmen einer ganzheitlichen Perspektive auf das Individuum, wie sie in der ersten Hälfte des 20. Jahrhunderts seitens der modernen Konstitutionslehre propagiert wurde, entstanden dabei teils ins Utopische, teils ins Dystopische reichende Visionen einer hormontherapeutischen Herstellung physisch und psychisch überlegener Menschen.

Die den 1920er Jahren seitens der Wissenschaftsgeschichte bereits vielfach attestierte Hormon-Euphorie markierte den Höhepunkt einer diskursiven Verschiebung innerhalb der Medizin und Physiologie. Im 19. Jahrhundert wurde noch den Nerven und dem Gehirn eine zentrale Rolle im Hinblick auf die Regulation von physiologischen und insbesondere auch psychischen Phänomenen zugeschrieben. Im frühen 20. Jahrhundert rückten die Drüsen mit innerer Sekretion und ihre aktiven Substanzen zunehmend in den Fokus der Forschung und wurden zum Ausgangspunkt für neuartige Behandlungsansätze und weitreichende Machbarkeitsphantasien. »The nerves carried messages, to be sure, but they were no longer seen as much more important than one's postman« schrieb Chandak Sengoopta zu dieser Verschiebung der Bedeutungs-zuschreibungen und fügte hinzu: »The really crucial business of regulating the organism had been made over to the endocrine glands and their secretions.«[1] Das »Zeitalter der Nervosität«[2] und »Erschöpfung«[3], geprägt durch die Angst vor der Degeneration durch zivilisatorische Überreizung, schien mit der allmählichen Etablierung der Lehre von der inneren Sekretion und daran anschließenden – zumeist hypothetischen – neuartigen Heilungsoptionen ein Ende zu finden. Viele vormals als Nervenkrankheiten definierte Leiden wurden nun endokrin konzipiert und man hoffte sie bald auch hormontherapeutisch behandeln zu können. Konkrete Zusammenhänge zwischen Störungen von einzelnen endokrinen Drüsen und spezifischen psychischen Anomalien ließen sich jedoch kaum ermitteln. Ebenso genügten die beschränkten Forschungsmethoden der ersten Hälfte des 20. Jahrhunderts nicht, um klare Aussagen über die Wirkungen von Hormonen im psychischen Geschehen von Gesunden zu machen. So stand ein allgegenwärtiges ›Naheliegen‹ des Hormon-Psyche-Konnex den Mängeln seiner experimentellen Beweisbarkeit und konkreten Beschreibung gegenüber (siehe Kapitel 1.1). Dieser Umstand dämpfte jedoch kaum die allgemeine Begeisterung für Hormone und irritierte ebenso wenig die prinzipielle Überzeugung von ihrer

1 Sengoopta, 2006, 205–206.

2 Vgl. Radkau, 1998.

3 Vgl. Martynkewicz, 2013.

psychoregulativen Wirkung (siehe Kapitel 1.2). So wurden die experimentell schwer greifbaren Details oftmals in Publikationen, die sich im Graubereich zwischen gesicherten Fakten und Spekulationen bewegten, sowie in populärwissenschaftlichen Texten kreativ ausformuliert. Dabei wurden Aussagen verallgemeinert, verschiedene Theorien miteinander verstrickt und so nicht nur aktiv am psychoendokrinen Gedankengebäude mitgestaltet, sondern auch dazu beigetragen, dass die Vorstellung eines engen Zusammenhangs zwischen Hormonen und der menschlichen Psyche sich als allgemein akzeptierte Tatsache manifestierte, obwohl ihre wissenschaftliche Haltbarkeit im Detail fragwürdig blieb.

Entlang von drei Teilaspekten der Psyche – ›Verhalten‹, ›Emotionen‹ und ›Charakter‹ bzw. ›Persönlichkeit‹ – und mit Fokus auf je eines von drei wissenschaftlichen Forschungsfeldern, in denen diese Aspekte jeweils zentrale Bedeutung hatten, wurden im Rahmen der vorliegenden Analyse verschiedene diskursive Stränge rekonstruiert, in denen psychische Phänomene und die Wirkungen von Hormonen respektive Drüsen mit innerer Sekretion in der ersten Hälfte des 20. Jahrhunderts diskursiv miteinander verknüpft wurden. Die Ergebnisse dieser Rekonstruktionsarbeit sollen im Folgenden kurz zusammengefasst werden.

Die Analyse von frühen Publikationen zur Erforschung der innersekretorischen Wirkungen der Keimdrüsen um die Jahrhundertwende und in den ersten Dekaden des 20. Jahrhunderts verwies auf eine Übernahme von Tendenzen der Pathologisierung und Medikalisierung der weiblichen Psyche in psychoendokrinen Diskursen. Diese Tendenzen artikulierten sich bereits vor dem Aufkommen endokriner Wirkmodelle und basierten auf der Annahme einer engen Verbindung zwischen vermeintlich typisch weiblichen psychischen Eigenschaften und ihren Geschlechtsorganen (siehe Kapitel 2). Ebenso wurden im 18. und 19. Jahrhundert weit verbreitete Konzeptionen typisch männlicher Persönlichkeitseigenschaften, die aus der biologischen Natur von ›Mann und Frau‹ abgeleitet wurden, im hormonellen Paradigma übernommen. Eine zentrale Figur der frühen Keimdrüsenforschung war der Wiener Physiologe Eugen Steinach. Ausgehend von seinen spektakulären und weltweit vielbeachteten Geschlechtsumwandlungsexperimenten durch Keimdrüsentransplantationen an Nagetieren in den 1910er Jahren entwickelte Steinach die wissenschaftliche Basis für das biologische Konzept der Sexualhormone. Seine Experimente mündeten in einer »paradigmatische[n] Lehre«, deren Postulat, »dass alles Geschlechtliche chemisch bedingt sei« auch die hormonelle Beeinflussung der ›männlichen‹ und ›weiblichen‹

Psyche herausstellte.[4] Obgleich Steinachs eigene und daran anschließende Untersuchungen zunächst fast ausschließlich an Tieren durchgeführt wurden, erfolgte die Übertragung der Gültigkeit so gewonnener Erkenntnisse auch auf die Psyche des Menschen. Diese Forschung fand großen Anklang in wissenschaftlichen Fachkreisen und in der Öffentlichkeit und schien die vermeintlich naturgegebene und nun auch hormonell erklärbare Geschlechterordnung zu untermauern. Ebenso implizierte sie die Möglichkeit einer hormontherapeutischen Normalisierung der Geschlechter. Die heteronormativen Wirkungszuschreibungen der Sexualhormone blieben im Gros der Hormonnarrative auch dann weitgehend stabil, als physiologische Experimente und später auch biochemische Analysen den von Steinach postulierten geschlechtshormonellen Antagonismus ebenso wie die Annahme einer binären Wirkungsspezifität von Sexualhormonen widerlegten. Das seit den 1930er Jahren wissenschaftlich postulierte graduelle Verständnis von Männlichkeit und Weiblichkeit blieb eine Theorie, die die gesellschaftliche Forderung nach klarer dichotomer Geschlechterdefinition kaum irritierte und in öffentlichen Diskursen der ersten Hälfte des 20. Jahrhunderts wenig Anklang fand. Dies betraf physische Eigenschaften ebenso wie psychische.

Die mit der Weiterentwicklung von Forschungsmethoden und speziell von chemischen Analysetechniken einhergehende Differenzierung der endokrinologischen Wirkungsmodelle brachte etwa ab Mitte der 1920er Jahre auch Differenzierungen innerhalb der Diskurse um die hormonelle Regulation geschlechtsspezifischen Verhaltens mit sich. Das bereits in den tierexperimentellen Untersuchungen von Eugen Steinach beschriebene Fürsorgeverhalten hormonell verweiblichter Meerschweinchen und Ratten gegenüber fremden Jungtieren erfuhr in den 1930er Jahren einen Widerhall in Form des Diskurses um die hormonelle Regulation von ›Mutterliebe‹. Wie in kleinschrittiger Rekonstruktion gezeigt wurde, speiste sich dieser Diskurs aus einzelnen Beobachtungen im Rahmen tierphysiologischer Experimente und entwickelte sich weitgehend im Rahmen von populärwissenschaftlichen Abhandlungen über Hormone. Der hormonelle Mutterinstinkt war ein erstes geschlechtsspezifisches Verhalten, das nicht durch die Keimdrüsen, sondern durch ein Hormon der Hirnanhangdrüse – das Hormon Prolaktin – gesteuert werden sollte. Ende der 1940er Jahre wurde das Konzept der hormonellen Mutterliebe auch seitens der Psychiatrie aufgegriffen. Edwin Blickenstorfer, ein in der Schweiz tätiger Psychiater, veröffentlichte im Zeitraum zwischen

4 Stoff, 2008, [13].

1949 und 1953 mehrere Fachartikel, in denen er Fälle psychischer ›Vermütterlichung‹ von Männern beschrieb und auf krankhafte Veränderungen der Hypophyse und eine Überproduktion des Hormons Prolaktin zurückführte. Die klare Klassifizierung von Fürsorgeverhalten als männlich gelesener Individuen gegenüber Kindern als pathologische Abweichung von männlichem Normverhalten und ihre Bezeichnung als ›Vermütterlichung‹ spiegelte die Beharrungstendenz einer tradierten Geschlechterdichotomie bezüglich der Rolle von ›Mann und Frau‹ im familiären Gefüge wider. Zugleich untermauerte dieser Fall die weitreichende Akzeptanz der Annahme einer hormonellen Bedingtheit komplexen menschlichen Verhaltens in der ersten Hälfte des 20. Jahrhunderts. Die Untersuchungen Blickenstorfers reflektierten Bemühungen um eine Fruchtbarmachung endokrinologischen Wissens im Rahmen der Psychiatrie. Eine Zusammenführung der Endokrinologie und Psychologie respektive Psychiatrie wurde um die 1950er Jahre maßgeblich durch Blickenstorfers Kollegen, den Psychiater Manfred Bleuler propagiert. Dieser verfasste ein erstes sehr umfangreiches Lehrwerk der ›Endokrinologischen Psychiatrie‹ und beabsichtigte damit den Grundstein für eine neue Disziplin zu legen. Dieses Vorhaben scheiterte jedoch zunächst an der Schwierigkeit, psychopathologische Symptome einzugrenzen und sie eindeutig auf Hormonwirkungen zurückzuführen. Dennoch verdeutlichte sich in Bleulers Arbeiten, dass die Endokrinologie gegen Ende der ersten Hälfte des 20. Jahrhunderts zunehmend auch in professionelle psychiatrische Diskurse integriert wurde.

Als zweiter Teilaspekt des Psychischen standen Emotionen im Mittelpunkt meiner Untersuchungen (siehe Kapitel 3). Diese rückten im ausgehenden 19. Jahrhundert in den Fokus des Interesses der sich als Disziplin mit naturwissenschaftlicher Fundierung formierenden Psychologie und wurden Gegenstand psychophysiologischer Untersuchungen. Die in der gesamten zweiten Hälfte des 19. Jahrhunderts populäre Vorstellung eines ›Psychophysischen Parallelismus‹ löste den Dualismus von Körper und Seele zunehmend ab und implizierte die Möglichkeit des Studiums psychischer Phänomene am Körper. Dabei wurden auch Emotionen zum Gegenstand psychophysiologischer Betrachtungen. Besondere Beachtung in Fachkreisen bekam seit den 1880er Jahren die sogenannte James-Lange-Theorie. Zugespitzt formuliert, postulierte sie eine Gleichsetzung von viszeralen Veränderungen im Organismus und dem Empfinden dieser emotionsspezifischen physiologischen Reaktionen mit der subjektiven Wahrnehmung von Emotionen. Emotionen sollten demnach nicht im Gehirn, sondern an verschiedensten Orten des Körpers entstehen und physiologisch erklärbar sein. Die sich seit der Jahrhundertwende zum

20. Jahrhundert etablierende tierexperimentelle Emotionsforschung stellte diese Annahme jedoch in Frage und lenkte den Fokus auf das Gehirn und die Bedeutung der endokrinen Organe für die Entstehung von Emotionen.

Dazu trugen insbesondere die Arbeiten des US-Amerikanischen Physiologen Walter B. Cannon von der Universität in Harvard bei. Ausgehend von Experimenten an Katzen und anderen Versuchstieren postulierte Cannon in den 1910er und 1920er Jahren einen Zusammenhang zwischen den Emotionen von Angst, Wut und generell einer starken Aufregung mit den physiologischen Wirkungen des Nebennierenrinden-Hormons Adrenalin. Sein psychophysiologisches Wirkungsmodell betonte die tiefgehende Interdependenz zwischen dem Hormon- und dem Nervensystem bzw. dem Gehirn. Der genuin psychische Anteil an den erforschten Emotionen – ihr subjektives Erleben – wurde aus der tierexperimentellen Forschung Cannons allerdings exkludiert. Dieser Aspekt fand jedoch explizit Beachtung seitens des spanischen Mediziners Gregorio Marañón, der sich in den 1920er Jahren mit den Wirkungen von künstlich verabreichtem Adrenalin an Menschen beschäftigte und sich ebenfalls für eine neuro-humorale Theorie der Emotionsentstehung aussprach. Seine Versuche zeigten, dass Adrenalin-Injektionen physiologische Reaktionen auslösten, die denen bei Angstzuständen oder generell starken Emotionen sehr ähnelten und von Versuchspersonen auch mit Angstgefühlen assoziiert wurden. Was die Versuchspersonen in Abwesenheit psychischer Stimuli nach eigenen Angaben dabei jedoch empfanden, waren lediglich »als ob«-Emotionen – also Emotionen, die zwar an Angst, Wut oder starke Erregung erinnerten, jedoch nicht als ›echte‹ Emotionen bewertet wurden. Nur wenn die ProbandInnen dazu angehalten wurden, nach der Adrenalingabe an negativ-emotionale Situationen in ihrem Leben zu denken, bewerteten sie ihre Emotionsreaktionen als authentisch. Darin verdeutlichte sich, dass Emotionen nicht vollständig materialisierbar waren und der physiologischen Reaktion stets ein entsprechender psychischer Stimulus vorangehen musste. Trotz der Feststellung, dass den nun auch künstlich hormonell auslösbaren Emotionszuständen eine nicht-physiologische Komponente zu ihrer Vollständigkeit fehlte, verbreitete sich in Folge dieser Forschungen die Annahme einer regulativen Wirkmacht von Hormonen im Hinblick auf Emotionen.

Eine besondere Zuspitzung erfuhr dieser Zusammenhang in einer ganzheitlichen und rein physiologischen Emotionstheorie des sowjetrussischen Psychiaters Wladimir N. Speranski. Entsprechend den politisch motivierten Bemühungen um eine vollständige Objektivierung der Psychologie und um eine Reduktion psychischer Prozesse auf die Tätigkeit des Nervensystems in der Sowjetunion der 1920er Jahre baute Speranski seine Theorie auf der Basis von reflexologischen Wirkungsmodellen auf. Dabei räumte er Hormonen eine zentrale Rolle bei der Entstehung von Emotionen ein und formulierte eine Emotionstheorie, der zufolge nicht die seinerzeit bekannten Hormone selbst, sondern nicht näher bestimmte Derivate dieser hormonellen Substanzen Reaktionen im Gehirn aktivieren sollten, die als Emotionen empfunden wurden. Die sogenannte ›Hormono-Reflexologie‹ unterschied sich somit deutlich von den in Europa und den USA verbreiteten Theorien. Sie bezeugte jedoch die grundlegende Überzeugung von einer engen Verbindung zwischen Hormonen und Emotionen, die sich also trotz der spezifischen ideologischen Rahmung auch in der jungen Sowjetunion nachweisen lässt.

Während solche experimentell-physiologisch agierenden Forschungsrichtungen wie die Sexualhormonforschung und die physiologische Emotionsforschung sich in der ersten Hälfte des 20. Jahrhunderts an Detailfragen der Wirkungszusammenhänge zwischen Hormonen und psychischen Phänomenen abarbeiteten und dabei schnell an methodische Grenzen stießen, bewegte sich die sogenannte Konstitutionslehre abseits solcher Detailfragen. Als nach eigener Auffassung streng naturwissenschaftlich fundiertes Forschungsprogramm, das die Einzigartigkeit des Menschen in den Fokus medizinischer Betrachtungen rücken wollte, räumte die Konstitutionslehre dem endokrinen System eine zentrale Rolle im Hinblick auf die Gestaltung der Persönlichkeit eines Menschen und damit auch explizit von psychischen Eigenschaften ein (siehe Kapitel 4). Dem Topos der Ganzheitlichkeit entsprechend ging es hier nicht um einzelne Komponenten der Psyche, wie Emotionen oder Verhaltensweisen, sondern um den grundlegenden Charakter eines Individuums. Obwohl die Konstitutionslehre spätestens seit den 1950er Jahren an Bedeutung verlor, bildete sie in der ersten Hälfte des 20. Jahrhunderts eine wichtige Kontextualisierung für die Plausibilisierung und Verbreitung von psychoendokrinen Vorstellungen. Auf Basis konstitutionstheoretischer Überlegungen wurden zudem hormontherapeutische Praktiken imaginiert, die an die eugenischen Diskurse dieser Zeit anknüpften und auf eine Optimierung physischer und psychischer Eigenschaften im Sinne der Erschaffung eines ›Neuen Menschen‹ abzielten.

Zu einer Art Stichjahr sollte dabei das Jahr 1921 werden. Hier erschienen gleich drei vielbeachtete wissenschaftliche Publikationen, in denen das endokrine System und psychische Eigenschaften im Rahmen konstitutionstheoretischer Überlegungen zueinander in Bezug gesetzt wurden. Der deutsche Psychiater Ernst Kretschmer entwarf in seinem vielbeachteten Werk »Körperbau und Charakter« eine endokrinologisch fundierte Konstitutionstypologie, der ein umfassender Erklärungsanspruch im Sinne einer Totaltypologie der Menschheit zugrunde lag. Während der praktische Nutzen dieser Typologie jedoch kaum expliziert wurde, verbanden zwei andere Autoren ihre konstitutionstheoretischen Überlegungen mit klaren gesellschaftspolitischen Implikationen. Der US-amerikanische Endokrinologe Louis Berman verstand sämtliche physische und psychische Eigenschaften des Individuums als vollständig durch das hormonelle System bestimmt und formulierte in seiner Monographie mit dem Titel »The glands regulating personality« eine endokrine Konstitutionstypologie. Zudem entwarf er ein – seiner Ansicht nach – wissenschaftlich solide fundiertes Programm, das auf eine umfassende Transformation der gesamten Zivilisation durch Hormontherapie abzielte. Berman vertrat die Ansicht, dass auf dem Wege der hormonellen Intervention eine effektivere und wesentlich schnellere Verbesserung der Menschheit erzielt werden konnte als die seinerzeit vieldiskutierten eugenischen Maßnahmen es perspektivisch zu leisten vermochten. Einen ähnlichen konstitutionstypologischen Ansatz, jedoch entschieden rassenideologisch orientiert, verfolgte auch der renommierte italienische Endokrinologe Nicola Pende. Pende hatte sich bereits in den 1910er Jahren auf die Erforschung der Zusammenhänge zwischen Nerven- und Hormonsystem spezialisiert und rahmte seine Arbeit mit konstitutionstheoretischen Überlegungen. In dem Werk »Dalla medicina alla sociologia« übertrug er die von ihm postulierten physiologischen Funktionsprinzipien auf die Funktion von Gesellschaften und legte zugleich den Grundstein für seine endokrin fundierte konstitutionelle ›Biotypologie‹. Im Rahmen des faschistischen Regimes Mussolinis baute Pende die Biotypologie in den Folgejahren zu einem Instrument der psychophysischen Klassifikation der Bevölkerung aus und machte sie zur Grundlage eines umfassenden hormontherapeutischen Umgestaltungsprogramms, das bereits Mitte der 1920er Jahre praktische Anwendung fand.

Als ›Zeichen der Zeit‹ markieren die drei genannten Werke aus dem Jahr 1921 einen diskursiven Knotenpunkt, an dem die Vorstellung eines engen Zusammenhangs zwischen Hormonen und der Psyche dynamisiert wurde. Durch das stete Aufgreifen dieses Zusammenhangs in wissenschaftlichen und populären Abhandlungen und seine diskursiven Verknüpfungen mit zeitspezifischen gesellschaftlichen Problematisierungen wie der Angst vor Degeneration, und nicht zuletzt auch im Rahmen konkreter hormontherapeutischer Praktiken, wurde in der ersten Hälfte des 20. Jahrhunderts trotz weitreichender Wissenslücken aus einem ›Naheliegen‹ des Hormon-Psyche-

Konnexes eine weit verbreitete ›Gewissheit‹ respektive ›Tatsache‹. Obgleich die vorliegende Analyse angesichts ihrer zeitlichen Beschränkung auf die erste Hälfte des 20. Jahrhunderts keine vollständige Rekonstruktion psychoendokriner Diskurse bis in die Gegenwart leistet, zeigt sie anhand zahlreicher Beispiele, dass Hormon-Psyche-Zusammenhänge schon seit den frühesten Stunden der Endokrinologie zu Beginn des 20. Jahrhunderts formuliert wurden und spätestens in den 1920er und 1930er Jahren zu einer weithin anerkannten ›Tatsache‹ avancierten. Die Konstruktion des Wissens rund um Hormone und psychische Phänomene spielte sich dabei nicht nur im Rahmen wissenschaftlicher Diskurse und der experimentellen Forschung ab, sondern gestaltete sich als reger Gedankentransfer zwischen der Fachwissenschaft, ihrer Peripherie, sowie der allgemein gebildeten Öffentlichkeit. Die Analyse dieser Konstruktions- und Transformationsprozesse im Zeitraum zwischen etwa 1900 und 1950 hinterlässt eine neue Forschungslücke. Ein kursorischer Blick auf die Zeit nach 1950 soll diese Lücke fragmentarisch explorieren und zu weiterer wissens- und wissenschaftshistorischer Forschung inspirieren.

5.2 »Was dann geschah ...«: Ein Brief in die Vergangenheit

»Immer verwinkelter wird das Bild, immer undurchdringlicher werden die Zusammenhänge. Eine Erkenntnis aber schält sich mit zunehmender Eindringlichkeit aus der Beschäftigung mit den Vorgängen der inneren Sekretion heraus: daß ebenso, wie überall im Zellenstaat, so auch hier das Zusammenspiel von vielem Einzelnen ein wunderbar abgestimmtes Ganzes schafft, daß der Hormonapparat mit seinen Beziehungen zum Nervensystem, zu allen Organen und zur Psyche des Menschen eine wundersame, untrennbare Einheit darstellt, ein Kraftwerk der Harmonie, dem die heutige Wissenschaft freilich kaum anders gegenübersteht, als etwa der Laie der Maschinenanlage eines modernen Ozeanriesen. Dennoch wäre es ungerecht, wollte man die Leistungen verkennen, die die Lehre von den Hormonen schon gezeigt hat. Sie hat uns eine Reihe wichtiger Einzelergebnisse beschert, von denen, wie wir sahen, die Heilkunde alltäglich schon segensreichen Gebrauch macht. Und wenn die Hormonforschung des nächsten halben Jahrhunderts ebenso rüstig vorwärts schreitet wie bisher, so werden wir noch manche überraschende Aufschlüsse über die geheimnisvollen Kräfte zu erwarten haben, die die Vorgänge des Lebens regeln, werden hoffen dürfen, daß es dereinst mit ihrer Hilfe gelingt, gar manche geistige und körperliche Gleichgewichtsstörungen, die bis heute noch als

> unangreifbar gelten, immer wirksamer zu bekämpfen; den Gesunden zur Bewahrung vor Krankheit, den Kranken zum Segen, der Menschheit zur Aufwärtsentwickelung [sic!].«[5]

Wie ein Brief in die Zukunft lesen sich diese Worte des deutschen Mediziners und Wissenschaftsjournalisten Gerhard Venzmer fast 100 Jahre nachdem sie geschrieben wurden. Welche Antwort aber könnte man verfassen, wollte man Venzmer und seinen ZeitgenossInnen einen kurzen Überblick darüber geben, ›was dann geschah …‹? Die wichtigste Nachricht würde wohl sein, dass es etwa ab der Mitte des 20. Jahrhunderts einen tiefgreifenden Wandel psychophysiologischer Erklärungsmodelle gegeben hat, der sich bereits in den 1920er Jahren angebahnt hatte, sich jedoch erst in den 1950er Jahren vollzog und eine Zäsur in der Wissenschaftsgeschichte der Theorien rund um Hormone und psychische Phänomene darstellt.[6]

Nicht nur Hormondrüsen, wie bis dahin angenommen, sondern auch das Gehirn selbst kann innerhalb spezieller Nervenzellen Hormone produzieren – so lautete die These des deutschen Neuroanatomen Ernst Scharrer, die er Ende der 1920er Jahre angesichts morphologischer Untersuchungen von Nervenzellen im Zwischenhirn einer Fischart formulierte.[7] Die daran gekoppelte Theorie der ›Neurosekretion‹, um deren Beweisführung sich Scharrer gemeinsam mit seiner Ehefrau Berta anhand von nahezu das gesamte Tierreich umfassenden histologischen Untersuchungen bemühte, stand allerdings im Widerspruch zu der in dieser Zeit geltenden Annahme, dass das Nerven- und das Hormonsystem funktional und morphologisch distinkte Systeme seien und stieß deshalb zunächst auf Ablehnung in wissenschaftlichen Fachkreisen.[8] Aussagen, wie die des deutsch-holländischen Pharmakologen H. P. van Dyke aus dem Jahr 1939: »The evidence that such cells secrete colloid and are to be considered a ›diencephalic gland‹ is morphological and does not deserve acceptance at this time«[9] sprechen dafür, dass eine aus der reinen Morphologie und histologischen Untersuchung abgeleitete Theorie, der jegliche physiologische Be-

---

5 Venzmer, 1929, 248–249.

6 Vgl. Jaenicke, 2004.

7 Vgl. Scharrer, 1928, 33.

8 Vgl. Kühnel, 2001, 212; Scharrer, 1975, 259–260.

9 Zitiert nach Scharrer, 1975, 260. Van Dyke wurde später zu einem erfolgreichen und namhaften Forscher auf dem Gebiet der Neuroendokrinologie, speziell durch seine Arbeiten zum Hypophysenhinterlappen. Aus Berta Scharrers Memoiren geht nicht hervor, ob van Dyke lediglich die wissenschaftliche Denkweise seiner Zeit auf den Punkt

gründung fehlte, in der ersten Hälfte des 20. Jahrhunderts weder innerhalb der Endokrinologie noch der Hirnforschung anschlussfähig war. Der histologische Beleg alleine reichte schlichtweg nicht aus, um als Evidenz für eine so weitreichende Behauptung wie die der Existenz von »Drüsen-Nervenzellen«[10] im Gehirn zu dienen. Erst mit der Entwicklung von neuartigen histologischen Färbeverfahren und einer allgemeinen diskursiven Öffnung für neurochemische Erklärungsansätze innerhalb der Physiologie und Neurologie erlangte die Theorie der Neurosekretion in den 1950er Jahren Anerkennung in der internationalen Wissenschaftsgemeinschaft und bildete die Basis einer neuen Disziplin – der Disziplin der Neuroendokrinologie.[11]

Dieser tiefgreifende Wandel der Konzeptionen des Nerven- und des Hormonsystems hatte eine grundlegende Rekonfiguration von psychoendokrinen Theorien und Praktiken zur Folge. Mit der Feststellung, dass hormonelle Substanzen nicht nur von Nervenzellen produziert wurden, sondern auch als Botenstoffe im Zentralnervensystem fungierten, wurden *Neuro*hormone zu zentralen Operatoren des Gehirns, das damit eine endgültige Wiederaufwertung als zeitweilig in den Hintergrund geratener ›Sitz der Seele‹ erfuhr. Ebenso etablierten sich neue Forschungsmethoden, bei denen Hormone und andere chemische Substanzen im Tierexperiment nun zunehmend direkt in das Gehirn injiziert wurden.[12] Die Hormonforschung verband sich in der zweiten Hälfte des 20. Jahrhunderts damit auf eine neue Weise mit der Psychologie. Diese verstand sich zunehmend als Neurowissenschaft und setzte die Psyche mit neurochemischen Vorgängen im Gehirn gleich. So liest man in der aktuellsten Auflage des Standardlehrwerks zur Biologischen Psychologie:

> »*Zum Leib-Seele-Problem ist festzuhalten, dass psychische Prozesse und Verhalten vollständig und ausschließlich von der Hirntätigkeit abhängig sind. Eine Wirkung psychischer Prozesse auf die physiologischen Vorgänge des Gehirns besteht nicht.* [H. i. O.]«[13]

---

brachte, oder ob er zu dieser Zeit selbst zu den KritikerInnen der Theorie der Neurosekretion gehörte.

10 Scharrer und Scharrer, 1937.

11 Vgl. Scharrer, 1979, 279–282. Für eine historische Darstellung der Ereignisse rund um die Etablierung der Neuroendokrinologie siehe exemplarisch Gainer, 2020.

12 Vgl. Beach, 1981, 347–348.

13 Birbaumer und Schmidt, 2010, 7.

Die Biologische Psychologie als Teildisziplin der Psychologie, die sich der Erforschung von physischen »Korrelate[n] unseres Erlebens und Verhaltens«[14] widmet, versteht sich heute also allem voran als eine Wissenschaft des Gehirns – eines Gehirns, das als neurochemisches Regulationszentrum konzipiert ist.

Mit der Neurochemisierung des Gehirns erfolgte auch eine Neurochemisierung von hochgradig komplexen Phänomenen wie des Denkens, des Fühlens und des Handelns, der gesamten Persönlichkeit eines Menschen – des Selbst.[15] »The new neurochemical self« schreibt Nikolas Rose, der diesen Begriff in den 2000er Jahren geprägt hat, »is flexible and can be reconfigured in a way that blurs the boundaries between cure, normalization, and the enhancement of capacities.«[16] Damit spielt er auf die seitens der Soziologie in den letzten Jahrzehnten zunehmend kritisch gesehene Entwicklung einer »Entgrenzung der Medizin«[17] an, die sich unter anderem in Praktiken des sogenannten ›Neuroenhancement‹ abzeichnet. Geistige Leistungsfähigkeit, psychische Stabilität bis hin zum Sozialverhalten werden nicht nur in der Theorie zu neurochemisch manipulierbaren Eigenschaften, sondern sind längst Angriffspunkt psychopharmakologischer Optimierung. Den kritischen Aspekt dieser »Schöne[n] neue[n] Neuro-Welt«[18] sehen SozialwissenschaftlerInnen in der fragwürdigen Freiwilligkeit bei der Einnahme von solchen auch als »Lifestyle-Drogen«[19] bezeichneten chemischen Substanzen. Nicht nur erwachse das individuelle Bedürfnis nach einer gesteigerten Leistungsfähigkeit in diesen Bereichen aus einem zunehmenden gesellschaftlichen Erfolgsdruck.[20] Die Verfügbarkeit von immer neuen psychotropen Medikamenten habe auch Normverschiebungen im Hinblick auf Vorstellungen von Krankheit und Gesundheit zur Folge. Vormals als ›normal‹ oder zumindest unproblematisch geltende Verhaltenseigenschaften, Stimmungslagen und

14 Schröger, 2010, 9.

15 Dabei wurde auch das Gehirn als neues Geschlechtsorgan definiert und geschlechtsdichotome Zuschreibungen im Hinblick auf psychische Eigenschaften von ›Mann und Frau‹ aus geschlechtsspezifischen und hormonell vermittelten Prägungen des Gehirns abgeleitet. Ein historischer Überblick solcher Theorien findet sich bei Beach, 1981, 348–351. Für Kritik solcher Theorien und des ›Neurosexismus‹ siehe exemplarisch Fine, 2010; Joel, 2021; Karafyllis, 2007.

16 Rose, 2003, 59.

17 Vgl. Viehöver und Wehling, 2011.

18 Heinemann, 2010, 131.

19 Dickel, Franzen, und Kehl, 2014, 31.

20 Vgl. Heinemann, 2010, 131.

geistige Leistungslevels werden angesichts der Möglichkeit ihrer medikamentösen Behandlung Gegenstand von Medikalisierung.[21] So rückt beispielsweise Schüchternheit in einer auf Selbstvermarktung fixierten neoliberalen Gesellschaft ebenso in die Nähe einer psychopharmakologisch behandlungsbedürftigen Sozialphobie,[22] wie Konzentrationsschwierigkeiten und Unruhe immer häufiger als ADHS-Syndrom diagnostiziert werden.[23] Nicht zuletzt verkleinert sich auch der Übergangsbereich zwischen der Abwesenheit von permanent anhaltenden Glücksgefühlen und behandlungswürdigen Depressionen im Kontext des heute weit verbreiteten Primats des »zwanghaften Optimismus«[24].

Die genannten Entwicklungen werden historisch meist mit dem Aufkommen von ersten künstlich hergestellten Psychopharmaka in den 1950er Jahren und ihrer anschließenden Weiterentwicklung und Verbreitung assoziiert.[25] Dem kann zwar weitgehend zugestimmt werden, allerdings sollten die in diesem Buch dargelegten Analysen von Hormon-Psyche-Diskursen der ersten Hälfte des 20. Jahrhunderts verdeutlichen, dass sowohl die Chemisierung psychischer Eigenschaften als auch daran anschließende regulative Optimierungsvisionen und -praktiken schon lange vor der *Neuro*chemisierung der Psyche erfolgten. Als das Selbst zu einem neurochemischen wurde, war es bereits ein chemisches – genauer gesagt: ein hormonelles. Während die biopolitisch-utopischen Programme einer hormonellen Optimierung in der ersten Hälfte des 20. Jahrhunderts, wie sie an den Fallbeispielen von Louis Berman und Nicola Pende illustriert wurden, allerdings noch auf der Selbstverständlichkeit ihrer zentral gesteuerten Umsetzung bauten, sind Praktiken des Neuroenhancement vermeintlich selbstbestimmte Verbesserungsoptionen im Sinne einer ›Sorge um sich‹[26]. So hält auch Petra Shaper-Rinkel für die »Biopolitik mentaler Optimierung« im ausgehenden 20. und dem 21. Jahrhundert fest: »Die Optimierung erfolgt nicht mehr im Namen von Bevölkerung oder Gesundheit, sie erfolgt im Namen von Lebensqualität und sogar im Namen von Glück.«[27]

21 Zum Begriff der Medikalisierung siehe Peter und Carolin Neubert, 2016.

22 Siehe dazu exemplarisch Wehling, 2008.

23 Vgl. Fabian Karsch, 2011. Die Abkürzung ›ADHS‹ steht für die Diagnose der ›Aufmerksamkeitsdefizit-Hyperaktivitätsstörung‹.

24 Schaper-Rinkel, 2012, 91.

25 Ausführlich dazu in Rose, 2003.

26 Zum Konzept der ›Sorge um sich‹ bei Michel Foucault siehe Foucault, 1989.

27 Schaper-Rinkel, 2012, 88.

Heutige Optimierungsvisionen gestalten sich entsprechend auch kaum mehr als kollektive Utopien einer besseren Gesellschaft, sondern betreffen die Steigerung der individuellen Lebensqualität und Glückseligkeit. Unter diesen Vorzeichen erfolgt auch eine Rekonfiguration des utopischen Topos des ›Neuen Menschen‹ – eine Transformation, die Sascha Dickel sehr treffend beschreibt:

> »In einer Gesellschaft, die nicht mehr auf die soziale Steuerbarkeit und Planbarkeit ihrer selbst vertraut, [...] scheinen daher Zukunftsentwürfe zu gedeihen, welche die Überzeugung der Steuerbarkeit der Gesellschaft nicht mehr für sich in Anspruch nehmen, sondern die Machbarkeitsphantasie des Neuen Menschen sozial externalisieren und individuell internalisieren. Die Konstruktion des Neuen Menschen wird so als private Angelegenheit dargestellt. Der utopische *Enhancement*-Diskurs beansprucht für sich nur noch die Aufgabe, die technischen Grundlagen für diese individuellen Projekte der Selbsttransformation zu gewährleisten. Ein solches utopisches Projekt kommt ohne ein kollektiv eindeutiges Bild des Neuen Menschen aus. [H. i. O.]«[28]

Im Kontext von solchen utopischen Neuroenhancement-Diskursen wird seit einigen Jahren auch eine weitere Facette der neurochemisierten Psyche aufgegriffen, deren neurohormonelle Optimierung nicht nur in massenmedialen Beiträgen, sondern auch seitens der Bio- und Medizinethik diskutiert wird – das Phänomen der Liebe.[29]

»Wollen wir sie: die Liebespille?«[30] – mit dieser Frage beginnt ein Titelthemen-Artikel des *Spiegel* aus dem Jahr 2014 und die darin enthaltenen Antworten auf diese Frage sind so vielfältig wie die Auffassungen davon, was unter dem Begriff ›Liebe‹ zu verstehen ist. Abseits der ethischen Brisanz der Idee einer neuropharmakologischen Manipulation der Liebe artikuliert sich in den meisten Beiträgen zu diesem Thema eine grundlegende Überzeugung davon, dass das komplexe Phänomen der Liebe zumindest weitgehend auf neurochemische Vorgänge im Gehirn reduzierbar und entsprechend auch potenziell manipulierbar ist.[31] Solche Behauptungen stützen sich meist auf

---

28 Dickel, 2009, 193–194.

29 Siehe exemplarisch Bittner, 2011; Earp, Sandberg, und Savulescu, 2015; Savulescu und Sandberg, 2008.

30 Bethge, Bredow, und Höflinger, 2014, 111.

31 Vgl. Klinkert, 2014.

Erkenntnisse aus den tier- und seit den 2000er Jahren auch humanexperimentellen Untersuchungen der Wirkungen des im Hypothalamus gebildeten und durch den Hinterlappen der Hypophyse ausgeschütteten Neurohormons Oxytocin. Dieses aufgrund seiner die Geburtswehen auslösenden physiologischen Wirkung bereits seit den ersten Dekaden des 20. Jahrhunderts medizinisch genutzte körpereigene Hormon avancierte in den 1990er Jahren zum neurochemischen Äquivalent von Liebe und Bindung.[32] Auf der Suche nach einer Erklärung für das Vorkommen monogamen Paarungsverhaltens bei Säugetieren experimentierten US-amerikanische BiologInnen Anfang der 1990er Jahre mit Präriewühlmäusen.[33] Dabei erhärtete sich die bereits zuvor geäußerte Annahme eines Zusammenhangs zwischen diesem Verhalten und dem auch im Gehirn von Menschen vorkommenden Hormon Oxytocin, das den Versuchstieren im Rahmen der Experimente in Form von Infusionen verabreicht wurde.[34] In einer ähnlichen Studie sollte bereits Ende der 1970er Jahre »mütterliches Verhalten« weiblicher Ratten durch Oxytocin-Gaben ausgelöst worden sein.[35] In den Folgejahren wurden diese Ergebnisse seitens der tierexperimentellen Verhaltensforschung aufgegriffen und methodisch stark erweitert. Auch in der Biologischen Psychologie wurde Oxytocin zu einem zunehmend beliebten Forschungsobjekt, da man hoffte, das Neurohormon im Rahmen der Behandlung von psychischen Erkrankungen einsetzen zu können, die das Sozialverhalten von Menschen betrafen.[36] Jahre bevor erste Forschungsergebnisse über Wirkungen von Oxytocin auf die menschliche Psyche veröffentlicht wurden, galt Oxytocin in massenmedialen Beiträgen bereits als *das* ›Treue-‹, ›Bindungs-‹ oder auch ›Kuschelhormon‹.[37] Im Neurohormon Oxytocin, das nach heutigem Wissensstand unter anderem während der Geburt und beim Stillen im Gehirn von Mutter und Kind ausgeschüttet wird und dabei sowohl die Mutter-Kind-Bindung vermitteln als auch den neurochemischen Grundstein für die spätere Liebesfähigkeit des Kindes legen

32 Für eine ausführliche Analyse der Diskurse um Oxytocin als Sozialhormon unter besonderer Berücksichtigung der Rolle der Massenmedien bei der Entstehung von Wissen siehe Steinbach und Maasen, 2018.

33 Vgl. Carter et al., 1992, 205.

34 Vgl. Carter et al., 1992, 207.

35 Pedersen und Prange, 1979.

36 Für einen Überblick dieser Forschung siehe exemplarisch Meyer-Lindenberg et al., 2011.

37 Vgl. Steinbach und Maasen, 2018, 15–16.

soll,[38] fand das Narrativ des hormonellen Mutterinstinkts, das in der ersten Hälfte des 20. Jahrhunderts noch mit dem Hypophysenvorderlappen-Hormon Prolaktin assoziiert wurde, seine Fortsetzung.

Knapp drei Jahrzehnte nach seiner erstmaligen Erwähnung in Zusammenhang mit dem Paarungsverhalten von Präriewühlmäusen gehört Oxytocin längst zum Standardrepertoire psychoneuroendokriner Narrative. In massenmedialen Darstellungen fügte es sich nahtlos in eine Reihe mit vielen anderen hormonellen »Stimmungsmacher[n]«[39] ein. So informierte beispielsweise ein *Geo*-Artikel im Jahr 2016 über »Die Chemie der Psyche«, und führte nicht nur die »Gemütslagen« von an Depression erkrankten Personen auf ein Ungleichgewicht der Produktion neurohormoneller Substanzen zurück, sondern präsentierte auch Oxytocin als »Kuschelhormon«, das »im Gehirn die Weichen für das zwischenmenschliche Vertrauen« stellen sollte.[40] Und auch in einem Radiobeitrag des Deutschlandfunk zum Thema Altruismus hieß es im Juli des Jahres 2020:

> »Zu erwähnen ist auch der Botenstoff Oxytocin. Ihm eilt nicht nur der Ruf voraus, ein Kuschel- und Liebeshormon zu sein, das beispielsweise den weiblichen Körper auf die Geburt vorbereitet und mütterliches Verhalten initiiert, sondern er funktioniert auch grundsätzlich als Vertrauens- und Empathiehormon und hat einen positiven Einfluss auf das menschliche Zusammenleben insgesamt.«[41]

Hier schließt sich nun also der Kreis zu der der vorliegenden Untersuchung zugrundeliegenden Irritation über die Plausibilität und Akzeptabilität von solchen weitreichenden Behauptungen rund um *Neuro*hormone und Psyche, wie sie heute allgegenwärtig sind. All diese Behauptungen, obgleich sie sich unter der Ägide der modernen Neurowissenschaften stets als *neuro*hormonelle Phänomene artikulieren, entspringen einer Gesellschaft, in deren kollektiven Wissensbeständen chemische Substanzen als Regulatoren der Psyche bereits seit der ersten Hälfte des 20. Jahrhunderts verankert sind. Emotionen, Sozialverhalten und nicht zuletzt auch die Liebe wurden spätestens in den 1930er Jahren mit den Wirkungen von hormonellen Substanzen assoziiert. Wie aus einem

38 Vgl. Birbaumer und Schmidt, 2010, 146–147.

39 Schrader, 2016, 59.

40 Schrader, 2016, 58–59.

41 Westphalen, 2020.

›Naheliegen‹ einer engen Verbindung zwischen Hormonen und der menschlichen Psyche bereits in der ersten Hälfte des 20. Jahrhunderts ›Gewissheit‹ wurde, beleuchteten die hier dargelegten Analysen. Die weitere Entwicklung von Hormon-Psyche-Diskursen in der zweiten Hälfte des 20. Jahrhunderts bietet ein spannendes Feld für weiterführende Forschungen.

Mit Blick auf die große Hormon-Euphorie der 1920er Jahre und die damals geäußerten Hoffnungen auf zukünftige Fortschritte auch im Bereich der Behandlung psychischer Leiden lässt sich abschließend eine gemischte Bilanz ziehen. Es steht außer Frage, dass sich die psychoendokrinen Wirkmodelle in der zweiten Hälfte des 20. Jahrhunderts und bis heute enorm verändert und differenziert haben. Ebenso diversifizierten sich die hormonellen und speziell auch *neuro*hormonellen Wirkungszuschreibungen im Hinblick auf psychische Aspekte deutlich. Darüber hinaus kommen auch immer neue und nebenwirkungsärmere Psychopharmaka auf den Markt. Diese werden, wie bereits dargelegt wurde, sowohl zur Behandlung von Erkrankungen als auch zur Optimierung psychischer Leistungen eingesetzt. Die vollständige psychopharmakologische Heilung psychischer Erkrankungen ebenso wie Vorstellungen einer weitreichenden biochemischen Kontrolle der Psyche bewegen sich allerdings auch zu Beginn der 2020er Jahre weiterhin im Bereich des Utopischen respektive Dystopischen. Mehr noch ergeben sich aus den vielfältigen psychopharmakologischen Interventionsmöglichkeiten teils auch neue Problemfelder, da sich die Grenzen zwischen dem Normalen und Pathologischen verschieben und die gesellschaftlichen Erwartungen an psychische Eigenschaften steigen. Diese beschränken sich schon heute nicht mehr nur auf kognitive Fähigkeiten, sondern betreffen zunehmend auch die individuelle Soziabilität und könnten sich, wenn man den zahlreichen wissenschaftlichen und populären Publikationen zu diesem Thema Glauben schenken möchte, schon bald auch auf die Liebesfähigkeit ausweiten. Es bleibt gespannt abzuwarten, ob sich der Traum oder Alptraum von der »endokrinologischen ›Charakterapotheke‹«[42] oder der hormonellen »Liebespille«[43] noch erfüllen wird.

42 Bleuler, 1954, 4.

43 Bethge, Bredow, und Höflinger, 2014, 111.

Danksagung

»Umwege erweitern die Ortskenntnis«[1] – so ist es und ich möchte all den wunderbaren Menschen danken, die mich auf meinen Umwegen bis zum Ziel begleitet haben, das ich ohne ihre vielfältige Unterstützung und vor allem den Glauben an mich und dieses Projekt nie erreicht hätte.

Von ganzem Herzen danke ich meiner Doktormutter Bettina Wahrig für all ihre Zeit und Aufmerksamkeit, ihr so wunderbar kreatives und erfrischendes Mitdenken, die vielen wertvollen Hinweise und beeindruckend präzisen Lektüren, und vor allem für ihre warme und liebevolle Art, die mir immer Mut gemacht hat, weiter zu machen. Ebenso herzlich danke ich Heiko Stoff, einem der großzügigsten und offenherzigsten Menschen, die ich je getroffen habe. Seine stets produktive Kritik und die vielen inhaltlichen Anregungen waren von unschätzbarem Wert für diese Arbeit. Für all die produktiven Anregungen und Diskussionen bin ich den Teilnehmenden der DoktorandInnenkolloquien der Abteilung für Geschichte der Naturwissenschaften der TU Braunschweig und Bettina Wahrigs Jour Fixe ebenfalls sehr dankbar.

Mein besonderer Dank gilt Sabine Maasen dafür, dass sie meine ›Migration‹ aus den Natur- in die Geisteswissenschaften trotz allerlei widriger Umstände ermöglicht und begleitet hat. Ihr verdanke ich auch die spannenden und lehrreichen Jahre am Friedrich-Schiedel Stiftungslehrstuhl für Wissenschaftssoziologie, sowie dem Munich Center for Technology in Society der Technischen Universität München. Sie boten mir ein sehr inspirierendes akademisches Umfeld, in dem die ersten konkreten Ideen für dieses Projekt entstanden sind. Ich danke meinen Münchner KollegInnen – insbesondere Klara-Aylin Wenten, Tobias Drewlani, Georgia Samaras, Steffen Steinert und Nina Klimburg-Witjes. Sie waren ganz wunderbare akademische Wegbeglei-

1 Dieser Ausspruch geht zurück auf Kurt Tucholsky.

terInnen und Menschen, mit denen man auch abseits des Arbeitsalltags sehr viel Spaß haben konnte.

Eine historische Arbeit lebt natürlich von den ihr zugrunde liegenden Quellen und auch wenn ich das Glück hatte, viele von ihnen in digitaler Form oder im Bestand der Universitätsbibliotheken in Freiburg und Basel vorzufinden, wäre ich an manche von ihnen ohne die Unterstützung folgender Personen und Institutionen nie gekommen. Für den Zugang zur Fachbibliothek des Museums für Natur und Mensch in Freiburg danke ich Verena Waldschmidt. Dort fand ich nicht nur wahre Schätze an Quellen für dieses Buch, sondern traf auch auf ein paar wunderbare Menschen, die mir spannende Einblicke hinter die Kulissen des Museums gewährten. Für die oftmals aufwendige Literaturbeschaffung danke ich zudem den Mitarbeitenden der Universitätsbibliothek Basel, der Biblioteca CIB Margarita Salas in Madrid, Heike Breuer von der Bibliothek des Instituts für Ethik und Geschichte der Medizin der Universität Freiburg i.Br. und nicht zuletzt Bettina Wahrigs Zauberkräften in Zusammenarbeit mit der Universitätsbibliothek der Technischen Universität Braunschweig – sie alle haben insbesondere in Zeiten von Corona schier Unmögliches möglich gemacht. Gabriele Czarnowski danke ich für ihren sehr hilfreichen Hinweis auf die Originalpublikation von Karl Ehrhardt mit der Abbildung der Rhesusäffin. Für stilistische Anregungen, die technische Unterstützung, sowie erste Ideen für das Buchcover danke ich Benedikt Reichenbach, Christina Ocker und Christoph Stöver ganz herzlich. Ebenso danke ich Frau Mirjam Galley und Ihren KollegInnen vom transcript Verlag für ihre tolle Unterstützung im Prozess der Buchpublikation. Ein weiterer Dank gilt der Prof.-Rudolf-Schmitz Studienstiftung für den großzügigen Druckkostenzuschuss mit der Vergabe ihres Dissertationspreises 2023 an meine Arbeit.

Schließlich möchte ich mich bei meinen FreundInnen und meiner Familie bedanken. Ich beschränke mich hier auf wenige Namen, denke aber an alle. Für unsere wunderschöne Freundschaft danke ich der wunderbaren Linda Kolcu, die mir immer wieder Mut macht, meine Träume zu verfolgen. Für zahllose gute Gespräche und auch die vielen kritischen Fragen danke ich Christian Müller, der mein Interesse für die Soziologie und Wissenschaftstheorie geweckt hat. Dafür, dass sie mich mit so viel Herzenswärme durchs Leben begleiten, danke ich Renate und Helmut Elsässer. Für ihre grenzenlose Liebe, ihre Stärke, ihr Vertrauen und ihr Interesse an allem, was ich tue, danke ich meiner Mutter Viktoria Steinbach aus tiefstem Herzen. Ebenso danke ich meiner Großmutter, Antonia Steinbach, die immer eng an meiner Seite ist und mich stets mit aller Kraft unterstützt. Mein größter Dank gilt Bernhard Reichenbach, meinem Lebens- und Seilpartner, der mich mit seiner Liebe und endlosen Geduld durch all die Höhen und Tiefen auf dem Weg zu diesem Buch begleitet hat.

Abbildungsverzeichnis

Primärliteratur

Akert, K. (1967). Gehirn und vegetatives Nervensystem. *Biologie und Klinik des Zentralnervensystems*, 59–70. Basel: Sandoz. Unter: https://www.hifo.uzh.ch/dam/jcr:00000000-2999-c151-ffff-ffffe82a1927/paper_110_01.pdf (abgerufen am 14.09.22)

Allport, G. W, & Vernon, P. E. (1930). The Field of Personality. *The Psychological Bulletin*, 27(10), 677–730.

Apfel, P. (2015, 29. Juni). Was unsere Psyche steuert: Stress, Glück, Liebe – Hormone diktieren, was wir empfinden. *Focus online*, 2015. Unter: https://www.focus.de/gesundheit/ratgeber/hormone/hormone-die-heimlichen-herrscher-im-koerper-teil-5-stress-glueck-liebe-hormone-diktieren-was-wir-empfinden_id_4769840.html (abgerufen am 14.10.22).

Ascher, L. (1920). Der gegenwärtige Stand der Lehre von der inneren Sekretion. (Schluß aus Nr. 37). *Deutsche Medizinische Wochenschrift*, 46(38), 1056–1057.

Aschheim, S., & Zondek, B. (1928). Die Schwangerschaftsdiagnose aus dem Harn durch Nachweis des Hypophysenvorderlappenhormons. *Klinische Wochenschrift*, 7(30), 1404–1411.

Aschner, B. (1924). *Die Konstitution der Frau und ihre Beziehungen zur Geburtshilfe und Gynäkologie*. München: Bergmann.

Barbàra, M., & Vidoni, G. (1933). *L'Istituto Biotipologico Ortogenetico di Genova. (Diretto da N. Pende) Centro di studi della crescenza e della constituzione individuale*. Genova: Carlo Badiali & C.

Bauer, J. (1917). *Die konstitutionelle Disposition zu inneren Krankheiten*. Berlin, Heidelberg: Springer.

——— (1921). *Vorlesungen über allgemeine Konstitutions- und Vererbungslehre für Studierende und Ärzte*. Berlin: Springer.

——— (1927). *Innere Sekretion: Ihre Physiologie, Pathologie und Klinik*. Berlin, Wien: Springer.

Beach, F. A. (1948). *Hormones and Behavior: A Survey of Interrelationships Between Endocrine Secretions and Patterns of Ouvert Response*. New York: Paul B. Hoeber.

Beery, A. K. (2015). Antisocial Oxytocin: Complex Effects on Social Behavior. *Current Opinion in Behavioral Sciences, 6*, 174–182.

Berblinger, W. (1936). Allgemeiner Teil der Inkretologie. In W. Berblinger, C. Clauberg, & E. J. Kraus (Hg.), *Die Bedeutung der inneren Sekretion für die Frauenheilkunde*, 1–108. München: J. F. Bergmann.

Berger, H. A. (1925). Der Mensch von heute und die Nerven. *Kosmos: Handweiser für Naturfreunde, 22*(12), 411–412.

Berman, L. (1921). *The glands regulating personality. The study of the glands of internal secretion in relation to the types of human nature.* New York: Macmillan & Co., Limited.

——— (1925). *The personal equation*. London: George Allen & Unwin LTD.

——— (1927). *The Religion Called Behaviorism*. New York: Boni and Liveright.

——— (1928a). *The glands regulating personality. The study of the glands of internal secretion in relation to the types of human nature.* 2nd Edition. New York: Garden City Publishing Company.

——— (1928b). Psycho-Endocrinology. *Science, 67*(1729), 46–47.

——— (1932). Crime and the endocrine glands. *The American Journal of Psychiatry, 89*(2), 215–238.

——— (1938). *New creations in human beings*. New York: Doubleday, Doran & Company, Inc.

Bethge, P., von Bredow, R., & Höflinger, L. (2014). Immer jauchzend, nie betrübt. *Der Spiegel*, 33, 110–118.

Bettencourt, R., & Serrano, J.-A. (1890). Un cas de myxœdème (cachexie pachydermique) traité par la greffe hypodermique du corps thyroïde d'un mouton. *Congres de l'Association Francaise pour l'Avancement des Sciences*. Limoges, France.

Bieler, H. (1933). Endokrine Typen. *Wiener Medizinische Wochenschrift, 59*(47), 1333.

Bing, M. (1929). Jagd nach ›Typen‹. *Die Koralle, 4*(6), 258–261.

Birbaumer, N., & Schmidt, R. F. (Hg.) (2010). *Biologische Psychologie*. Heidelberg: Springer.

Bleuler, E. (1911). *Dementia Praecox oder Gruppe der Schizophrenien*. Leipzig, Wien: Franz Deuticke.

Bleuler, M. (1943). Schizophrenes und endokrines Krankheitsgeschehen. *Archiv der Julius-Klaus-Stiftung für Vererbungsforschung*, 18, 405.

——— (1948). Untersuchungen aus dem Grenzgebiet zwischen Psychopathologie und Endokrinologie. *Archiv für Psychiatrie und Nervenkrankheiten vereinigt mit Zeitschrift für die gesamte Neurologie und Psychiatrie,* 180, 271–528.

——— (1954). *Endokrinologische Psychiatrie.* Stuttgart: Georg Thieme.

——— (1965). »Psychiatrie und Endokrinologie: Geschichte ihrer Beziehungen in den letzten dreissig Jahren«. *Acta Psychiatrica Scandinavica, 41*(3), 411–418.

——— (1983). *Lehrbuch der Psychiatrie.* Berlin, Heidelberg, New York: Springer.

Blickenstorfer, E. (1949). Mutterinstinkte bei einem Manne mit krankhafter Bildung von lactotropem Hypophysenhormon. *Archiv für Psychiatrie und Zeitschrift für Neurologie,* 182, 536–542.

——— (1952). Neugestaltung kranken Daseins unter dem Einfluß der Mutterschaftshormone. *Psyche: Zeitschrift für Psychoanalyse und ihre Anwendungen,* 6(6), 321–335.

Boruttau, H. (1917). Die Steinachschen Forschungen über Pubertätsdrüsen und Geschlechtsmerkmale. *Deutsche Medizinische Wochenschrift, 43*(46), 1454–1456.

Böttcher, H. M. (1963). *Das Hormonbuch: Die Geschichte der Hormonforschung.* Köln, Berlin: Kiepenheuer.

Brandes, G. (1920). Das Geheimnis der Sexualdrüsen. *Die Umschau, 24*(44), 633–638.

Brown-Séquard, C.-É. (1889). Note on the Effects Produced on Man By Subcutaneous Injections of a Liquid Obtained From the Testicles of Animals. *The Lancet, 134*(3438), 105–107.

Cannon, W. B. (1922). New Evidence for Sympathetic Control of Some Internal Secretions. *American Journal of Psychiatry, 79*(1), 15–30.

——— (1927). The James-Lange theory of emotions: a critical examination and an alternative theory. *The American Journal of Psychology, 39*(1/4), 106–124.

——— (1931). Again the James-Lange and the thalamic theories of emotion. *Psychological Review, 38*(4), 281–295.

——— (1975). *Wut, Hunger, Angst und Schmerz: Eine Physiologie der Emotionen.* München, Berlin, Wien: Urban & Schwarzenberg.

——— (2020). *Conférences sur les émotions et l'homéostasie, Paris, 1930.* Lausanne: BHMS.

Carter, C. S. (1998). Neuroendocrine perspectives on social attachment and love. *Psychoneuroendocrinology, 23*(8), 779–818.

Carter, C. S., Williams, J. R., Witt, D. M., & Insel, T. R. (1992). Oxytocin and Social Bonding. *Annals of the New York Academy of Sciences, 652*(1), 204–211.

Carus, C. G. (1820). *Lehrbuch der Gynäkologie oder systematische Darstellung der Lehren von Erkenntniß und Behandlung eigenthümlicher gesunder und krankhafter Zustände, sowohl der nicht schwangern, schwangern und gebärenden Frauen, als der Wöchnerinnen und neugebornen Kinder.* Leipzig: Fleischer.

Ciurlo, L., Gualco, S., & Jellinek, A. (1935). Die Logopädie im Biotypologischen Institut in Genua. Aus dem Biotypologischen Institut der Medizinischen Universitätsklinik in Genua. Vorläufige Mitteiling. *Monatsschrift für Ohrenheilkunde und Laryngo-Rhinologie, 69*(2), 141–145.

Condrau, G. (1988). Nachruf: Edwin Blickenstorfer, 1919 – 1988. *Daseinsanalyse, 5*, 222–225.

Dach, E. F. (1927). Grundtypen der Menschheit. *Die Koralle, 3*(6), 301–304.

Dale, H. H. (1938). Natural Chemical Stimulators. *Edinburgh Medical Journal, 45*(7), 461–480.

——— (1948). Accident and Opportunism in Medical Research. *British Medical Journal, 2*, 451–455.

Dräger, J. (2020). Hormone: Warum wir lachen. Warum wir weinen. *P.M.*, 5, 64–71.

Earp, B. D, Sandberg, A., & Savulescu, J. (2015). The Medicalization of Love. *Cambridge Quarterly of Healthcare Ethics, 24*(3), 323–336.

Ehlert, U., & von Känel, R. (2011). *Psychoendokrinologie und Psychoimmunologie*. Berlin, Heidelberg: Springer.

Ehrhardt, K. (1929a). Beitrag zur Hypophysen-Vorderlappen-Reaktion unter besonderer Berücksichtigung der Aschheim-Zondekschen Schwangerschaftsreaktion. *Klinische Wochenschrift, 8*(44), 2044–2047.

——— (1929b). Neuere Forschungen über die Beziehungen zwischen Hypophyse und dem weiblichen Genitale. In J. Halban, & L. Seitz (Hg.), *Biologie und Pathologie des Weibes. Ein Handbuch der Frauenheilkunde und Geburtshilfe. 8. Band, 3. Teil.* Berlin, Wien: Urban & Schwarzenberg.

——— (1932). Klinische und tierexperimentelle Untersuchungen über Hormone des Hypophysenvorderlappens. *Archiv fur Gynakologie, 148*(1), 235–264.

Eppinger, H., Hirschfeld, R., Leri, A., Marie, P., Phleps, E., Schickele, G., Schüller, A., Vogt, H., & Wiesel, J. (Hg.) (1913), *Innere Sekretion und Nervensystem*. Berlin, Heidelberg: Springer.

Evans, H. M., & Simpson, M. E. (1931). Hormones of the anterior hypophysis. *American Journal of Physiology, 98*(3), 511–546.

Falta, W. (1913). *Die Erkrankungen der Blutdrüsen*. Berlin, Heidelberg: Springer.

——— (1927). Die Erkrankungen der Blutdrüsen. In G. v. Bergmann, & R. Staehelin (Hg.), *Handbuch der Inneren Medizin. Zweiter Teil*, 1035–1396. Berlin, Heidelberg: Springer.

Fellner, O. O. (1921). Über die Wirkung des Placentar- und Hodenlipoids auf die männlichen und weiblichen Sexualorgane. *Pflügers Archiv für die Gesamte Physiologie des Menschen und der Tiere, 189*(1), 199–214.

Finkler, W. (1932a). Chemie der Liebe. Das kristallisierte Sexualhormon. Unblutige Verjüngung des Mannes. *Neues Wiener Journal*, 40, 8.

——— (1932b). Das Anti-Liebesmittel. Keuscheit in Pillen – die neueste Errungenschaft der Hormonforschung. *Figaro*, 9, 451–452.

Freud, S. (1999). *›Selbstdarstellung‹. Schriften zur Geschichte der Psychoananlyse.* Frankfurt a.M.: S. Fischer.

Freund, H. (1925). Geschichte der Medizin. Virchow und die Humoralpathologie. *Deutsche Medizinische Wochenschrift, 51*(14), 568–569.

Frucht, B. (1925). Wie, wo, warum? Die ›Bühne‹ stellt interessante Fragen und bringt drei Wochen später die Antworten. 4. Innere Sekretion. *Die Bühne*, 59, 27.

Fürth, O. von (1930). Chemie der Hormonorgane und ihrer Hormone. In A. Bethe, G. von Bergmann, A. Ellinger, & G. Embden (Hg.), *Handbuch der Normalen und Pathologischen Physiologie. Mit Berücksichtigung der Experimentellen Pharmakologie*, 67–93. Berlin, Heidelberg: Springer.

Gumplowicz, L. (1905). *Grundriss der Soziologie*. Wien: Manz.

Günther, H. F. K. (1920). *Ritter, Tod und Teufel: Der heldische Gedanke*. München: J. F. Lehmann.

——— (1930). *Rassenkunde des deutschen Volkes*. München: J. F. Lehmann.

Halban, J. (1900). Ueber den Einfluss der Ovarien auf die Entwicklung des Genitales. *Monatsschrift für Geburtshilfe und Gynäkologie, 12*(4), 496–506.

——— (1903). Die Entstehung der Geschlechtscharaktere. Eine Studie über den formativen Einfluss der Keimdrüse. *Archiv für Gynaekologie, 70*(2), 205–308.

Hart, C. (1920). Konstitution und endokrines System. In *Festschrift zum 70. Geburtstage von Dr. Friedrich Martius*, 71–84. Berlin, Heidelberg: Springer.

Hegar, A. (1885). *Der Zusammenhang der Geschlechtskrankheiten mit nervösen Leiden und die Castration bei Neurosen*. Stuttgart: Verlag von Ferdinand Enke.

Heuer, G. J., & de Witt Andrus, W. (1934). The Effect of Adrenal Cortical Extract in Controlling Shock Following the Injection of Aqueous Extracts of Closed Intestinal Loops. *Annals of Surgery, 100*(4), 734–749.

Himmerich, H., & Steinberg, H. (2011). Hormonelle Krankheits- und Therapiekonzepte in der Psychiatrie. *Fortschritte der Neurologie Psychiatrie, 79*(7), 384–394.

Hirschfeld, M. (1920). Was ist die Ursache der Homosexualität? *Die Umschau, 24*(42), 612–613.

Holsboer, F., & Weber, M. W. (1995). In Memoriam Manfred Bleuler (1903–1994). *Journal of Psychiatry Research, 29*(1), 1–3.

Holst, V. (1883). *Die Behandlung der Hysterie der Neurasthenie und ähnlicher allgemeiner functioneller Neurosen*. Stuttgart: Verlag von Ferdinand Enke.

Howell, W. H. (1898). Physiological Effects of Extracts of the Hypophysis. *The Journal of Experimental Medicine, 3*(2), 245–258.

Hurlemann, R., & Grinevich, V. (Hg.) (2018). *Behavioral Pharmacology of Neuropeptides: Oxytocin. Current Topics in Behavioral Neurosciences* Volume 35. Cham: Springer.

Huter, C. (1911). *Illustriertes Handbuch der Menschenkenntnis. Nach meinem System der wissenschaftlichen Psychophysiognomik*. Leipzig: Arminius.

Huxley, A. (2003). *Schöne neue Welt*. Frankfurt a.M.: S. Fischer.

James, W. (1884). What is an Emotion? *Mind, 9*(34), 188–205.

Kahn, E. (1920). Referat über den sensitiven Beziehungswahn und die mehrdimensionale Diagnostik Kretschmers. Sitzung vom 13. XI. 1919. *Zeitschrift für die gesamte Neurologie und Psychiatrie – Referate und Ergebnisse, 20*(1), 69–85.

Kahn, F. (1931). *Das Leben des Menschen. Band V*. Stuttgart: Franckh'sche Verlagshandlung.

Kamm, O., Aldrich, T. B., Grote, I. W., Rowe, L. W., & Bugbee, E. P. (1928). The Active Principles of the Posterior Lobe of the Pituitary Gland. *Journal of the American Chemical Society, 50*(2), 573–601.

Kleine, B., & Rossmanith, W. (2014). *Hormone und Hormonsystem – Lehrbuch der Endokrinologie*. Berlin, Heidelberg: Springer.

Kleinwächter, L. (1880). Ein Beitrag zur Battey-Hegar'schen Operation. Extirpation beider Ovarien mit gleichzeitiger Myomotomie. *Archiv für Gynäkologie, 16*(1), 145–154.

Kretschmer, E. (1921). Keimdrüsenfunktion und Seelenstörung. *Deutsche Medizinische Wochenschrift, 47*(23), 649–650.

——— (1922). *Körperbau und Charakter: Untersuchungen zum Konstitutionsproblem und zur Lehre von den Temperamenten*. 2. Auflage. Berlin: Springer.

——— (1977). *Körperbau und Charakter: Untersuchungen zum Konstitutionsproblem und zur Lehre von den Temperamenten*. 26. Auflage. Berlin, Heidelberg: Springer.

Kreusch, Max von (1925). Körperbau und Charakter. *UHU das neue Ullstein Magazin, 1*(6), 86–95.

Landis, C. (1929). Bookreview: Walter B. Cannon. Bodily Changes in Pain, Hunger, Fear and Rage. (2nd ed., revised and enlarged.) New York: Appleton, 1929. Pp. xvi+404. *Pedagogical Seminary and Journal of Genetic Psychology, 38*(1–4), 527–531.

Landis, C., & Hunt, W. A. (1932). Adrenalin and Emotion. *Psychological Review, 39*(5), 467–485.

Langdon-Brown, W. (1921). The British Journal of Psychology: Medical Section. *The British Journal of Psychology/Medical Section, 2*(1), 1–12.

Laquer, F. (1928). *Hormone und Innere Sekretion*. 1. Auflage. Dresden, Leipzig: Verlag von Theodor Steinkopff.

——— (1934). *Hormone und Innere Sekretion*. 2. Auflage. Dresden, Leipzig: Verlag von Theodor Steinkopff.

Lilienstein, D. (1927). Der Seelenbegriff und die neuere Gehirnforschung. *Kosmos: Handweiser für Naturfreunde, 24*(6), 216–219.

Löffler, W. (1957). Professor Adolf Oswald. 26. Februar 1870 bis 22. Juli 1956. *Universität Zürich: Jahresbericht 1956/57*, 95–96. Zürich: Orell Füssli.

Löw, F. (1924). Die neueste Lehre von den Temperamenten. *Kosmos: Handweiser für Naturfreunde, 21*(11), 316–318.

Maass, T. A. (1930). Chemie der Seele. *Die Koralle, 6*(2), 67–68.

Mager, F. (1925). Venzmer, G.: Aus fernem Osten (Book Review). *Orientalistische Literaturzeitung, 28*(1), 48.

Marañón, G. (1921). Introducción al Estudio de la teoría neuro-humoral de la Emoción. *Publicación de Policlinica, Revista de Medicina, Cirugía y Especialidades*, 87, 1–23.

——— (1985). Contribución al estudio de la acción emotiva de la adrenalina. *Estudios de Psicología, 6*(21), 75–89.

Meng, H. (1932). Konstitutionsumstellung durch Arznei, Hormon, Psyche. *Psychoanalytische Bewegung, 4*(3), 224–231.

——— (1944). *Psyche und Hormon. Grundfragen der Psychotherapie*. Bern: Hans Huber.

Metschnikoff, E. (1904). *Studien über die Natur des Menschen: Eine optimistische Philosophie*. Leipzig: Verlag von Veit & Comp.

Meyer-Lindenberg, A., Domes, G., Kirsch, K., & Heinrichs, M. (2011). Oxytocin and vasopressin in the human brain: social neuropeptides for translational medicine. *Nature reviews. Neuroscience, 12*(9), 524–538.

Morgan, C. T. (1943). *Physiological Psychology*. New York, London: McGraw-Hill.

Mosso, A. (1880). *Sulla circulazione del sangue nel cervello dell'uomo*. Roma: Coi Tipi del Salviucci.

Much, H. (1933). Grundlagen der Organtherapie. Eine kritisch-skeptische Studie. In M. Hirsch (Hg.), *Handbuch der Inneren Sekretion. Band III*, 1901–1978. Leipzig: Verlag von Kurt Kabitzsch.

Murray, G. R. (1891). Note on the treatment of myxœdema by hypodermic injections of an extract of the thyroid gland of a sheep. *British Medical Journal*, 2, 796–797.

Naour, P., Wilson, E.O., & Skinner, B.F. (2009), *A Dialogue Between Sociobiology and Radical Behaviorism. Journal of Mammalian Evolution*. New York: Springer.

Newman, E. B., Perkins, F. T., & Wheeler, R. H. (1930). Cannon's Theory of Emotion: A Critique.« *Psychological Review*, *37*(4), 305–326.

O'Malley, M. (1928). Bookreview: The Religion Called Behaviorism. By Dr. Louis Berman. New York: Boni & Liveright, 1927. Pp. 150. *Psychoanalytic Review*, *15*(3), 346.

Oliver, G., & Schäfer, E. A. (1895). On the Physiological Action of Extracts of Pituitary Body and Certain Other Glandular Organs. *The Journal of Physiology*, *18*(3), 277–279.

Oswald, A. (1928). Die Beziehungen der Inneren Sekretion zu psychischen Störungen und Psychosen. *Klinische Wochenschrift*, *7*(25), 1161–1167.

Pedersen, C. A., & Prange, A. J. (1979). Induction of maternal behavior in virgin rats after intracerebroventricular administration of oxytocin. *Proceedings of the National Academy of Sciences*, *76*(12), 6661–6665.

Pende, N. (1921). *Dalla medicina alla sociologia*. Palermo: Prometeo.

——— (1927). *Biotipologia umana ed ortogenesi. Applicazioni cliniche e medico-soziali*. Genova: Tipografia Sociale.

——— (1933). *Bonifica umana razionale e biologia politica*. Bologna: Cappelli.

——— (1934). *Endocrinologia: Patologia e clinica degli organi a secrezione interna. Volume primo*. Milano: Vallardi.

——— (1939). *Scienza dell'ortogenesi*. Bergamo: Istituto italiano d'arti grafiche.

Pfaundler, M. von (1922). Was nennen wir Konstitution, Konstitutionsanomalie und Konstitutionskrankheit? *Klinische Wochenschrift*, *1*(17), 817–822.

Rein, H. (1960). *Einführung in die Physiologie des Menschen*. Berlin, Heidelberg: Springer.

Reiss, M. (1934). *Die Hormonforschung und ihre Methoden*. Berlin, Wien: Urban & Schwarzenberg.

Riddle, O. (1935). Aspects and Implications of the Hormonal Control of the Maternal Instinct. *Proceedings of the American Philosophical Society, 75*(6), 521–525.

Riddle, O., Bates, R. W., & Dykshorn, S. W. (1933). The Preparation, Identification and Assay of Prolactin – a Hormone of the Anterior Pituitary. *American Journal of Physiology, 105*(1), 191–216.

Rohden, F. von (1927). Konstitutionelle Körperbau-Untersuchungen an Gesunden und Kranken. *Archiv für Psychiatrie und Nervenkrankheiten, 79*(1), 786–815.

Rowe, A. W. (1931). A possible endocrine factor in the behavior problems of the young. *American Journal of Orthopsychiatry, 1*(5), 451–475.

Sand, K. (1923). Experiments on the endocrinology of the sexual glands. *Endocrinology, 7*(2), 273–301.

Savulescu, J., & Sandberg, A. (2008). Neuroenhancement of Love and Marriage: The Chemicals Between Us. *Neuroethics, 1*(1), 31–44.

Schachter, S., & Singer, J. (1962). Cognitive, Social, and Physiological Determinants of Emotional State. *Psychological Review, 69*(5), 379–399.

Scharrer, B. (1975). Neurosecretion and Its Role in Neroendocrine Regulation. In J. Meites, B. T. Donovan, & S. M. McCann (Hg.), *Pioneers in Neuroendocrinology*, 255–265.

——— (1979). Neurosecretion and Neuroendocrinology in Historical Perspective. In C. H. Li (Hg.), *Hormonal Proteins and Peptides. Volume VII: Hypothalamic Hormones*, 279–292. New York, San Francisco, London: Academic Press.

Scharrer, E. (1928). Die Lichtempfindlichkeit blinder Elritzen. (Untersuchungen über das Zwischenhirn der Fische I.). *Vergleichende Physiologie, 7*(1), 1–38.

Scharrer, E., & Scharrer, B. (1937). Über Drüsen-Nervenzellen und neurosekretorische Organe bei Wirbellosen und Wirbeltieren. *Biological Reviews, 12*(2), 185–216.

Schlapp, M. G., & Smith, E. H. (1928). *The New Criminology: A Consideration of the Chemical Causation of Abnormal Behavior.* New York: Boni and Liveright.

Schrader, C. (2016). Die Chemie der Psyche. *Geo Wissen Gesundheit*, 4, 56–59.

Schröger, E. (2010). *Biologische Psychologie*. Wiesbaden: Springer.

Seyfarth, C. (1934). Krankheiten der Blutdrüsen (Drüsen mit Innerer Sekretion). In N. A. Strümpell, & C. Seyfarth (Hg.), *Lehrbuch der speziellen Pathologie und Therapie der inneren Krankheiten für Studierende und Ärzte. Zweiter Band.*, 239-279. Berlin: F. C. W. Vogel.

Sharpey-Schafer, E. (1931). The Physiology of Internal Secretion. *Nature, 128*(3228), 441–452.

Speranski, W. N. (1929). *Innere Sekretion und psychische Prozesse.* Berlin: Karger.

Starling, E. H. (1905). The Croonian Lectures on the Chemical Correlation of the Functions of the Body. Lecture I. *The Lancet*, 166, 339–341.

Stein, A. (2014, 20. Juli). Die dunklen Seiten des Kuschelhormons Oxytocin. Neurologie. *Welt online*. Unter: www.welt.de/gesundheit/psychologie/article130360396/Die-dunklen-Seiten-des-Kuschelhormons-Oxytocin.html (abgerufen am 08.07.22).

Steinach, E. (1910). Geschlechtstrieb und echt sekundäre Geschlechtsmerkmale als Folge der innersekretorischen Funktion der Keimdrüsen. *Zentralblatt für Physiologie, 24*(13), 551–566.

——— (1912). Willkürliche Umwandlung von Säugetier-Männchen in Tiere mit ausgeprägt weiblichen Geschlechtscharakteren und weiblicher Psyche. *Pflüger's Archiv für die gesamte Physiologie des Menschen und der Tiere, 144*(3), 71–108.

——— (1913). Feminierung von Männchen und Maskulierung von Weibchen. *Zentralblatt für Physiologie, 27*(14), 716–724.

——— (1916). Pubertätsdrüsen und Zwitterbildung. *Archiv für Entwicklungsmechanik der Organismen, 42*(3), 307–332.

——— (1920). Künstliche und natürliche Zwitterdrüsen und ihre analogen Wirkungen. *Archiv für Entwicklungsmechanik der Organismen, 46*(1), 12–28.

Stern, W. (1900a). Die psychologische Arbeit des neunzehnten Jahrhunderts, insbesondere in Deutschland. Erster Vortrag. *Zeitschrift für Pädagogische Psychologie und Pathologie, 2*(5), 329–352.

——— (1900b). Die psychologische Arbeit des neunzehnten Jahrhunderts, insbesondere in Deutschland. Zweiter Vortrag. *Zeitschrift für Pädagogische Psychologie und Pathologie, 2*(6), 413–436.

Stertz, G. (1920). Psychiatrie und innere Sekretion. *Zeitschrift für die gesamte Neurologie und Psychiatrie, 53*(1), 39–48.

Szondi, L. (1923). *Schwachsinn und Innere Sekretion*. Budapest: Rudolf Novak & Comp.

Thomalla, C. (1924). Das Drüsenrätsel: Die geheimnisvolle Wirkung der inneren Sekretion. *UHU das neue Ullstein Magazin*, 1(2), 82–91 und Fortsetzung auf S. 142–143.

Trendelenburg, P. (1929). *Die Hormone. Ihre Physiologie und Pharmakologie. Erster Band*. Berlin: Springer.

Unbekannt (1931, 16. Dezember). 16-Foot Men Held a Gland Possibility. *The New York Times*, 36.

——— (1932). Mutterinstinkt durch Hormone. *Kosmos: Handweiser für Naturfreunde*, *29*(5), 182.

——— (1946, 18. Mai). Rites for Dr. Louis Berman. *The New York Times*, 19.

——— (1954). »Berman, Louis«. *The National Cyclopædia of American Biography Being the History of the United States*, *39*(19), 19.

Urbantschitsch, R. (1922). *Die innere Sekretion und deren bestimmender Einfluss auf unser körperliches und seelisches Leben. Vortrag, gehalten am 20. Mai 1921, in der philosophischen Gesellschaft der Universität Wiens*. Wien, Leipzig: Hugo Heller & Cie.

Vancova, Z. (2021). Potential Therapeutic Possibility of Oxytocin for Borderline Personality Disorder. *Psychiatric Annals*, *51*(3), 141–146.

Venzmer, G. (1929). Geheimnisvolle Kräfte: Eine Umschau über die Ergebnisse der Hormonforschung und der Lehre von der inneren Sekretion. (III Schluß). *Kosmos: Handweiser für Naturfreunde*, *26*(7), 244–249.

——— (1930). *Körpergestalt und Seelenanlage: Ein Überblick über die biologische Verwandtschaft zwischen Körperform und Wesenskern des Menschen*. Stuttgart: Franckh'sche Verlagshandlung.

——— (1931). *Sieh dir die Menschen an: Was uns die biologische Verwandtschaft zwischen Körperform und Wesenskern des Menschen verrät*. Stuttgart: Franckh'sche Verlagshandlung.

——— (1933). *Deine Hormone – Dein Schicksal?: Von den Treibstoffen des Lebens*. Stuttgart: Franckh'sche Verlagshandlung.

——— (1934a). *Dein Kopf – Dein Charakter! Was Schädelform und Antlitzbildung über die Wesensart des Menschen verraten*. Stuttgart: Franckh'sche Verlagshandlung.

——— (1934b). Was jeder von der Rassenkunde wissen muß. Teil 1. *Kosmos: Handweiser für Naturfreunde*, *31*(2), 53–62.

——— (1934c). Was jeder von der Rassenkunde wissen muß. Teil 2. *Kosmos: Handweiser für Naturfreunde*, *31*(3), 82–88.

——— (1934d). Was jeder von der Rassenkunde wissen muß. Teil 3 (Schluß). *Kosmos: Handweiser für Naturfreunde*, *31*(4), 117–120.

——— (1953). *Psyche, Hormon, Persönlichkeit: Von den Wechselbeziehungen zwischen Leib und Seele*. Stuttgart: Union Deutsche Verlagsgesellschaft.

——— (1971). *Das Phänomen der Hormone. Wirkkräfte des Lebens*. Düsseldorf, Wien: Econ.

Vercellini, G. (1918). Bookreview: Endocrinologia – Patologia e clinica. By Professor N. Pende. 1916, Pp. 1034, with 147 illustrations. Milan, Vallardi. Lire 35.00. *Endocrinology*, 2(1), 42–50.

Vincent, S. (1927). Current Views on ›Internal Secretion‹. *Physiological Reviews*, 7(2), 288–319.

Virchow, R. (1856). *Gesammelte Abhandlungen zur wissenschaftlichen Medicin*. Frankfurt a.M.: Meidinger.

——— (1900). Zum neuen Jahrhundert. *Archiv für pathologische Anatomie und Physiologie und für klinische Medizin*, 159(1), 1–23.

Wagner-Jauregg, J. (1914). *Lehrbuch der Organotherapie: Mit Berücksichtigung ihrer anatomischen und physiologischen Grundlagen*. Leipzig: Georg Thieme.

Watson, J. B. (1913). Psychology as the behaviourist views it. *Psychological Review*, 20(2), 158–177.

——— (1930). *Der Behaviorismus*. Stuttgart, Berlin, Leipzig: Deutsche Verlags-Anstalt.

Watson, J. B., & MacDougall, W. (1929). *The Battle of Behaviorism: An Exposition and an Exposure*. New York: W. W. Norton & Co.

Weidenreich, F. (1927). *Rasse und Körperbau*. Berlin: Springer.

Weil, A. (1922). *Die innere Sekretion: Eine Einführung für Studierende und Ärzte*. Berlin, Heidelberg: Springer.

Wells, T. S. (1874). *Die Krankheiten der Eierstöcke, ihre Diagnose und Behandlung*. Leipzig: Engelmann.

Westphalen, A. von (2020, 20. Februar). Altruismus: Der Mensch in Zeiten der Katastrophe. In *Deutschlandfunk – Essay und Diskurs*. Unter: https://www.deutschlandfunk.de/altruismus-der-mensch-in-zeiten-der-katastrophe-100.html (abgerufen am 23.02.22).

Wolf, C. C. (2014). Die Macht der Hormone. *Gehirn und Geist Dossier: Das Magazin für Psychologie und Hirnforschung*, 1, 8–13.

Wolff, G. (1902). *Mechanismus und Vitalismus*. Leipzig: Georg Thieme.

Wudarczyk, O. A., Earp, B. D., Guastella, A., & Savulescu, J. (2013). Could intranasal oxytocin be used to enhance relationships? Research imperatives, clinical policy, and ethical considerations. *Current opinion in psychiatry*, 26(5), 474–484.

Wundt, W. (1874). *Grundzüge der Physiologischen Psychologie*. Leipzig: Wilhelm Engelmann.

Zondek, B. (1929). Hypophysenvorderlappen und Schwangerschaft. *Endokrinologie*, 5, 425–434.

——— (1930). Über die Hormone des Hypophysenvorderlappens. *Klinische Wochenschrift, 9*(6), 245–248.
——— (1931). Hypophysenvorderlappen. *Archiv fur Gynäkologie,* 144, 133–164.
——— (1934). Mass Excretion of Œstrogenic Hormone in the Urine of the Stallion. *Nature, 133*(3354), 209–210.
Zondek, H. (1923). *Die Krankheiten der endokrinen Drüsen: Ein Lehrbuch für Studierende und Ärzte*. Berlin, Heidelberg: Springer.

Sekundärliteratur

Ächtler, N. (2014). Was ist ein Narrativ? Begriffsgeschichtliche Überlegungen anlässlich der aktuellen Europa-Debatte. *KulturPoetik*, 14(2), 244–268.

Aerni, F. (2003). *Lehrbuch der Menschenkenntnis Einführung in die Huter'sche Psychophysiognomik und Kallisophie*. Zürich: Carl-Huter-Verlag.

Albonico, R. (1970). *Mensch, Menschen, Typen: Entwicklung und Stand der Typenforschung*. Basel: Birkhäuser.

Albrizio, A. (2007). Biometry and Anthropometry: from Galton to Constitutional Medicine. *Journal of Anthropological Sciences*, 85, 101–123.

Amaral, J. H. do (2021) Contribuições epistemológicas de Ludwik Fleck para a análise da produção de conhecimento em educação (Erkenntnistheoretische Beiträge von Ludwik Fleck zur Analyse der Wissensproduktion in der Bildung). In F. N. A. Soares, & J. B. Trevisan (Hg.), *Humanidades: Reflexões e ações*, 2, 35–51. Bento Gonçalves: IFRS.

Amelang, K. (2012). Laborstudien. In S. Beck, J. Niewöhner, & E. Sörensen (Hg.), *Science and Technology Studies: Eine sozialanthropologische Einführung*, 145–171. Bielefeld: transcript.

Archangel'skij, A. E. (2011). *Russkije i rossijskije psichiatry, nevropotologi i psichoterapevty* (Russische und russländische Psychiater, Neuropathologen und Psychotherapeuten). Sankt Petersburg: Aleteija.

Ash, M. G. (1980). Experimental Psychology in Germany Before 1914: Aspects of an Academic Identity Problem. *Psychological Research*, 42, 75–86.

Ball, C. M., & Featherstone, P. J. (2017a). The early history of adrenaline. *Anaesthesia and Intensive Care*, 45(3), 279–281.

——— (2017b). Adrenaline – A Therapeutic History. *Anaesthesia and Intensive Care* 45(5), 531–533.

Beach, F. A. (1981). Historical origins of modern research on hormones and behavior. *Hormones and Behavior* 15(4), 325–376.

Beccalossi, C. (2017). Italian sexology, Nicola Pende's biotypology and hormone treatments in the 1920s. *Histoire, médecine et santé, 12*, 73–97.

——— (2020). Optimizing and normalizing the population through hormone therapies in Italian science, c.1926-1950. *British Journal for the History of Science 53*(1), 67–88.

——— (2021). Types, norms, and normalisation: Hormone research and treatments in Italy, Argentina, and Brazil, c. 1900–50. *History of the Human Sciences 34*(2), 113–137.

Beek, V. van (2009). ›Man lasse doch diese Dinge selber einmal sprechen‹: Experimentierkästen, Experimentalanleitungen und Erzählungen zwischen 1870 und 1930. *NTM Zeitschrift für Geschichte der Wissenschaften, Technik und Medizin, 17*(4), 387–414.

Bendig, V. (2014). Die populärwissenschaftliche Zeitschrift Koralle im Ullstein und Deutschen Verlag 1925–1944. Univ. Diss., Ludwig-Maximilians-Universität München. Unter: https://edoc.ub.uni-muenchen.de/20212/(abgerufen am 24.02.22).

Berger, P. L., & Luckmann, T. (1980). *Die gesellschaftliche Konstruktion der Wirklichkeit. Eine Theorie der Wissenssoziologie.* Frankfurt a.M.: S. Fischer.

Bettendorf, G. (1995). *Zur Geschichte der Endokrinologie und Reproduktionsmedizin: 256 Biographien und Berichte*. Berlin, Heidelberg: Springer.

Bittner, U. (2011). Neuro-Enhancement der Liebe: Wird die Liebe zu einem medizinisch kontrollierbaren Phänomen? Philosophisch-ethische Reflexionen zu den jüngsten neurowissenschaftlichen Forschungsergebnissen. *Zeitschrift für medizinische Ethik, 57*(1), 53–61.

Borell, M. (1978). Setting the standards for a sew science: Edward Schäfer and endocrinology. *Medical History, 22*(3), 282–290.

——— (1985). Organotherapy and the emergence of reproductive endocrinology. *Journal of the History of Biology, 18*(1), 1–30.

Bürgi-Meyer, K. (2005). Szondi, Leopold. In G. Stumm, A. Pritz, P. Gumhalter, N. Nemeskeri, & M. Voracek (Hg.), *Personenlexikon der Psychotherapie*, 270–472. Wien: Springer.

Burnham, J. C. (1968). The New Psychology: From Narcissism to Social Control. In J. Braeman, R. H. Bremner, & D. Brody (Hg.), *Change and Continuity in Twentieth-Century America: The 1920's*, 351–398. Ohio: Ohio State University Press.

Cassata, F. (2011). *Building the New Man: Eugenics, Racial Science and Genetics in the Twentieth-Century Italy.* Budapest: Central European University Press.

——— (2018). Biotypology and Eugenics in Fascist Italy. In J. Dagnino, M. Feldman, & P. Stocker (Hg.), *The ›New Man‹ in Radical Right Ideology and Practice, 1919–45*, 39–63. London: Bloomsbury.

Cleghorn, E. (2021). *Unwell Women: A Journey Through Medicine and Myth in a Man-Made World*. London: Orion Publishing Group.

Cornelius, R. R. (1991). Gregorio Marañon's Two-Factor Theory of Emotion. *Personality and Social Psychology Bulletin, 17*(1), 65–69.

Czachur, W. (2013). Ludwik Flecks Denkstilansatz als Inspiration für die Diskurslinguistik. *Zeitschrift des Verbandes polnischer Germanisten, 2*(2), 141–150.

Czarnowski, G. (2012). Österreichs ›Anschluss‹ an Nazi-Deutschland und die österreichische Gynäkologie. In C. Anthuber, M. W. Beckmann, J. Dietl, F. Dross, & W. Frobenius (Hg.), *Herausforderungen. 100 Jahre Bayerische Gesellschaft für Geburtshilfe und Frauenheilkunde*, 138–148. Stuttgart, New York: Georg Thieme.

Daum, A. W. (2002). *Wissenschaftspopularisierung im 19. Jahrhundert: Bürgerliche Kultur, naturwissenschaftliche Bildung und die deutsche Öffentlichkeit, 1848–1914*. München: R. Oldenbourg.

Debschitz, U. von, & von Debschitz, T. von (2013). *Fritz Kahn*. Köln: Taschen.

Denardin, L., Guimarães, G. T. D., & Harres, J. B. S. (2022). Escola de física de CERN: Uma análise do discurso à luz da epistemologia de Ludwik Fleck (CERN School of Physics: Eine Diskursanalyse im Lichte der Erkenntnistheorie von Ludwik Fleck). *ENSAIO: Pesquisa em Educação em Ciências (Belo Horizonte), 24*, 1–19.

Diaz-Bone, R. (2006). Zur Methodologisierung der Foucaultschen Diskursanalyse. *Historical Social Research, 31*(2), 243–274.

Dibattista, L. (2019). The young Nicola Pende and the ambiguous adrenal gland: At the origins of Italian endocrinology. *Medicina Historica, 3*(3), 156–169.

Dickel, S. (2009). Utopische Positionierungen. Vorüberlegungen zu einer Wissenssoziologie des Utopischen am Beispiel populärwissenschaftlicher Enhancement-Visionen. In R. Steltemeier, S. Dickel, S. Gaycken, & T. Knobloch (Hg.), *Neue Utopien. Zum Wandel eines Genres*, 169–200. Heidelberg: Manutius.

Dickel, S., Franzen M., & Kehl, C. (Hg.) (2014). *Herausforderung Biomedizin: Gesellschaftliche Deutung und soziale Praxis.* Bielefeld: transcript.

Dror, O. E. (2014a). What is an Excitement? In F. Biess, & D. M. Gross (Hg.), *Science and emotions after 1945: A transatlantic perspective.*, 121–138. Chicago, London: University of Chicago Press.

——— (2014b). The Cannon-Bard Thalamic Theory of Emotions: A Brief Genealogy and Reappraisal. *Emotion Review* 6(1), 13–20.

———(2019). Emotionen und der physiologische Körper. In A. Geisthövel,& B. Hitzer (Hg.), *Auf der Suche nach einer anderen Medizin. Psychosomatik im 20. Jahrhundert*, 74–88. Berlin: Suhrkamp.

Duden, B. (1990) *Body history: A repertory/Körpergeschichte: Ein Repertorium*. Wolfenbüttel: Tandem.

Egloff, R. (2005). Einleitung. In R. Egloff (Hg.), *Tatsache – Denkstil – Kontroverse: Auseinandersetzungen mit Ludwik Fleck, Collegium Helveticum*, 7–11. Zürich: Collegium Helveticum.

——— (2014). Gedankenverkehr, Kreuzung und Verdichtung: Fleck, Simmel und die Völkerpsychologie. *NTM Zeitschrift für Geschichte der Wissenschaften, Technik und Medizin*, 22(1–2), 69–85.

Eilers, M. (2015). Fritz Kahns Das Leben des Menschen. *NTM Zeitschrift für Geschichte der Wissenschaften, Technik und Medizin*, 23(1–2), 1–31.

Engmann, B. (2020). Auf der Suche nach Objektivität – das Reflexologie-Konzept als Versuch einer mechanistischen Seelenkunde. *Fortschritte der Neurologie Psychiatrie*, 88(4), 241–247.

Fahrenberg, J. (1967). *Psychophysiologische Persönlichkeitsforschung: Beiträge zur Theorie und Diagnostik psychophysischer Korrelate in klinischen Syndromen, Aktivitätsmustern und Konstitutionseigenschaften*. Göttingen: Hogrefe.

———(2011). *Wilhelm Wundt – Pionier der Psychologie und Außenseiter? Leitgedanken der Wissenschaftskonzeption und deren Rezeptionsgeschichte*. Freiburg i.Br.: Institut für Psychologie.

——— (2015). *Theoretische Psychologie: Eine Systematik der Kontroversen*. Lengerich: Pabst Science Publishers.

Fausto-Sterling, A. (2000). *Sexing the body: Gender Politics and the Construction of Sexuality*. New York: Basic Books.

Febvre, L. (1973). Sensibility and History: How to Constitute the Emotional Life of the Past. In P. Burke (Hg.), *A New Kind of History: From the Writings of Febvre*, 12–26. London: Routledge and Kegan Paul.

Fehr, J. (2005). Vielstimmigkeit und der wissenschaftliche Umgang damit. Ansätze zu einer Fleck'schen Philologie. In R. Egloff (Hg.), *Tatsache – Denkstil – Kontroverse: Auseinandersetzungen mit Ludwik Fleck, Collegium Helveticum*, 25–37. Zürich: Collegium Helveticum.

Fine, C. (2010). *Delusions of Gender: How Our Minds, Society, and Neurosexism Create Difference*. New York, London: Norton & Company.

Fischer-Homberger, E. (1979). *Krankheit Frau und andere Arbeiten zur Medizingeschichte der Frau*. Bern, Stuttgart, Wien: Hans Huber.

Flatscher, M., & Seitz S. (2018). Latour, Foucault und das Postfaktische: Zur Rolle und Funktion von Kritik im Zeitalter der ›Wahrheitskrise‹. *Le foucaldien*, 4(1), 1–30.

Fleck, L. (1980). *Entstehung und Entwicklung einer wissenschaftlichen Tatsache. Einführung in die Lehre vom Denkstil und Denkkollektiv. Mit einer Einleitung herausgegeben von Lothar Schäfer und Thomas Schnelle.* Frankfurt a.M.: Suhrkamp.

Foucault, M. (1987). *Sexualität und Wahrheit. Bd. 1: Der Wille zum Wissen.* Frankfurt a.M.: Suhrkamp.

——— (1989). *Sexualität und Wahrheit. Bd. 3: Die Sorge um sich.* Frankfurt a.M.: Suhrkamp.

——— (1993a). *Die Ordnung des Diskurses*. Frankfurt a.M.: S. Fischer.

——— (1993b). *Technologien des Selbst*. Frankfurt a.M.: S. Fischer.

——— (2002). *Die Ordnung der Dinge: Eine Archäologie der Humanwissenschaften*. Frankfurt a.M.: Suhrkamp.

Fox Keller, E., & Longino H. E. (1996). *Feminism and Science*. Oxford: Oxford University Press.

Franzen, M., & Rödder, S. (2013). Die Herstellung und Darstellung von Wissen unter Medialisierungsbedingungen: Eine vergleichende Betrachtung von Mathematik, Zeitgeschichte und Molekularbiologie. In E. Grande, D. Jansen, O. Jarren, A. Rip, U. Schimank, & P. Weingart (Hg.), *Neue Governance der Wissenschaft: Reorganisation – externe Anforderungen – Medialisierung*, 337–361. Bielefeld: transcript.

Frevert, U. (2000). Körpergeschichte. *Geschichte und Gesellschaft. Zeitschrift für Historische Sozialwissenschaft*, 26(4), 540–688.

——— (2011). *Emotions in History – Lost and Found*. Budapest, New York: CEU Press.

Fricke, M. (1999). *Empirische Diskursanalyse nach Foucault. Diskussion neuer Foucault-basierter Verfahren der Diskursanalyse anhand von empirischen Analysen von Printmedientexten*. Univ. Diss., Universität Oldenburg. Unter: http://oops.uni-oldenburg.de/417/97/friemp99.pdf (abgerufen am 18.08.22).

Friedman, B. H. (2010). Feelings and the body: The Jamesian perspective on autonomic specificity of emotion. *Biological Psychology*, 84(3), 3–13.

Gainer, H. (2020). Neurosecretion: A Historical Overview. In J. R. Lemos; & G. Dayanithi (Hg.), *Neurosecretion: Secretory Mechanisms. Masterclass in Neuroendocrinology* 8, 1–16. Cham: Springer.

Glaserfeld, E. von (1997). *Radikaler Konstruktivismus: Ideen, Ergebnisse, Probleme*. Frankfurt a.M.: Suhrkamp.

Graf, E. O., & Mutter, K. (2005). Ludwik Fleck und Europa. In R. Egloff (Hg.), *Tatsache – Denkstil – Kontroverse: Auseinandersetzungen mit Ludwik Fleck, Collegium Helveticum*, 13–20. Zürich: Collegium Helveticum.

Grolimund, R. (2016, 22. Dezember). *Mit Fleck auf der Insel [ALWAYS BETA]*. Unter: https://shocknawe.hypotheses.org/329 (abgerufen am 12.04.22).

Grote, M. (2018). Wissenschaftsgeschichte als Handbuchwissenschaft. *NTM Zeitschrift für Geschichte der Wissenschaften, Technik und Medizin, 26*(1), 91–101.

Grunwald, A. (2009). Visionen und Fiktionen: Neue Formen gegenwärtiger Technikdebatten?. In S. Finkele, & B. Krause (Hg.), *Technikfiktionen und Technikdiskurse. Ringvorlesung des Instituts für Literaturwissenschaft im Sommersemester 2009*, 161–185. Karlsruhe: KIT Scientific Publishing.

Grychtol, R. M. (2007). »Schizophrenie und Insulinschock – Entdeckung, Verbreitung und Diskurs einer neuen Therapie in den 1930er und 1940er Jahren«. Univ. Diss., Albert-Ludwigs-Universität Freiburg i.Br.

Habermas, J. (2005). *Die Zukunft der menschlichen Natur: Auf dem Weg zu einer liberalen Eugenik?*. Frankfurt a.M.: Suhrkamp.

Hacking, I. (1999). *Was heißt ›soziale Konstruktion‹? Zur Konjunktur einer Kampfvokabel in den Wissenschaften*. Frankfurt a.M.: S. Fischer.

Hagner, M. (1997). *Homo cerebralis: Der Wandel vom Seelenorgan zum Gehirn*. Berlin: Berlin Verlag.

Hall, M. (2010). Environmental Imperialism in Sardinia: Pesticides and Politics in the Struggle against Malaria. In M. Amiero, & M. Hall (Hg.), *Nature and History in Modern Italy*, 70–86. Athens, Ohio: Ohio University Press.

Haller, L. (2012). *Cortison: Geschichte eines Hormons, 1900–1955*. Zürich: Chronos.

Haraway, D. (1989). *Primate Visions: Gender, Race, and Nature in the World of Modern Science*. New York: Rouledge, Chapman & Hall.

——— (1995). Primatologie ist Politik mit anderen Mitteln. In B. Orland, & E. Scheich (Hg.), *Das Geschlecht der Natur. Feministische Beiträge zur Geschichte und Theorie der Naturwissenschaften*, 136–198. Frankfurt a.M.: Suhrkamp.

Harding, J. (1996). Sex and Control: The Hormonal Body. *Body and Society, 2*(1), 99–111.

Hartmann, J., Klesse C., Wagenknecht P., Fritzsche B., & Hackmann K. (Hg.) (2007). *Heteronormativität: Empirische Studien zu Geschlecht, Sexualität und Macht*. Wiesbaden: VS.

Heidelberger, M. (2000). Fechner und Mach zum Leib-Seele-Problem. In A. Arndt, & W. Jaeschke (Hg.), *Materialismus und Spiritualismus. Philosophie und Wissenschaften nach 1848*, 53–67. Hamburg: Felix Meiner.

Heinemann, T. (2010). ›Neuro-Enhancement‹ – Gesellschaftlicher Fortschritt oder neue Dimension der Medikalisierung?. In K. Liebsch, & U. Manz (Hg.), *Leben mit den Lebenswissenschaften*, 131–151. Bielefeld: transcript.

Henderson, J. (2005). Ernest Starling and ›Hormones‹: an historical commentary. *Journal of Endocrinology, 184*(1), 5–10.

Herzer, M. (2017). *Magnus Hirschfeld und seine Zeit*. Berlin: De Gruyter Oldenbourg.

Hofmann, P., & Hirschauer, S. (2012). Die konstruktivistische Wende. In S. Maasen, M. Kaiser, M. Reinhart, & B. Sutter (Hg.), *Handbuch Wissenschaftssoziologie*, 85–99. Wiesbaden: Springer VS.

Honegger, C. (1991). *Die Ordnung der Geschlechter: Die Wissenschaften vom Menschen und das Weib 1750–1850*. Frankfurt a.M.: Campus.

Hornstein, G. A. (1992). The return of the repressed: Psychology's problematic relations with psychoanalysis, 1909–1960. *American Psychologist, 47*(2), 254–263.

Hoßfeld, U. (2001). ›Er war Paul Schultze-Naumburgs bester Freund‹: Eine Lebensskizze des Hans F. K. Günther. *Schriftenreihe Saalecker Werkstätten, 3*(3), 43–61.

Hoyningen-Huene, P. (1989). *Die Wissenschaftsphilosophie Thomas S. Kuhns: Rekonstruktion und Grundlagenprobleme*. Wiesbaden: Vieweg+Teubner.

Hoyningen-Huene, P., & Lohse, S. (2012). Die Kuhn'sche Wende. In S. Maasen, M. Kaiser, M. Reinhart, & B. Sutter (Hg.), *Handbuch Wissenschaftssoziologie*, 73–84. Wiesbaden: Springer VS.

Hubbard, R. (1988). Science, Facts, and Feminism. *Hypatia, 3*(1), 5–17.

Huizinga, J. (1954). *The Waning of the Middle Ages: A Study of the Forms of Life, Thought, and Art in France and the Netherlands in the XIVth and XVth Centuries*. Garden City, New York: Doubleday & Co.

Imber, B., & Tuana, N. (1988). Feminist Perspectives on Science. *Hypatia, 3*(1), 139–155.

Imhof, A. E. (Hg.) (1983). *Der Mensch und sein Körper: Von der Antike bis heute*. München: C.H. Beck.

Jaenicke, L. (2004). ›Paradigmenbruch‹: Eine neue Wissenschaftsdisziplin entsteht – Die Neuroendokrinologie. Das Ehepaar Scharrer entdeckt die sezernierenden Nervenzellen. *BIOspektrum, 5*, 639–642.

Jäger, M. (2010). Diskursanalyse: Ein Verfahren zur kritischen Rekonstruktion von Machtbeziehungen. In R. Becker, & B. Kortendiek, *Handbuch Frauen- und Geschlechterforschung: Theorie, Methoden, Empirie*, 386–391. Wiesbaden: VS.

Jahn, I. (2004). *Geschichte der Biologie*. Heidelberg, Berlin: Nikol Verlagsgesellschaft.

Joel, D. (2021). Beyond the binary: Rethinking sex and the brain. *Neuroscience & Biobehavioral Reviews, 122*, 165–175.

Johach, E. (2008). *Krebszelle und Zellenstaat: Zur medizinischen und politischen Metaphorik in Rudolf Virchows Zellurlarpathologie*. Freiburg i.Br.: Rombach.

Jüttemann, A. (2020). *Auf dem Weg zum Schwangerschaftstest. Das Laboratorium der II. Gynäkologischen Universitätsklinik unter Selmar Aschheim und Bernhard Zondek*. Berlin-Brandenburg: be.bra.

Karafyllis, N. (2007). Das emotionale Gehirn als Geschlechtsorgan. Anmerkungen zur Liebe im Zeichen der Social Neuroscience. *Das Argument*, 273 (Sonderheft: Liebesverhältnisse), 210–227.

Karsch F. (2011). Neuro-Enhancement oder Krankheitsbehandlung? Zur Problematik der Entgrenzung von Krankheit und Gesundheit am Beispiel ADHS. In W. Viehöver, & P. Wehling (Hg.), *Entgrenzung der Medizin: Von der Heilkunst zur Verbesserung des Menschen?*, 121–142. Bielefeld: transcript.

Keil, G. (2005). Humoralpathologie. In W. E. Gerabek, B. D. Haage, G. Keil, & W. Wegner (Hg.), *Enzyklopädie Medizingeschichte Band 2 H-N*, 641–43. Berlin, New York: De Gruyter.

Keller, R., Hirseland A., Schneider W., & Viehöver, W. (Hg.) (2011). *Handbuch Sozialwissenschaftliche Diskursanalyse Band 1: Theorien und Methoden Interdisziplinäre Diskursforschung*. Wiesbaden: VS.

Keller, R., & Meuser, M. (Hg.) (2001). *Körperwissen*. Wiesbaden: VS.

Kenney, M., & Müller, R. (2016). Of rats and women: Narratives of motherhood in environmental epigenetics. *BioSocieties, 12*, 23–46.

Klinkert, C. (2014). Neuro-Romantik? Die symbolische Integration von Liebe und Hirnforschung. In S. Scholz, K. Lenz, & S. Dreßler (Hg.), *In Liebe verbunden: Zweierbeziehungen und Elternschaft in populären Ratgebern von den 1950ern bis heute*, 191–214. Bielefeld: transcript.

Kloë, E., & Kindt, H. (1981). Zur Entstehung und Entwicklung des kindlichen Hysteriebegriffes. *Gesnerus, 38*(3–4), 281–300.

Knorr-Cetina, K. (2016). *Die Fabrikation von Erkenntnis: Zur Anthropologie der Naturwissenschaft*. Frankfurt a.M.: Suhrkamp.

Kochinka, A. (2004). *Emotionstheorien. Begriffliche Arbeit am Gefühl*. Bielefeld: transcript.

Koerber, A. (2018). *From Hysteria to Hormones: A Rhetorical History*. Pennsylvania: The Pennsylvania State University Pess.

Kortendiek, B., Riegraf, B., & Sabisch, K. (2019). *Handbuch Interdisziplinäre Geschlechterforschung*. Wiesbaden: Springer.

Koschorke, A. (2012). *Wahrheit und Erfindung: Grundzüge einer Allgemeinen Erzähltheorie*. Frankfurt a.M.: Fischer.

Kozulin, A. (1984). *Psychology in Utopia: Toward a Social History of Soviet Psychology*. Cambridge, Massachusetts: The MIT Press.

Kreier, F., & Swaab, D. F. (2010). History of neuroendocrinology ›the spring of primitive existence‹. In S. Finger, F. Boller, & K. L. Tyler (Hg.), *Handbook of Clinical Neurology, Vol. 95 (3rd series) History of Neurology*, 335–360. Amsterdam: Elsevier.

Kuhn, T. S. (1979). *Die Struktur wissenschaftlicher Revolutionen*. Frankfurt a.M.: Suhrkamp.

Kühnel, W. (2001). Vom ›tropfigen Material‹ in Nervenzellen zur Neurosekretion – eine kurze Historie der Neuroendokrinologie. *Zeitschrift für Wissenschaft, Forschung und Lehre an der medizinischen Universität Lübeck, 18*(4), 211–216.

Kussmann, T. (1974). *Sowjetische Psychologie auf der Suche nach der Methode: Pavlovs Lehren und das Menschenbild der marxistischen Psychologie*. Bern: Huber.

Landwehr, A. (2008). *Historische Diskursanalyse*. Frankfurt, New York: Campus.

Lang, S. (2017, 6. Dezember). *Reception of Ludwik Flecks Works and Life in German Language – bibliography A-Z*. Unter: https://www.academia.edu/35354073/Reception_of_Ludwik_Flecks_Works_and_Life_in_German_Language_bibliography_A_Z (abgerufen am 04.10.22).

Laqueur, T. (1990). *Making Sex. Body and gender from the Greeks to Freud*. Cambridge, Massachusetts, London: Harvard University Press.

Latour, B., & Woolgar, S. (1986). *Laboratory Life: The Construction of Scientific Facts*. Princeton, New Jersey: Princeton University Press.

Leonhardt, M. (2004). Mehrdimensionale Psychiatrie: Robert Gaupp, Ernst Kretschmer und die Tübinger psychiatrische Schule. In H. Hippius (Hg.), *Universitätskolloquien zur Schizophrenie*, 367–381. Heidelberg: Verlag von Theodor Steinkopff.

Lerch, F. (2019). *Therapeutischer Wille unter Strom: Die Geschichte des Elektroschocks in der Heil- und Pflegeanstalt Münsingen*. Münsingen: PZM.

Lipphardt, V. (2005). Denkstil, Denkkollektiv und wissenschaftliche Tatsachen der deutschen Rassenforschung vor 1933. Zur Anwendbarkeit des wissenshistorischen Ansatzes von Ludwik Fleck. In R. Egloff (Hg.), *Tatsache – Denkstil – Kontroverse: Auseinandersetzungen mit Ludwik Fleck*, Collegium Helveticum, 63–70. Zürich: Collegium Helveticum.

Long Hall, D. (1973). Biology, Sex Hormones, and Sexism in the 1920's. *Philosophical Forum, 5*(1), 81–96.

——— (1976). The critic and the advocate: Contrasting British views on the state of endocrinology in the early 1920s. *Journal of the History of Biology, 9*(2), 269–285.

Lorenz, M. (2000). *Leibhaftige Vergangenheit: Einführung in die Körpergeschichte*. Tübingen: Edition diskord.

Lück, H. E. (2009). *Geschichte der Psychologie: Strömungen, Schulen, Entwicklungen*. Stuttgart: W. Kohlhammer.

Maasen, S. (2004). Zur Therapeutisierung sexueller Selbste. ›The Making Of‹ einer historischen Diskursanalyse. In R. Keller, A. Hirseland, W. Schneider und W. Viehöfer (Hg.), *Handbuch Sozialwissenschaftliche Diskursanalyse Band 2*, 119–146. Wiesbaden: VS.

Malich, L. (2011). Zeitpfeile, Zeitfaltungen und Diskursanalyse: Zu Kontinuitäten der Imaginationslehre. *Berichte zur Wissenschaftsgeschichte, 34*(4), 363–378.

——— (2017). *Die Gefühle der Schwangeren: Eine Geschichte somatischer Emotionalität (1780–2010)*. Bielefeld: transcript.

Martynkewicz, W. (2013). *Das Zeitalter der Erschöpfung: Die Überforderung des Menschen durch die Moderne*. Berlin: Aufbau Verlag.

Matz, B. W. (2002). *Die Konstitutionstypologie von Ernst Kretschmer. Ein Beitrag zur Geschichte von Psychiatrie und Psychologie des Zwanzigsten Jahrhunderts*. Univ. Diss., Freie Universität Berlin. Unter: https://refubium.fu-berlin.de/handle/fub188/344 (abgerufen am 03.11.21).

Maura, E, & Peloso, P. F. (2009). Allevatori di uomini: Il caso dell'istituto biotipologico ortogenetico di Genova. *Rivista sperimentale di freniatria, 133*(1), 19–35.

Medvei, V. C. (1982). *A History of Endocrinology*. Lancaster, Boston, The Hague: MTP Press.

Merskey, H., & Potter, P. (1989). The womb lay still in ancient Egypt. *British Journal of Psychiatry, 154*, 751–53.

Metzger, N. (2016). ›Auf strengster wissenschaftlicher Grundlage‹ Die Etablierungsphase der modernen Konstitutionslehre 1911 bis 1921. *Medizinhistorisches Journal, 51*(3), 209–245.

——— (2017). ›Es sind noch große Forschungserträge zu erhoffen‹ Entwicklungen der Konstitutionslehre in den 1920er Jahren. *Medizinhistorisches Journal, 52*(4), 270–307.

——— (2019). Eine Antwort auf die ›Krise der Medizin‹?. *Gesnerus, 76*(1), 58–89.

Meyer, O. (2005). *Leib-Seele-Problem und Medizin: Ein Beitrag anhand des 20. Jahrhunderts*. Würzburg: Königshausen & Neumann.

Mildenberger, F. (2002). Verjüngung und ›Heilung‹ der Homosexualität: Eugen Steinach in seiner Zeit. *Zeitschrift für Sexualforschung, 15*(4), 302–322.

Muller, P. (2000). Geschichte der Gynäkologie vom 18. Jahrhundert bis zur Gegenwart. In R. Toellner (Hg.), *Illustrierte Geschichte der Medizin. Band III*, 1276–1323. Augsburg: Bechtermünz.

Noccioli, M. (1987). XVII/Istituto dell'ortogenesi. In M. Calvesi, E. Guidoni, & S. Lux, *Utopia e scenario del regime. Vol. 2: Urbanistica, architettura, arte e decorazione*, 506–508. Roma: Cataloghi Marsilio.

Nordlund, C. (2007). Endocrinology and expectations in 1930s America: Louis Berman's ideas on new creations in human beings. *The British Journal for the History of Science, 40*(1), 83–104.

——— (2011). *Hormones of Life: Endocrinology, the Pharmaceutical Industry, and the Dream of a Remedy for Sterility, 1930–1970*. Sagamore Beach: Watson Publishing International LLC.

Oudshoorn, N. (1990). On the Making of Sex Hormones: Research Materials and the Production of Knowledge. *Social Studies of Science, 20*(1), 5–33.

——— (1994). *Beyond the Natural Body: An Archaeology of Sex Hormones*. London, New York: Routledge.

Palm, K. (2019). Biologie: Materielle Dimensionen von Geschlecht in biologisch-kritischer Perspektive. In B. Kortendiek, B. Riegraf, & K. Sabisch (Hg.), *Handbuch Interdisziplinäre Geschlechterforschung*, 729–739. Wiesbaden: Springer.

Paulus, M. (2009). Die Stellung des Subjekts bei Foucault und Habermas. *E-Journal Philosophie der Psychologie*, 13, 1–42.

Pauly, P. J. (1987). *Controlling Life: Jacques Loeb and the Engineering Ideal in Biology*. New York, Oxford: Oxford University Press.

Penkwitt, M. (2001). Perspektiven feministischer Naturwissenschaftskritik. *Freiburger FrauenStudien*, 11, 11–23.

Peter, C., & Neubert, C. (2016). Medikalisierung sozialer Prozesse. In M. Richter, & K. Hurrelmann (Hg.), *Soziologie von Gesundheit und Krankheit*, 273–285. Wiesbaden: Springer.

Pettit, M. (2013). Becoming glandular: Endocrinology, mass culture, and experimental lives in the interwar age. *American Historical Review, 118*(4), 1052–1076.

Pfitzer, I. (1999). Das ›Verlangen nach einer Bereicherung und Vertiefung naturwissenschaftlicher Kenntnisse‹. Die Zeitschrift Kosmos. Handweiser für Naturfreunde – ein Beispiel erfolgreicher Leserbindung. In M. Lehmstedt, & A. Herzog (Hg.), *Das bewegte Buch. Buchwesen und soziale, nationale und kulturelle Bewegungen um 1900*, 349–368. Wiesbaden: Harrassowitz.

Pörksen B. (Hg.) (2015). *Schlüsselwerke des Konstruktivismus*. Wiesbaden: VS.

Prause, L. (2015). Wer nutzt Land ›produktiv‹? Framing in Protesten gegen land grabbing im Senegal. In B. Engels, M. Müller, & R. Öhlschläger (Hg.), *Globale Krisen – Lokale Konflikte?: Soziale Bewegungen in Afrika*, 147–164. Baden-Baden: Nomos.

Probst, J. (1982). Zur Entwicklung der Konstitutionslehre zwischen 1911 und 1980. Univ. Diss., Albert-Ludwigs-Universität Freiburg i.Br.

Radkau, J. (1998). *Das Zeitalter der Nervosität. Deutschland zwischen Bismarck und Hitler.* München, Wien: Carl Hanser.

Ranaldi, I. (2021). *Memoria e futuro della salute in città: Passeggiate nei luoghi della sanità a Roma*. Roma: Tab edizioni.

Ranisch, R. (2021). *Liberale Eugenik? Kritik der selektiven Reproduktion*. Stuttgart: J. B. Metzler.

Ratmoko, C. (2009). 1935: Zwischen Kooperation und Konkurrenz. Die mehrfache Entdeckung von Testosteron. In N. Eschenbruch, V. Balz, U. Klöppel, & M. Hulversteidt (Hg.), *Arzneimittel des 20. Jahrhunderts: Historische Skizzen von Lebertran bis Contergan*, 123–141. Bielefeld: transcript.

——— (2010). *Damit die Chemie stimmt. Die Anfänge der industriellen Herstellung von weiblichen und männlichen Sexualhormonen 1914–1938*. Zürich: Chronos.

Rechter, J. E. (1997). The Glands of Destiny: A History of Popular, Medical and Scientific Views. Univ. Diss., University of California at Berkeley. Erhätlich bei ProQuest Dissertations and Theses Global.

Roberts, C. (2002). ›A matter of embodied fact‹ Sex hormones and the history of bodies. *Feminist Theory, 3*(1), 7–26.

Rose, N. (2003). Neurochemical Selves. *Society, 41*, 46–59.

Rosenberg, H. (2021). Auf den Spuren des Falls Amalie Dietrich vor dem Hintergrund einer Heuristik im Anschluss an Ludwik Fleck«. In N. Hoffmann,

& W. Waburg (Hg.), *Eine Naturforscherin zwischen Fake, Fakt und Fiktion: Multidisziplinäre Perspektiven zu Werk und Rezeption von Amalie Dietrich*, 145–160. Wiesbaden: Springer.

Roughgarden, J. (2009). *Evolution's Rainbow: Diversity, Gender, and Sexuality in Nature and People*. Berkeley, Los Angeles, London: Univeristy of California Press.

Rüting, T. (2002). *Pavlov und der Neue Mensch: Diskurse über Disziplinierung in Sowjetrussland*. München: Oldenbourg.

Sabisch, K. (2007). *Das Weib als Versuchsperson: Medizinische Menschenexperimente im 19. Jahrhundert am Beispiel der Syphilisforschung*. Bielefeld: transcript.

——— (2016). *Der Mensch als wissenschaftliche Tatsache: wissenssoziologische Studien mit Ludwik Fleck*. Berlin: Kadmos.

——— (2017). Die Denkstilanalyse nach Ludwik Fleck als Methode der qualitativen Sozialforschung – Theorie und Anwendung. *Forum Qualitative Sozialforschung, 18*(2).

Sammet, K. (2003). Akteure, Konflikte, Interessen: Wilhelm Griesingers Reformversuche in der Irrenabteilung der Berliner Charité 1865–1868. *Medizinhistorisches Journal, 38*(3–4), 285–311.

Sander, K. (2012). *Organismus als Zellenstaat: Rudolf Virchows Körper-Staat-Metapher zwischen Medizin und Politik. Angewandte Chemie International Edition*. Bd. 6. Freiburg i.Br.: Centaurus Verlag & Media.

Sandrone, S., Bacigaluppi, M., Galloni, M. R., & Martino, G. (2012). Angelo Mosso (1846–1910). *Journal of neurology, 259*(11), 2513–2514.

Sarasin, P. (2001). *Reizbare Maschinen: Eine Geschichte des Körpers, 1765 – 1914*. Frankfurt a.M.: Suhrkamp.

Sarasin, P., & Tanner, J. (Hg.) (1998). *Physiologie und industrielle Gesellschaft: Studien zur Verwissenschaftlichung des Körpers im 19. und 20. Jahrhundert.* Frankfurt a.M.: Suhrkamp.

Schäfer, L., & Schnelle, T. (1980). Einleitung. Ludwik Flecks Begründung der soziologischen Betrachtungsweise in der Wissenschaftstheorie. In L. Schäfer, & T. Schnelle (Hg.), *L. Fleck, Entstehung und Entwicklung einer wissenschaftlichen Tatsache. Einführung in die Lehre vom Denkstil und Denkkollektiv. Mit einer Einleitung herausgegeben von Lothar Schäfer und Thomas Schnelle*, VII–XLIX. Frankfurt a.M.: Suhrkamp.

Schaper-Rinkel, P. (2012). Das neurowissenschaftliche Selbst. (Re)Produktion von Geschlecht in der neurowissenschaftlichen Gouvernementalität. In E. Sänger, & M. Rödel (Hg.), *Biopolitik und Geschlecht: Zur Regulierung des Lebendigen*, 84–106. Münster: Westfälisches Dampfboot.

Schirrmacher, A. (2007). Der lange Weg zum neuen Bild des Atoms. In S. Nikolow, & A. Schirrmacher (Hg.), *Wissenschaft und Öffentlichkeit als Ressorcen füreinander*, 39–73. Frankfurt, New York: Campus.

——— (2008). Kosmos, Koralle und Kultur-Milieu. Zur Bedeutung der populären Wissenschaftsvermittlung im späten Kaiserreich und in der Weimarer Republik. *Berichte zur Wissenschaftsgeschichte*, *31*(4), 353–371.

Schlich, T. (1998). *Die Erfindung der Organtransplantation: Erfolg und Scheitern des chirurgischen Organersatzes (1880–1930)*. Frankfurt, New York: Campus.

Schmitz, S., & Schmieder, C. (2006). Popularisierungen. Zwischen Naturwissenschaften, Medien und Gesellschaft. In S. Ebeling, & S. Schmitz (Hg.), *Geschlechterforschung und Naturwissenschaften: Einführung in ein komplexes Wechselspiel*, 363–378. Wiesbaden: VS.

Schott, H., & Tölle, R. (2006). *Geschichte der Psychiatrie. Krankheitslehren – Irrwege – Behandlungsformen*. München: C.H. Beck.

Schütze, Y. (1986). *Die gute Mutter: Zur Geschichte des normativen Musters ›Mutterliebe‹*. Bielefeld: Kleine.

Seibring, A., Shabafrouz M., & Weiß, B. (Hg.) (2018). *Aus Politik und Zeitgeschichte: Der Neue Mensch*. Bonn: Bundeszentrale für politische Bildung.

Sengoopta, C. (1998). Glandular Politics: Experimental Biology, Clinical Medicine, and Homosexual Emancipation in Fin-de-Siècle Central Europe. *Isis*, *89*(3), 445–473.

——— (2000). The Modern Ovary: Constructions, Meanings, Uses. *History of Science*, *38(4)*, 425–488.

——— (2006). *The most secret quintessence of life: Sex, glands, and hormones, 1850 – 1950*. Chicago, London: University of Chicago Press.

Serres, M., & Latour, B. (1995). *Conversations on Science, Culture, and Time*. The University of Michigan Press.

Simmer, H. H. (1986). Gynäkologische Endokrinologie in den Verhandlungen der Deutschen Gesellschaft für Gynäkologie von 1886 bis 1935 – Beiträge deutschsprachiger Frauenärzte. In L. Beck (Hg.), *Zur Geschichte der Gynäkologie und Geburtshilfe. Aus Anlaß des 100jährigen Bestehens der Deutschen Gesellschaft für Gynäkologie*, 183–219. Berlin, Heidelberg: Springer.

Speta, F., & Speta, E. (1980). Geschlechtshormone. *Linzer Biologische Beiträge*, *12*(1), 243–253.

Sprung, L, & Sprung H. (2000). ›Ein Zeitalter wird besichtigt‹ – Psychologie in Deutschland im 20. Jahrhundert. *Psychologie und Geschichte*, *8*(3–4), 360–396.

Steinbach, X., & Maasen, S. (2018). Oxytocin: Vom Geburts- zum Sozialhormon. Zur hormonellen Regulation von Soziabilität aka Gesellschaft. *NTM Zeitschrift für Geschichte der Wissenschaften, Technik und Medizin, 26*(1), 1–30.

Stoff, H. (2003). Degenerierte Nervenkörper und regenerierte Hormonkörper. *Historische Anthropologie, 11*(2), 224–239.

——— (2004). *Ewige Jugend: Konzepte der Verjüngung vom späten 19. Jahrhundert bis ins Dritte Reich*. Köln, Weimar, Wien: Böhlau.

——— (2008). Hormongeschichten. Wie sie in den Jahren 1928 Bis 1954 von den Wissenschaftsjournalisten Walter Finkler und Gerhard Venzmer erzählt wurden. *Zeitenblicke, 7*(3).

——— (2012). *Wirkstoffe: Eine Wissenschaftsgeschichte der Hormone, Vitamine und Enzyme, 1920–1970*. Stuttgart: Franz Steiner.

——— (2019). Endokrine Psychosomatik oder der Versuch, Hormon- und Psychotherapie zu verbinden. In A. Geisthövel; & Hitzer B. (Hg.), *Auf der Suche nach einer anderen Medizin. Psychosomatik im 20. Jahrhundert*, 89–101. Berlin: Suhrkamp.

——— (2021a). Hirschfeld für alle! Zur Rezeptionsgeschichte eines modernen Aktivisten und Wissenschaftlers. In J. Steakley (Hg.), *Ein Schriftenverzeichnis. Zusammengestellt von James Steakley*, 195–249. Berlin: Männerschwarm.

——— (2021b). Eine kurze Geschichte der Pubertät. In F. Mildenberger (Hg.), *Transatlantische Emanzipationen: Freundschaftsausgabe für James Steakeley*, 181–210. Berlin: Männerschwarm.

Stoffregen, M. H. (2005). Endokrinologie. In W. E. Gerabek, B. D. Haage, G. Keil, & W. Wegner (Hg.), *Enzyklopädie Medizingeschichte Band 1 A-G*, 353–354. Berlin, New York: De Gruyter.

Strasser, P. (2005). *Verbrechermenschen: Zur kriminalwissenschaftlichen Erzeugung des Bösen*. Frankfurt a.M.: Campus.

Szurawitzki, M. (2016). Entsteht der finnische sprachwissenschaftliche Denkstil aus dem deutschen? Ludwik Fleck als missing link. *Neuphilologische Mitteilungen, 117*(1), 49–62.

Tanner, J. (1998). ›Weisheit des Körpers‹ und soziale Homöostase: Physiologie und das Konzept der Selbstregulation. In P. Sarasin, & J. Tanner (Hg.), *Physiologie und industrielle Gesellschaft: Studien zur Verwissenschaftlichung des Körpers im 19. und 20. Jahrhundert*, 129–169. Frankfurt a.M.: Suhrkamp.

Tasca, C., Rapetti, M., Carta, M. G., & Fadda, B. (2012). Women And Hysteria In The History Of Mental Health. *Clinical Practice & Epidemiology in Mental Health, 8*(1), 110–119.

Taschwer, K. (1997). Wie die Naturwissenschaften populär wurden. Zur Geschichte der Verbreitung naturwissenschaftlicher Kenntnisse in Österreich zwischen 1800 und 1870. *Spurensuche, 8*(1–2), 4–31.

——— (2006). Vom Kosmos zur Wunderwelt – Über populärwissenschaftliche Magazine einst und jetzt. In P. Faulstich (Hg.), *Öffentliche Wissenschaft: Neue Perspektiven der Vermittlung in der wissenschaftlichen Weiterbildung*, 73–85. Bielefeld: transcript.

Timmermann, C. (2001). Constitutional Medicine, Neoromanticism, and the Politics of Antimechanism in Interwar Germany. *Bulletin of the History of Medicine, 74*(4), 717–739.

Tschuggnall, K. (1996). ›Der Mensch ist eine Erfindung...‹ Von Michel Foucaults Kritik der Psychologie zur ›Diskurspsychologie‹. *Psychologie und Geschichte,* 7(3), 245–258.

Ullrich, P. (2008). *Die Linke, Israel und Palästina. Nahostdiskurse in Großbritannien und Deutschland*. Berlin: Karl Dietz.

Umrichin, V. V. (1991). ›Načalo konza‹ povedenčeskoj psichologii v SSSR« (›Der Anfang vom Ende‹ der Verhaltenspsychologie in der UDSSR). In M. G. Jaroševskij (Hg.), *Repressivnaja nayka* (Repressierte Wissenschaft), 136–145. Sankt Petersburg: Nauka.

Vague, J. (2000). Die Geschichte der Endokrinologie bis zum Zweiten Weltkrieg. In R. Toellner (Hg.), *Illustrierte Geschichte der Medizin. Band V*, 2678–2700. Augsburg: Bechtermünz.

Vallejo, G. (2004). El ojo del poder en el espacio del saber: Los institutos de biotipología. *Asclepio, 56*(1), 219–244.

Viehöver, W., & Wehling, P. (Hg.) (2011). *Entgrenzung der Medizin: Von der Heilkunst zur Verbesserung des Menschen?* Bielefeld: transcript.

Villa, P.-I. (2008). Körper. In N. Baur, H. Korte, M. Löw, & M. Schroer (Hg.), *Handbuch Soziologie*, 201–217. Wiesbaden: VS.

Vöhringer, M. (2007). *Avantgarde und Psychotechnik: Wissenschaft, Kunst und Technik der Wahrnehmungsexperimente in der frühen Sowjetunion*. Göttingen: Wallstein.

Voß, H.-J. (2014). Auslöschung von Ambiguität. Von der Suche nach geschlechtlicher ›Eindeutigkeit‹ und ihrer Durchsetzung. In A. Fellner, A. Conrad, & J. Moos (Hg.), *Gender überall!?: Beiträge zur interdisziplinären Geschlechterforschung*, 223–238. St. Ingbert: Röhrig Universitätsverlag.

Walch, S. (2016). *Triebe, Reize und Signale: Eugen Steinachs Physiologie der Sexualhormone. Vom biologischen Konzept zum Pharmapräparat (1894–1938)*. Wien: Böhlau.

Walch, S., & Stoff, H. (2019). Sexualhormone in der Wissenschaftsgeschichte. *Gender Glossar,* 18. Unter: https://ul.qucosa.de/api/qucosa%3A33237/attachment/ATT-0/ (abgerufen am 09.02.22).

Weber, J. (2003). *Umkämpfte Bedeutungen: Naturkonzepte im Zeitalter der Technoscience*. Frankfurt a.M., New York: Campus.

Wegener, M. (2009). Der psychophysische Parallelismus. *NTM Zeitschrift für Geschichte der Wissenschaften, Technik und Medizin* 17(3), 277–316.

Wehling, P. (2008). Von der Schüchternheit zur sozialen Angststörung: die Medikalisierung alltäglichen Verhaltens. *WestEnd,* 5(2), 151–161.

Wehling, P., Viehöver, W., Keller, R., & Lau, C. (2007). Zwischen Biologisierung des Sozialen und neuer Biosozialität: Dynamiken der biopolitischen Grenzüberschreitung. *Berliner Journal für Soziologie,* 17(4), 547–567.

Weingart, P. (2005). *Die Wissenschaft der Öffentlichkeit: Essays zum Verhältnis von Wissenschaft, Medien und Öffentlichkeit.* Weilerswist: Velbrück Wissenschaft.

Weingart, P., Kroll, J., & Bayertz, K. (1992). *Rasse, Blut und Gene: Geschichte der Eugenik und Rassenhygiene in Deutschland.* Frankfurt a.M.: Suhrkamp.

Wieser, M. (2010). Von reizbaren Maschinen und empfindsamen Geistern: Körperbilder und Seelenmetaphern im Zeitalter von Aufklärung und Industrialisierung. *Journal für Psychologie, 18*(3), 1–34.

Wilson, J. D. (1990). Charles-Edouard Brown-Séquard and the Centennial of Endocrinology. *Journal of Clinical Endocrinology and Metabolism, 71*(6),1403-1409.

Wöllmann, T. (2004). Andrologie und Macht: Die medizinische Neuerfindung des Männerkörpers. In I. Lenz, L. Mense, & C. Ullrich (Hg.), *Reflexive Körper? Zur Modernisierung von Sexualität und Reproduktion*, 255–279. Wiesbaden: Springer.

Zago, S., Ferrucci, R., Marceglia, S., & Priori, A. (2009). The Mosso method for recording brain pulsation: The forerunner of functional neuroimaging. *NeuroImage,* 48(4), 652–656.